JN007059

マインドフル・プラクティス

医療を支えるマインドフルネス
——ある臨床家の実践

Attending: MEDICINE, MINDFULNESS, and HUMANITY

Ronald Epstein, M.D.

監 訳◆土屋静馬 昭和大学医学部 医学教育学講座 准教授
訳◆塚原知樹

メディカル・サイエンス・インターナショナル

私のインスピレーションである
デボラ、イーライ、マルカに本書を捧げる

Japanese Language Translation copyright © 2023 by Medical Sciences International, Ltd., Tokyo
Attending: Medicine, Mindfulness, and Humanity

Copyright © 2017 by Ronald Epstein
All rights reserved.

Published by arrangement with the original publisher, Scribner, a Division of Simon & Schuster, Inc., through Japan UNI Agency, Inc., Tokyo

Printed and Bound in Japan

監訳者序文

この本を手にされた方は、医療に携わる方で、おそらく何らかのかたちで〝マインドフルネス〟に興味を持ち、自分自身が携わる医療の質を何か改善できる方法を探したいと考えている方なのではないかと思います。もしそうだとしたら、いま手にされているこの本は、まさにそうした方々のための実用書であるといえます。本のタイトルとなっている〝マインドフル・プラクティス〟は、〝マインドフルネスを活かして医療を実践する〟ことです。これはマインドフルネスという新しい視点から医療のあり方を問い、個人のレベルで、さらに組織のレベルで医療の質を改善しようとする試みであるといえます。

著者のロナルド・エプステイン先生は、米国東部の都市ロチェスターで家庭医療・緩和ケアに携わる医師であり、ロチェスター大学の家庭医療学・内科学の教授として医学生や多くの医療系学生・研修医などを指導する教育者であり、そして〝医療におけるマインドフルネスの研究〟の先駆者として、この領域における世界で最も有名な研究者の一人でもあります。実際に、本書の日本語版タイトルである『マインドフル・プラクティス』は、エプステイン先生が一九九九年に世界で最も広く読まれている医学誌の一つである米国医師会雑誌（ＪＡＭＡ）において、初めて〝マインドフルネスが医療者に新しい視点を与え、医療の質そのものを変える可能性〟に言及し、その後の多くの研究者や医療者に影響を与えた論文のタイトルでもあります。

マインドフルネスとは〝いま・この瞬間の自分自身、他者、状況に注意を向ける（全集中する）こと〟です。マインドフルネスという言葉は、いまや雑誌や新聞紙面に溢れ、書店に行けば新書コーナーにはずらりとその言葉を冠した書籍が並べられています。そして、その多くはおもに自己啓発本として〝心が落ち着く〟、〝集中力が高まる〟、〝感情をコントロールして不安をなくす〟、〝目標を達成する〟、〝人生の扉を開く〟といった目的のための手段として紹介されています。これらは現代社会において、社会人として効率的で、生産的であることが常に要求され、そのような状況で困難に陥ってもなお、しなやかでタフな強い自分であり続けるための手段であるということです。しかし、本来のマインドフルネスが提案する〝いま・ここに注意を向ける〟とは、むしろ逆に〝効率的で、生産的であろうとすることに固執する自分〟、あるいは〝感情をコントロールして、うまく状況を乗り切りたいことにこだわる自分〟の今のあり方に気づくこと、さらに、もしかしたらその状況に苦しむ自分のあり方に気づくことであるといえます。そして、一旦そうした執着を脇に置いて、改めて〝いま・ここ〟にいる自分にとって意味のあるもの、自分をかたち作るものに注意を向けることであるといえます。特に、医療者にとってはこうしたマインドフルネスが提案する注意力、自己のあり方への気づき、柔軟性は不可欠なものです。なぜなら、これらの注意力が自己だけでなく、他者（患者・家族・同僚など）への注意と配慮を生み、そして他者のあり方への気づき、関係の柔軟性を生むためです。医療の本体的な目的は他者への配慮と援助であり、こうしたマインドフルネスは医療者の基本的な姿勢を示しながら、医療の質を支える可能性を持つと考えられます。本書には、まさにそうした〝医療を支えるマインドフルネス〟について、非常に具体的に詳しく書かれています。

本書の特徴は、なんといってもエプステイン先生が、医療者としてあるいは人として自分の半生を振り返る形で、これまでの患者さんやご家族、あるいは同僚や先輩、後輩の医療者とのエピソードを紹介しながら、どのようなことに問題意識を持ち、どのようにそれらの問題を検討したかが〝物語〟として記載されていることです。〝物語〟といっても、自分が経験したことを武勇伝や誇張を織り交ぜながら〝お話〟として語っているのではなく、研究者として自分の体験を分析し、それが学術的にどのように説明できるのかを極めて冷静な視点で、ときに医療者としては正直すぎるとも言えるほど率直に、ご自身が心の中で思ったことも含めて記述されています。そして、個々のそうした出来事がマインドフルネスの視点からはどのような体験として捉えられるのか、それがどのように医療の質を改善するのかについて一つひとつ丁寧に考察されています。

翻訳にあたって、〝マインドフル・プラクティス〟に特に関連する文章は、ゴシック書体にして強調しています。**もしこの本をたまたま手に取ってご覧になっている方は、パラパラと太字の部分とその周辺の文章だけを追って読んでいただくのでもよいと思います。おそらくそこには、皆様が日常の臨床現場で遭遇する悩み、困惑、違和感に該当する記述があると思います。そしてそれらに対する答えのヒントがその前後に記述され、何らかの思索のきっかけとなるのではないかと思います。**

さらに、既にマインドフルネスに精通している方にとっては、巻末に収録されている原注も非常に役に立つと思われます。研究者であり、教育者でもあるエプステイン先生が、一つひとつの体験に関連する論文を詳しく調べ、丁寧に解説をされています。さらに、より内容理解の助けとなるように、翻訳にあたり訳注として解説や文献を追記しています。それらの解説や論文すべてを読むには膨大な時間がかかりますが、該当箇所に紹介されている記述を参考にご自身が興味を持った論文から検索して読み進めていただければと思います。

少しだけ私とエプステイン先生との出会い、そしてご一緒した経験を共有させていただきます。私がエプステイン先生に初めてお会いしたのは、二〇一四年に東京で開かれた招聘講演会の会場においてでした。この講演会で、エプステイン先生はまさに〝マインドフル・プラクティス〟のお話をされていましたが、当時の私はマインドフルネスについてはその言葉を聞いたことがあるのみで、その言葉が意味することがわからず（むしろ〝怪しい〟かも？と感じつつ）、講義の価値も十分に理解していませんでした。しかし、その講演会をきっかけにロチェスター大学で開かれている四泊五日の医療者向けのワークショップに二〇一五年と二〇一六年に参加させていただくこととなり、日常の診療で日々悩む問題をテーマにしながら、参加者の興味を引く工夫を凝らされたワークを通して、〝マインドフルネス〟が医療者を、そして医療をどう支え得るのかを体験的に学ぶ機会をいただきました。

そして、何よりも二回目に参加した二〇一六年のワークショップの直前に恒藤暁先生（京都大学医学部附属病院緩和医療科）らとともに、日本への招待の御礼としてエプステイン先生のご自宅でのホームパーティにお招きいただいたときのことが忘れられません。ご自宅では、エプステイン先生はもちろん、本書にも登場する奥様デボラ（デッブ）さんや、ワークショップの講師であるミック・クラスナー先生や、トニー・バック先生ともマインドフル・プラクティス・ワークショップの設立の経緯やそこに懸ける思い、また普段の診療での思いや迷いなどのお話をさせていただきました。そして、エプスティン先生の手料理（美味しい！）やワインを味わい、さらには（プロのミュージシャン並みの！）先生方が奏でる音楽を聴きながら、まさに五感で先生方のその人柄や、医療や教育の仕事に対する本当に真摯な姿勢を間近に感じさせていただきました。

エプスティン先生はちょうどこのワークショップの滞在中に本書の構想について話をされており、二〇一七年に発刊された後に、早速読ませていただき感銘を受け、身近な同僚にも紹介をしておりました。しかし、この実用書を日本語で読むことができたらより身近に〝マインドフル・プラクティス〟の情報を共有し、さらに日本の医療の文脈に合わせて深い議論ができると常々考えておりました。その折に、ある日出版社を通じて塚原知樹先生が本書の翻訳本の原案を作成されたとうかがい、感動しました。そして、検討と準備を重ね、ついに発刊の運びとなりました。発刊に向けて、さまざまな交渉を重ねご尽力くださった編集者の水野資子様、柴田優子様にこの場を借りて改めて御礼申し上げます。

改めて、本書はマインドフルネスの啓発本ではなく、臨床現場の医療の質を改善する目的で書かれています。翻訳にあたっては〝マインドフル・プラクティス〟のエッセンスを具体的に伝えようとするエプスティン先生の率直で思慮深い語りの口調を崩さないように注意し、出来るだけ平易な表現になるように努めました。本書が日本の医療現場へ広く行き渡り、医療者と医療を支えるための一つのきっかけとなることを強く願っています。

土屋静馬

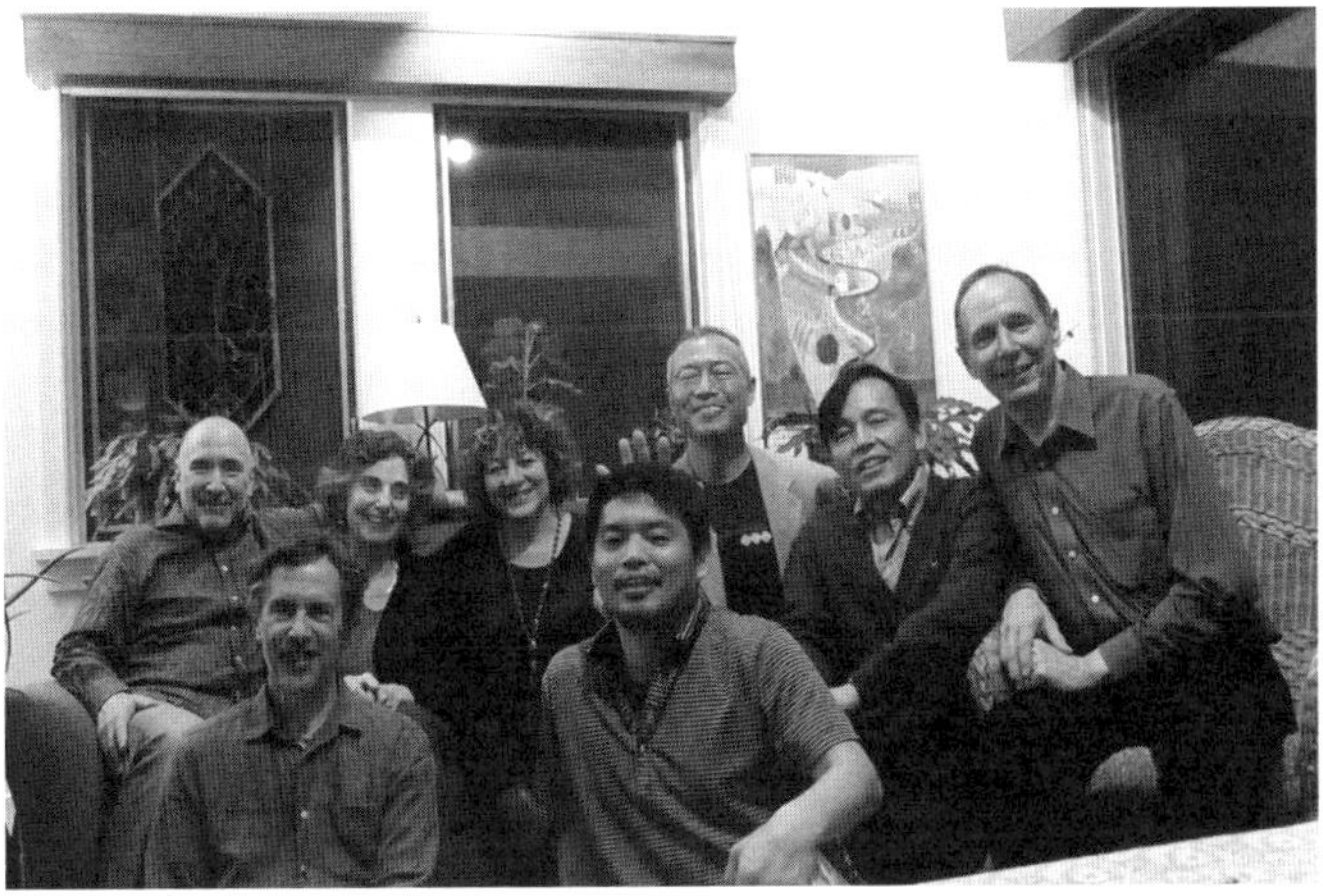

エプステイン先生のご自宅でのホームパーティにて
(2016年 ロチェスター)
(手前左：エプステイン先生、右：監訳者)

訳者序文

翁は病人を見ている間は、全幅の精神を以って病人を見ている。そしてその病人が軽かろうが重かろうが、鼻風だろうが必死の病だろうが、同じ態度でこれに対している。

――森鷗外『カズイスチカ』（一九一一年）より

もし誰かに「瞑想したほうがいい」と言われたら、あなたはどう答えるだろうか？「いいですね！」かもしれないし、「瞑想ですか？」かもしれない。では、「全幅の精神をもって病人を診る方法を学ぼう」と言われたら、どうだろうか？　鷗外の意図はさておき、この近代的な日本語ほど本書のテーマを言い表すのにぴったりな言葉はないのではないかと訳者は考えている。

「全幅（full）の精神（mind）を以って」診療することは、いつの時代と場所でも大切であり続けた。冒頭の「翁」は鷗外の父がモデルであるが、一〇〇年以上経った米国の本書にも、「余命数日の患者を診察した直後であっても、その次に来た足先をぶつけたという患者を同じ集中力で診察する」とある。そしてそれは、〝いま・ここ〟を生きるあなたにとっても大切であるはずだ。

読後に診療の質と充実度が向上したことを実感し、出版先も決まらないうちに翻訳を始めた訳者としては、本書があなたの何かを豊かにすることを確信している。なお、鷗外は翁が「盆栽を翫《もてあそ》んでいる時も」病人を診るときと同様の心構えだと言い、本書の著者は、カヤックやチェンバロでの気づきを診療に活かしている。本書に出会ってから、ピアノを弾いて力の抜き方や心構えなどを訓練するようになった訳者としては、読んだ後であなたの生活に何か変化が起きても、責任を負えないことをお断りしておく。

最後に、監訳をご快諾くださり、訳文の質と正確さ、出版することの意義を段違いに引き上げてくださった土屋静馬先生、持ち込まれた企画を粘り強く成立させてくださったメディカル・サイエンス・インターナショナル社の水野資子さま、緻密な作業により美しく静かな文章とレイアウトに仕上げてくださった同社の柴田優子さまに、深く感謝する。

塚原知樹

原著序文

医療の実践は医療者と患者との深い相互理解を前提とし、人間理解は自分自身の理解から始まるというのが、私の信念である。そして私は、キャリアの中でより良い医療者になるために自己省察を続けるとともに、ほかの者にもそれができるよう支援し、最終的に医療をマインドフルで配慮があり、人間的なものにすることを目指してきた。その産物が本書である。また執筆にあたっては、社会・認知神経科学の最前線、瞑想や行の心理学・哲学的な裏付け、禅師・野球の名選手・神秘主義的な詩人の著作など、それまで想像もしなかった領域についても探究することになった。各領域については、数えきれないほど多くの友人・同僚・突然連絡するまで全く面識のなかった方々から、指導・修正・激励・友情をいただいた。そのおかげもあって、私は誠実かつ個人的で体験に根ざした文章を書くために必要な声を見つけることができた。

プライバシー守秘義務のため、教示をくれた方々全員の名前を挙げることはできない。その多くは患者であるが、彼らにとって最もプライベートな瞬間を公にしろというのは無理な相談であろう。ストーリーの詳細は改変してあり、なかには複数の類似したケースを組み合わせて創作したストーリーもある。そのため、本書の描写が実在の患者や家族と類似していたとしても、それは偶然であって意図的ではない。また医療者の描写についても、知られたくないことを意図せずに曝露する恐れがあるため、同様の配慮を行った。簡便さと読みやすさのため、医療者と患者の単数代名詞には冗長な〝彼または彼女〟ではなく〝彼〟もしくは〝彼女〟のいずれかを用いた。そのことに、性別に基づいて何かを一般化する意図はない。

医療では、患者のケアに責任を持つ上級医は〝アテンディングフィジシャン（attending physician）〟、または単に〝アテンディング（attending）[*1]〟と呼ばれる。アテンディングには、診療チームの意識を最も大切なことに向け、診療を取り仕切り、患者に付き添い心強さを与え、入念なケアを提供する責任がある。アテンドするとは、姿を見せ、〝いま・ここ〟に意識を集中し、患者の声を傾聴して、大事なときに患者のそばにいることである。また、アテンドすることは道義的な義務[†1]でもある。意識を集中させることで、医療者は最善のケアを提供するだけでなく、患者一人ひとりの人間性を尊重することにもなるからだ。

＊1＝attendingという言葉は、本書の原題名に使用されている。attendには出席するだけでなく、意識を向ける、付き添う、立ち会うなどの意味もある。

日本の皆様へ

数年前、私は日本に招かれ、マインドフル・プラクティス、医療者のレジリエンス、心身の充実について講演とワークショップを行いました。私にとってそれは、とても刺激的な体験でした。健康と病気が診察と交差するところで人として経験されるさまざまな現実を、海や大陸、そして文化を超えて、どのように結びつけることができるのだろうかと思いを巡らせました。同時にこの仕事は恐ろしくもありました。アジアの伝統的な智慧、特に仏教の教えから西洋の日常診療で活かせる教訓を引き出すことは、それだけでもとても難しいことだったのに、その上その教訓をもとあった文化に戻し、医療へどのように良い影響を与え得るかを伝えるための試みであったからです。

私はこのとき、改めていくつかの学びを得ました。精神科医のハリー・スタック・サリバン[†1]は「私たちは皆、ほかの何者である以前に、そもそも人間である」と語っていましたが、私はまず、人間性の共有こそがコミュニケーション、理解、癒しを可能にすることを学びました。日本文化への窓を開いてくれた友人や同僚に、人間性の共有から生まれた彼らの優しさと寛大さに対して、感謝を表します。

二つ目の学びは、それぞれの言語には翻訳し得ない言葉やメタファーがあるということです。〝マインドフルネス〟という言葉自体、数千年もの間に世界中のさまざまな地域でそれぞれ微妙に異なるニュアンスを得ているため、通訳や翻訳が非常に難しい言葉であると言えます。〝意味の裏にある意味〟には、深い集中と対話によってのみ手が届くものです。そうした中で、今回の翻訳出版にあたり土屋静馬先生と塚原知樹先生が本書の翻訳のために注いでくれた集中力、思慮、配慮、敬意に対して心より感謝します。

最後の学びは、ケアを提供する側であっても、受ける側であっても、医療の課題は世界共通である、ということです。背景は異なるかもしれませんが、必要とするものは同じなのです。完全に健全な医療システムがある場所などありません。今、医療は非常に強いプレッシャーと強制力のもとにあります。「最も大切なことは、最も大切なことを思い出すことである」という禅語がありますが、今回の翻訳により、ヘルスケアで最も大切なことに力を注ぐ診療コミュニティが広がり、注意深く、好奇心を持ち、〝いま・ここ〟に意識を集中し、初心を持って課題に取り組む術をともに学べるようになることを期待しています。

ロナルド・エプステイン

目次

［凡例］

・本文中に挿入された数字は著者による注で、巻末に収録する。

・本文中に挿入された＊もしくは†は監訳者・訳者による注で、＊はページ左端、†は巻末に収録する（日本の読者にとって馴染みが薄く、本書の内容を理解する上で補足が必要と思われる事項については＊を付す。本書の内容からさらに一歩踏み込んで学びたい読者に向けた注には†を付す）。

・監訳者・訳者が選出したマインドフル・プラクティスに特に関連する重要事項は、本文中にゴシック書体で強調する。

第1章

マインドフルであること

Being Mindful

医学部三年生の私でも、ピンクは良いが青はまずいことぐらいは知っていた。[*1]

初めての外科ローテーション中、私は大学附属の教育病院で泌尿器科医マーク・ガンダーソンの手術に入っていた。手術室での研修は驚きと発見の連続だったが、私は自分が外科医の世界の硬直的な階級制度になじめるか、心配もしていた。執刀医であるガンダーソン医師は後腹膜リンパ節の摘出術を行っており、両腎と大動脈周囲のリンパ節を一つひとつ慎重に切除していた。患者は一八歳で精巣がんのジェイク・ウィリッツ。一操作の間違いが性的不能や腎臓壊死につながるため、リスクは甚大だった。

左腎側の作業が終わると、ガンダーソン医師が右腎側に取りかかれるよう、私たちは立ち位置を交代した。左腎が私の真正面に来て、彼の視野からは遠のいた。すると数分後、左腎が青くなってきた。ガンダーソン医師は気づいていないようだった。

私はどうするか悩んだ。下っ端の医学生が上級外科医に意見する立場にないことはわかっていたが、伝えなければならないと感じて「そちらからはよく見えないかもしれませんが、左腎が青くなっているようです」と言った。相手に聞こえはするが、傲慢に聞こえないようためらいがちな声で。しかし応答がない。ガンダーソン医師は視線を動かさず、器械出しの看護師にメスを要求した。不安が募り、汗が噴き出てきた。さらに数分後、左腎は不吉な黒みを帯びた紫色になった。それをそばにいた看護師に小声で伝えると、その看護師は研修医に報告し、今度はその研修医がガンダーソン医師に報告した。

ガンダーソン医師がそちらに目をやると悪夢が起きていた。左腎がねじれて、腎動脈の血流が途絶していたのだ。すぐさま何度か腎臓の向きを変えてねじれを直そうとしたが、うまくいかない。緊張が走り、手術室が静まり返る。一分、二分と過ぎるごとに腎臓の細胞が死んでゆくのだから、今やガンダーソン医師まで汗だくとなっていた。永遠に思える時間（おそらく数分だったのだろうが）の後で、ガンダーソン医師は血管外科医を呼び、腎動脈の緊急修復を依頼した。どうやら、腎臓がねじれた際に腎動脈の内膜が裂けて血管が詰まったらしい。そのため血管外科医は動脈をクランプし、縦に切開して損傷範囲を露出し、裂けた部分を内膜以外を残すよう慎重に切除した後、再び血管を縫い合わせた。この不運のために手術は一時間以上延びることとなったが、手術自体は成功した。しかしその直後に行った血液検査で、ジェイクの腎臓の機能は正常よりも低下していた。手術でジェイクのがんは治癒しただろうが、彼の腎臓がいつ回復するか、そもそも回復するのか、誰にもわからなかった。翌朝の回診で、ガンダーソン医師はジェイクと両親に〝避けられない〟合併症が起きたと説明した。[1]

今、私が医師たちにこの話をすると、彼らの多くは聞きながら「それはそうだ」と頷くだろう。私も彼らと同様に、前述の事態になったからといってガンダーソン医師が〝悪い医者〟なわけではないことはわかっている。難しく労力を要する手術では間違いも起こりやすい。外科医に限らず、どんなに経験を積んだ医療者でも、集中力が切れて、後から思えば明らかなことを見逃すことはある。[2]

腎臓がねじれることは避けられなかっただろうが、ガンダーソン医師の見逃しと行動の遅れは避けることができたのではないか。集中していたとはいえ、彼がありありと〝見える〟ことを、指摘され

＊1＝米国医学部は四年制の大学院で、三年次から本格的に臨床実習が始まる。

た後でさえも見落としたことは衝撃だった。彼が一流の教育病院の熟練外科医であることを考えれば尚更だ。彼の網膜は腎臓から発せられた青い光線を受け止め、彼の耳は私の言ったことを聞き取ったに違いない。しかしその決定的瞬間に何かが起こり、視覚・聴覚情報は意識にまで伝わらなかった。要するに、ガンダーソン医師は頭と心のすべてを使ってはいなかったのである。

この出来事は私に強いインパクトを与えた。自分も同じように、いとも簡単に患者の命を危険にさらしてしまうかもしれない。それに気づいて、私の心はかき乱された。自分に落ち度がなかったかと悩み、眠れなくなった。もっと強い語気で主張していたら、ジェイクの腎臓はそれほどダメージを受けずに済んだかもしれない。家族がガンダーソン医師には非がなかったと信じていることにも、心が痛んだ。

次の週、私は外科部長と面談した。話は内密にするようお願いした。彼は丁寧に私の話を聴き、ガンダーソン医師に声をかけたのは正しい判断であり、起きた事故について私の落ち度は一切なかったと断言した。彼は見るからに私を心配しており、ガンダーソン医師と話し、ジェイクと家族の様子を確認しておくと約束した。数日後、ジェイクは元気に退院した。

それ以来ガンダーソン医師に会うことはなかったので、残念ながら彼が実際どう思っていたのかを知ることはできなかった。過誤が起きて動揺はしたが、私は経験豊富な外科医でも間違えることに驚いたわけではない。むしろ私にとって最大の教訓は、〝マインドレス〟な不注意が大惨事につながることと、どんな技量も完璧ではなく、維持するには〝マインドフル〟な注意が必要だということだった。この経験をきっかけに、私は次のように考えるようになった。それは、私が理想とする医師になるにはスキルや専門性だけでは足りず、リスクの高いときほど自己覚知（self-awareness：自己の心身の状態への気づき）、注意力、〝いま・ここ〟に集中する力が必要ということだった。医学部ではこうした力について誰もきちんとは教えてくれなかった。しかし、患者の健康だけでなく、自分自身の〝内面オペレーティングシステム（ＯＳ）〟も保守しなければならないのだ。[3] 患者のニーズに対応するために最も重要なのは、自分自身の心を意識することなのかもしれない。

私がこのことについて再び考えることになったのは、同じ月に同じ病院で血管外科医アシュウィン・メータと働いたときだった。私が手術室に着くと、メータ医師は既に担当患者のリナ・ハゴピアンの腹部を大きく切開していた。メータ医師の動きは敏捷で、私が数える間もないほど速く縫合糸を結紮・切断していた。私は彼の集中力と正確さに目を見張った。コレステロールで閉塞した大動脈を修復して酸素に飢えた患者の両脚に血流を再開通させるため、彼の大きな手は素早く迷いなく動いていた。手術室に流れるソフト・ロックの音楽を背景に、彼はスタッフに軽口を飛ばしながら作業していた。しかし突然、彼の軽口が止まった。手術室は静かになったが、ガンダーソン医師のときとは違う静けさだった。手術は大動脈を縫い合わせるという繊細さと正確さを要する手技が必要な段階に差しかかっていた。しかし、血管同士の吻合部から血液が漏れていた。ガンダーソン医師と違い、メータ医師は誰より早く異常に気づいていた。そして皆が異常に気づいた頃には、既に彼はごく自然に自動操縦モードから意識的で舞踏的な手術操作に切り替えていた。まずタンゴ、続いてバレエ、そして数分後にまたタンゴと、彼の手技には一拍の乱れもなかった。そこにパニックはなく、冷静な集中と外科的マインドフルネスだけが淡々と実行された。ギアチェンジはあまりにもスムーズで、彼自身も気づいていないように思えるほどだった。[4]

何十年も経ってやっと、外科医の同僚キャロル＝アン・ムルトンが理解の隔たりを埋めてくれた。彼女は優れた外科医の資質について研究するため、複雑な手術を行う何十人もの外科医を観察した。そして、彼らが困難に直面した際にギアチェンジする様子を詳細に報告した。それによると、真の達人はスピード・バンプ[*2]に出遭って適切に〝減速〟したのに対して、フルスピードのまま手術を続けた外科医はミスしがちだった。[5] あのときのメータ医師は、適切に減速していたのだ。

しかし、ムルトン医師が研究のためのインタビューの中で、手術中に減速したときのことを外科医に尋ねても、達人たちの多くは指摘されるまで減速していたことに気づかなかった。彼らはギアチェンジのきっかけについても、よくよく思い返さなければはっきりそれと言及することはできなかった。メータ医師の技術や知識がガンダーソン医師以上だったわけではない。彼が別格だった理由は、一つひとつの瞬間に注意を払う優れた能力にあった。彼は〝いま・ここ〟に意識を集中し、その瞬間に何が必要かを察知することができた。ハゴピアンを手術したときも、彼は自分の内面オペレーティングシステムを監視していたため、減速すべき状況や助けが必要な状況を直ちに察知することができたのである。事態が悪くなり得ることを受け入れ、想定していた。彼がどう思っていたにせよ、メータ医師はマインドフルだった。

さらに私は、マインドフルネスが手術室の外でも不可欠なことを知った。同じ年の精神科実習で、私は指導医のピーター・ライヒ医師と働いた。私は初めて会ったときから彼の思慮深さ・洞察・人のありように対する好奇心に惹きつけられ、彼をメンターと仰ぐようになった。実習当時の彼は、内科疾患で入院したものの精神症状も呈した患者のケアを担当していた。実習は一か月だったが、その半ばで私たちは脳神経内科病棟から連絡を受け、オートバイ事故で頭部外傷を受傷した三〇代のダグラス・マッカラム（以下、ダグ）を診察した。彼はリハビリ・プログラムの療法士たちに非協力的だった。情緒不安定でイライラし、怒りを爆発させてはスタッフを怖がらせていた。脳の人格を司る部分が損傷したため、彼は周囲や自分自身が知る受傷以前の自分ではなくなってしまった。状況を理解しようとするが、思考は寸断され、一つの話題から別の話題に飛び移り、話題が変わる前に話していたことを思い出せない。しかし彼は、ひどい状況にあること、つまり自分自身が別人になってしまったということを漠然と察知し、怯えていた。

脳神経内科チームからの相談は、ダグの逸脱行動をなんとかしてほしいということだった。その日ライヒ医師には診るべき患者がたくさんいたこと、さらに患者の脳損傷は不可逆的だと考えられることから、私は彼が簡単に診断をつけてダグの行動を抑制するような薬を処方するだろうと予想していた。なぜならほかの精神科医たちが似たような状況でそうするのを見ていたからだ。しかし驚いたことに、ライヒ医師は奇抜とも言える行動をとった。彼は診断と治療を脇において、ダグを人として理解しようとしたのだ。彼は「どんな感じがしますか?」と尋ね、「私にも理解させてください」と話した。そして優しく微笑みながら頷くことで、ダグのために時間を確保し、彼のことを理解しようとしていることを伝えた。そして、どうすれば彼の脳が働くのか、あるいは働かないかを把握しよ

＊2＝車を減速させるために路上に設置された凹凸のこと。

うとしていた。
外科医は手術にメスや鉗子を用いるが、ライヒ医師は言葉と身振りを使った。面談はしばらくの間順調に進み、ダグは起きたことを順序立てて詳細に思い出し、かなり整然と話すことができた。そうかと思うと彼は突然黙り、話が途切れた。脳の回路が混線したのだ。こうした気まずい沈黙は、彼の脳機能障害の深刻さを物語っていた。

ライヒ医師もメータ医師と同様にマインドフルだったが、ライヒ医師には注意を払い、〝いま・ここ〟に集中する以上の何かがあった。それは、ダグの体験に対する好奇心《キュリオシティ》だった。[6] 彼はダグをまっさらな状態から見られるよう、先入観を脇に置いた。ライヒ医師が雑然としたダグの思考を整理して、筋の通った話ができるようダグをサポートする姿は印象的だったが、私は彼が前述のような気まずい瞬間にも優しく辛抱強いことにも注目した。ダグの話題が論理的なつながりなく飛躍しても（例えば、先週オートバイに乗った話から二〇年前に兄とキャンプした話に変わるなど）、ライヒ医師は「その後どうなったのですか？」と会話を促した。それでも返答が要領を得ないときには、「話が要領を得ないと感じることがありますか？」と尋ねた。それによってダグの思考は「そうなんだ、考えがやってきては消えちまうんだ」と言えるほど清明になった。

ライヒ医師は、診断をつける専門医としての医学的な視点と〝ビギナーズ・マインド（初心）〟[*3]の間を往来しながら、ダグを単に診断するのではなく、彼が抱える混乱の中へ踏み込んでいった。そして、解釈や価値判断を押し付けずにオープンな態度をとることで、ダグを〝ありのまま〟に理解しようとした。ダグを医学的な視点からカテゴリー・診断・解決すべき問題などに還元するのは、とても簡単なことだった。しかし、ライヒ医師がダグの主治医《アテンディング》として感じ取ったのは、彼が理解を必要としており、理解されていると感じれば苦しみを問題行動として表現する必要も減るだろうということだった。ライヒ医師はダグの経験を無視して背を向けるのではなく、それを分かち合おうとした。彼の決意は、勇敢で思いやりに満ちたものだ。そして、理解され気遣われたいという、苦しむ〝人〟としてのダグのニーズに応えることで、彼はダグが再び人間性を取り戻すための支えとなったのである。

内面に向かう

メータ医師とライヒ医師によって、彼らがしたようなことが実現可能だということはわかった。ただ、彼らが持つ心の習慣と〝いま・ここ〟への集中力は直観的だった。前述のような決定的瞬間にどうすればマインドフルになれたのかを二人に尋ねても、彼らはうまく説明できなかっただろう。しかしこれまで見たように、**自己覚知・柔軟性・注意力などは専門とする診療科や職種を超えたすべての医療者にとって不可欠なものだ。**

問題は、どうやってそこに至るかである。当時の医学教育は自己覚知にほぼ無関心だったので、私は別の経験に頼るしかなかった。十代の頃、私はピアノに続いてチェンバロを習い、音楽家になるこ

＊3＝ここでの〝初心〟は、一つひとつの瞬間を〝新しい瞬間〟として捉えること。マインドフルネスの中核概念の一つ。（第四章も参照のこと）。

とを目指していた。この頃に私は、自分自身の呼吸・緊張・心拍・感情などを意識することが、演奏の技術的な上手さと音楽的な魅力の差を生むことを知った。一六歳で私は瞑想を習った。友人の兄が禅仏教を真剣に学んでおり、一晩一緒に過ごして私にやり方を教えてくれたのだ。大学に入って最初の学期で、私は〝空《くう》（Emptyness）〟と呼ばれる科目を選択した。[7] 空とは、私たちは「世界（と自分自身）はこうである」という認識に不必要に縛られており、それは自分たちの心が作り出した〝空の（実体のない）〟虚構にすぎない、という仏教の根本概念である。例えば、あなたがこの世は危険に満ちていると思うとき、その認識は間違いではないが全体像の半分を見落としている。この世は安心と成長を育む場所でもある。どちらかだけを見るのは不完全であり、両面を見る必要がある。自分は絶対に間違えないと思っていると青くなった腎臓を見落とすが、必ず間違えると思っていても何もできないだろう。西洋世界にマインドフルネス・トレーニングを普及させたジョン・カバットジンは、自分の思い込みに気づかない状態は〝無意識の拘束着〟を着ているようなものだと言う。[8] これでは、心身を動かす余地も成長する余地もない。それに対して空とは、自分には間違える可能性と同時に間違えない可能性がある、という認識を持つことである。[9] 確信と自信を持っているが、それに劣らずどんなときでも失敗を覚悟している。この見方ができると、いつでも自由にあるべき自分になり、すべきことをできるようになる。しかしそこに至るには心を静めて内面世界を磨く努力が必要だ。

　こうして垣間見た〝自由〟をさらに追求したくなった私は大学を離れ、サンフランシスコ禅センターで数か月を過ごした。毎日行う何時間もの坐禅は、易しくもあり難しくもあった。そして、動揺、焦り、逃避、自己批判、淋しさ、恐れなどといった強い感情を抱いたときに、それらに対してあれこれ対処しようとするのではなく、ただそうした感情と〝一緒にいる〟こともできることを学んだ。心の中に芯が一本通り、レジリエンスと動的な安定を感じることができた。瞑想とは幸福感に浸る方法ではない。瞑想とは、いかに〝いま・ここ〟に意識を集中して心のバランスをとり、自分にとって最も重要で根源的なものにつながるかである。隠遁生活を送ることが目的ではない。実際私の場合、禅センターで過ごしたことが世界とより深く関わるきっかけになった。

そのうち、自分が内面について理解したことを活かして人の役に立ちたくなり、医師になりたかった子供時代の夢をもう一度見るようになった。しかし、医学部の文化には抵抗感があった。実際に青春時代の多くをセミナーや、音楽スタジオ、禅堂で過ごしてきた私にとって、医学部はその対極にある環境、一言でいえば過酷でマインドレスで非人間的なものに感じられた。医学部で教わるのは知識・理論・機序ばかりであり、卒後研修は見落としや知識不足により患者を死なせるかもしれない恐怖の中で、診断・治療・手技を習得することに終始していた。医師の仕事は生死に関わるのに、その教育において傾聴（自分自身に対しても他者に対しても）がわずかな例外を除いて重視されていないことに、私は違和感を覚えた。内省と思いやりの美徳を礼讃しながらも、医師教育はこうした能力、ひいては精神力全般の育成にまだまだ無頓着である。私は前途が見えず失望と孤独を感じた。

そんなときにライヒ医師が私に送ってくれたのが、ジョージ・エンゲル博士の著した〝生物心理社会的アプローチ〟による診療についての画期的な論文だった。[10] エンゲル博士は卓越した内科医・精神分析家で、ロチェスター大学で教育と診療にあたっていた。私は彼に手紙を書き、その後、彼にメンターをしてもらうことになった。エンゲル博士は患者ごとの病苦体験を探究し、疾患の生物学・遺伝・分子的側面と同じように、患者の心理構造や人間関係もまた健康や病気に大きく影響することを示した。彼は人間的な視点に立ち、数々の明快な具体例を挙げながら、患者の病気についての思いは、血液検査やX線検査に劣らぬ重要性を持つことを示した。さらに彼は、医師もまた人間であり、曖昧さ・惨事・悲嘆・喪失に対する心理的反応がいかに提供するケアに影響するかを強調した[11]。この点に私は共鳴し、医師の仕事とは結局、お互いに内面世界を持つ二人の人間同士の関わり合いなのだと気づいた。私はロチェスターに移り、エンゲル博士とその弟子たちと一緒に働いた。しかし、これは私の意見ではあるが、エンゲル博士は人間的な体験に関心を持ってはいたものの、あまりにも〝研究者〟であり過ぎて、自他の内面世界をより人間的に深く知る方法を提示することができていなかった。代わりに、彼の下で学んだ弟子たちがその役を果たした。師の研究を一歩進めた彼らのおかげで、私は当時ほかではほとんど経験できなかった省察・自己覚知・マインドフルネスの探究機会に恵まれた（いわゆるバリント・グループ[12]、原家族グループ[13]、パーソナル・アウェアネス・グループ[14]、そして臨床現場での指導[15]など）。

そのうち臨床医としての知識とスキルはついてきたが、日々一人ひとりの患者に接していると、うまくいったと思うときばかりではなく、まだまだだと痛感することもあった。まだまだである理由は知識やテクニックよりむしろ、自分の心の状態、つまり何に気づき、注意を向けられたかについての問題であることのほうが多かった。明瞭さと思いやりのある診療ができたときもあれば、焦り・注意の散漫・整理できない感情・自己防衛本能などが邪魔をすることもあった。

ガイドブックがないので、私は自分の心の内を見つめるしかなかった。そして、観察された心の状態を心理学、哲学、教育理論、脳神経科学などを紐解いて得た科学的な知見に照らし合わせた。教育学・心理学用語が充満する文献を読み進めた後で[16]、私は三つの結論に達した。すなわち、**①良い医師としてベストの診療を行うには自分を見つめる必要があること、②見つめるのは〝いま・ここ〟のその瞬間であること（後になって「こうすればよかった」というのではなく[*4]）、③それを身につけるためのロードマップを誰も持っていないということ**、である[17]。

そして内科研修を終えてから一〇年が経過したとき、ついにそれまで瞑想と音楽の訓練で学んできたことを診療につなげる努力が実を結ぶこととなった。ロチェスター大学が生物心理社会的アプローチで有名になり、学部長からそうした価値観を学生の能力評価に反映させる方法を考案するよう依頼されたのである。しかしそれは、並大抵の仕事ではなかった。プロフェッショナリズムの定義すら確立されていなかった当時、参考となる道標はほとんど見つからなかった[18]。しかし、私がやりたかったのは、例えば、単に学生時代の定期試験の成績が良かっただけの医師ではなく、医師自身が自分の友人や親類が病気となったときに紹介するような、信頼のできる優れた医師に特有な習慣を突き止めることだった[19]。そこで私は医療におけるマインドフルネスの実践についてまとめる作業を始め、優れた診療についての個人的なマニフェストを整理した。自己の観察・監視・調節ができてこそ、良い判断・思いやり・注意力のある診療ができるという趣旨であったが、私の知る限りそれまでに同様の考

＊4＝原語の Monday-morning quarterback は、月曜朝に職場などで前日あったアメフトの試合についてとやかく批評する人のこと。

えが明言された例はなく、どう受け止められるのか想像もつかなかった。

米国医師会雑誌（ＪＡＭＡ）の示唆に富み辛抱強い編集者、シャーリーン・ブリードラブとの推敲作業を経て、文章をより明確で洗練、凝縮されたものにした後（原稿は同誌と私の間を七度往復した）、ついに一九九九年に『マインドフル診療（Mindful Practice）』が掲載された。[20] 論文は共感を呼び、こうした考えを持っているのは私だけではないことがわかった。医師たちから何百通もの手紙とＥメールが届いたのである。彼らの多くは独力で瞑想訓練法を見つけていたが、孤独を感じており、よりマインドフルで、弾力的、自覚的、効果的な訓練ができるよう、お互いに支え合えるコミュニティを必要としていた。私は掲載が報われたことに深く満足したが、次の段階としてマインドフルネスが本当に診療に有益かどうかの検証と、医療者のマインドフルネスをどうやって向上させるかという課題が残っていると思うと気が滅入るのだった。

臨床の現場で

実臨床でその答えを見つける助けになったのは、ジョンズ・ホプキンズ大学の同僚メアリ・キャサリン・ビーチ博士だった。彼女は米国各地のエイズ・クリニックにおける患者・医師間の相互作用について研究していた。[21] ＨＩＶによる免疫不全症候群を抱えて生きる人たちはしばしば差別・誤解に遭遇し、無理もないことだが、その多くが医療システムに不信感を持っている。[*5] ビーチ博士の研究チームは医師と患者のやりとりを録音し、両者のマインドフルネスを評価した。その結果、マインドフルな医師ほど患者とのラポール[*6]を形成し、患者の心配事がどうなったかを尋ね、心理社会的な問題についても話し合う傾向が見られた。そして患者側も、より理解され、医師との人間的なつながりを得て、心理的にサポートされたと感じていた。よりマインドフルな医師が患者の信頼を勝ち得たという事実は、些細なことなどではない。医師への信頼は、患者が薬を適切に内服するかどうかに決定的に影響する。そしてそのことは、たった数錠の飲み忘れがウイルスの増殖や耐性獲得につながり得る抗ＨＩＶ治療において極めて重要になる。つまり、つながり・理解・信頼が必須なのである。

しかし、ビーチ博士の研究は診療する医師たちをマインドフルに〝訓練〟できるのか、あるいはもしそうだとして、それがケアの質向上につながるのかという問いには答えていなかった。マインドフルネスの訓練が患者のさまざまな精神・身体障害に効果的なことは以前から知られていた。しかし当時、マインドフルネスが〝医師自らの〟診療の質を高めるというコンセプトは斬新だった。そこで私は同じ考えを持つロチェスター大学の同僚であるミック・クラスナー、ティム・クイル、トニー・サッチマン、ハワード・ベックマンらとともに、経験豊富なプライマリ・ケア医を対象にした一年間のマインドフルネス実践プログラムを考案した[22]。セッションでは、マインドフルなコミュニケーションを促すための数種類の瞑想法やエクササイズが取り入れられ、マインドフルネスを日々の臨床に活かして集中力や注意力を高めることに重きが置かれた。また、ミスをしてしまったときの対応、苦し

＊5＝原文は people with HIV/AIDS で、〝HIV/AIDS 患者〟よりも〝ひと〟としての面を強調した表現。
＊6＝患者との共感を伴う信頼関係。

みを見届ける姿勢、不確実さとの向き合い方、患者を喪う悲しみ、思いやりの育て方、患者や他者の人間的な魅力に惹かれることについてなど、セッションごとに一つ重要なテーマを扱うようにした。また、燃え尽きた（バーンアウトした）医師はケアの質が低く離職リスクが高いという認識から、医療者の燃え尽きについても率直に話し合った。さらに、私たちの目指すことを単純な模式図（技術の質・ケアの質・医療者のレジリエンスと心身の充実感《ウェルビーイング》。下図参照）にして、三つの領域が関連していることと、マインドフルな診療によってそれらすべてを好転できることを示した。初回には七〇人の医師が集まったが、ほぼ全員が燃え尽き評価アンケートで高スコアだった。彼らにプログラムを修了するエネルギーが残っているのか、参加できても効果が期待できるのか、全くわからなかった。

　結果は、私たちの期待をはるかに上回るものだった[23]。医師たちの心身充実感は改善し、燃え尽き症状は減少していた。彼らはより共感的になり、患者の心理社会的ニーズにまで意識が向くようになっていた。私たちが驚愕したのは、人格を

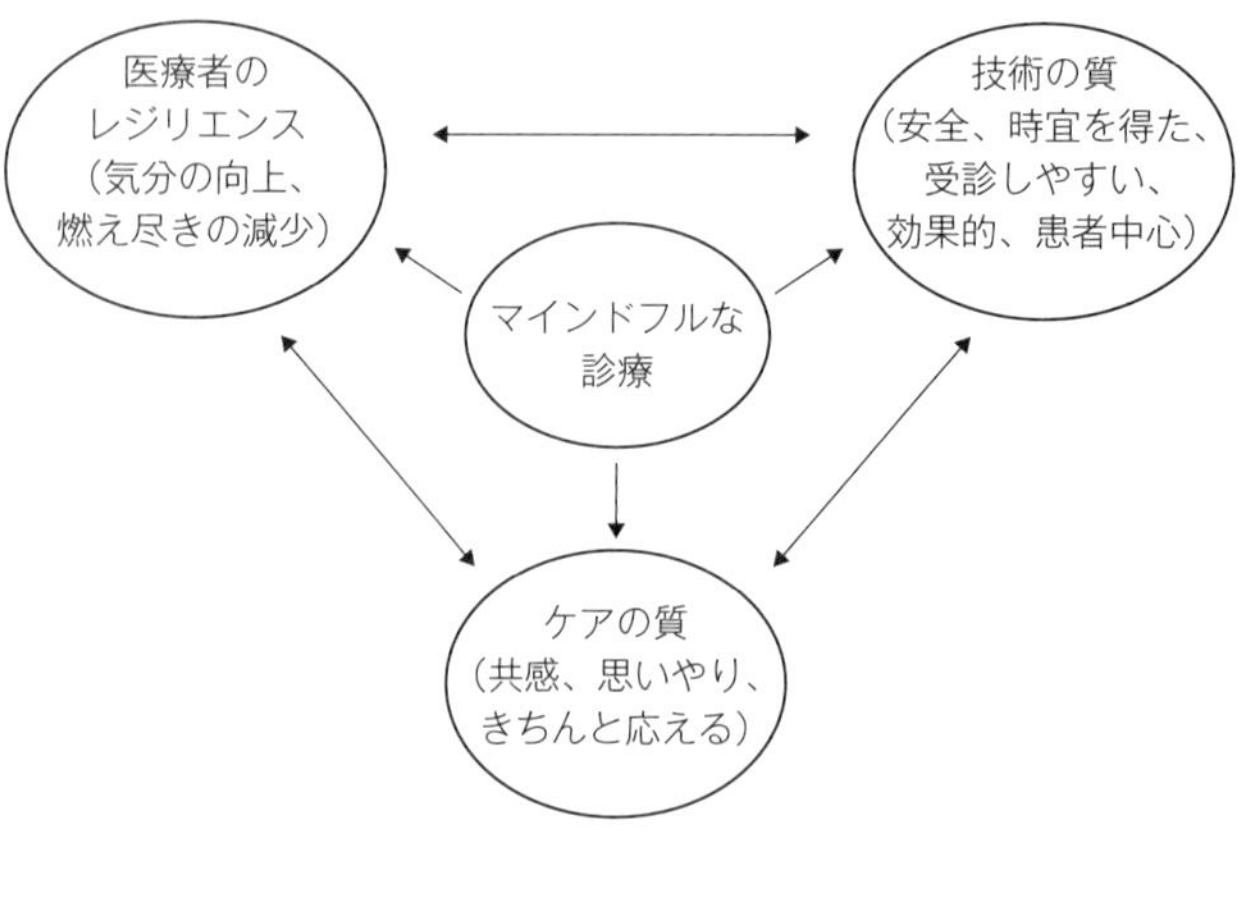

特徴づける重要な要素である良心と感情的安定（これらの要素は四〇〜五〇代になると変化しないはずと考えられていた。詳しくは第一〇章も参照）のスコアが向上していたことだ[24]。さらに彼らは、注意力と集中力が向上し、危機にあっても混乱しにくく、自分の内にある解決資源を活用して心折れずにいられるようになった。一年後、私たちは参加者の一部にインタビューを行ったが、そのときも彼らは、瞑想的訓練によるマインドフルネスの涵養と同僚同士が支え合えるコミュニティの形成、そして自己修養に集中してよいと自分へ許可を与えることが医師としての成長につながったと答えた。さらに、効果的で人間的なケアを提供し、患者との関係を意義深いものにするという医師を志した頃の初心に立ち返ることができるようになり[25]、その一方で仕事に〝ここまで〟という線を引いて、バランスの取れた生活ができるようにもなっていた。

マインドフルなビジョン

医療は危機に瀕し、医師も患者も破綻した医療システムに幻滅し不満を持っている。患者たちはきっと、私がコンピュータ画面ばかり見てあまり顔を合わせなくなったと感じているだろう[26]。それは、医療の商品化によって医師が患者を癒すことより、医療システムの歯車として機能することに集中せざるを得なくなったためである。医師たちは生産性を高める圧力・保険会社による規制・医療費計算などの業務に追われ、本当に重要かよりも算定できるかを重視する価値基準によって士気を削がれている。皮肉なことに、これらの基準がエビデンスに基づいた患者中心のケアを意図して定められることもある。[27]

そんな状況下でもうまくやることは可能であり、私は成功した例をいくつも見てきた。本書を執筆したのもそのためである。医療危機の中、こうした医師たちは診療の本質に回帰する道を選んでいる。彼らは内面を見つめることで診療の幅を広げ、ケアの質を向上させている。医師としての力を信じ、医療を全人的なものに転換させようとしている。そして患者が医療とうまく付き合い、医師と強固な関係を築き、求めるケアを提供するのに最適な医師を見つけられるよう努力している。

医療におけるマインドフルネスの実践は、瞑想や個人的な修養だけにとどまらない。[28] マインドフルであるとは、立ち止まり、患者の目を見て「これで全部ですか、ほかにありませんか？」と尋ねるべきタイミングを知っていることである（経過良好と思えていた糖尿病患者の採血検査の数値が悪化した際に、生活の様子を詳しく尋ねると、六か月前に妻と死別し生活が乱れていることを打ち明けることもある）。それは、炎症を起こした肩関節に注射する際に、意識を集中して骨・腱・筋肉をありありとイメージしながら、針を容易に痛みなく滑り込ませることができる瞬間に似ている。マインドフルな診療が実践できているときには、患者の様子が何となくいつもと違うことに気づき、疲労の表情と微かな皮疹に意識が向き、それらが全身性エリテマトーデスの診断につながる症状であることに気づくことができるのである。〝いま・ここ〟の瞬間に一人ひとりの患者に向き合う《アテンディング》ということは、余命数日の患者を診察した直後であっても、その次に来た足先をぶつけたという患者を同じ集中力で診察するということである。

〝医療（medicine）〟と〝瞑想（meditation）〟は語源的に、熟慮・助言・省察・適切な対処などを意味する同じ語根に由来する。しかし、〝マインドフルな状態〟についてどれだけ書き記しても、言葉だけでは説明しきれない。とはいえ、マインドフルネスとは結局、誰もがいつかは遭遇したことがあるような体験である。もしかすると本書を読み進めるうちに、あなた自身が日常生活の中で、一旦立ち止まって自分の身体・思考・感情・期待を意識する瞬間が繰り返し訪れるかもしれない。そんなときには、〝いま・ここ〟にいると感じ、好奇心や思い入れを持ち、何かの物事に注目しているその自分自身の様子に意識を向けてほしい。そうすると次第に、〝自分自身〟のことがよくわかるようになるだろう。その手始めとして本書を、自分がどんなレンズを通して世界を見ているかを知るための招待状としてほしい。

第2章

注意を向けること

Attending

ただ見るだけで、多くがみえる
——ヨギ・ベラ[1]

数年前から私の患者だった、ハンガリー系アメリカ人で技術者のエミル・ラズロ（当時六六歳）。テニスに熱心な彼は、健康上の問題といっても二年前に起こした右肩回旋筋腱板炎くらいだった。私が旅行から戻ったある日、驚いたことに彼の妻から至急の伝言メッセージが届いた。なんと、エミルが入院したという。電話して彼の妻から聞いたところによれば、入院を決めた医師たちはがんを疑っているそうだ。しかし、彼女は混乱していた。入院する前、私が不在の間に右肩の痛みで三人の外来医師による診察を受けたのに、そのたびに回旋筋腱板の問題が再発しただけという説明で帰宅となっていたからだ。

手がかりを探るため、私は彼のカルテを読み返した。最初の受診を担当したのは私の同僚の医師の一人だった。カルテにはエミルが右肩の痛みを訴え、そこに〝腫れ物がある〟感じがすると言ったことが記載されていた。身体所見で圧痛と動作時痛は確認されたが、〝腫れ物〟についての記載はなかった。二年前あった回旋筋腱板炎に典型的な所見である関節可動域制限や筋力低下などは見られなかったが、痛みが腱板炎の再発と考えるのも無理はない。なぜなら、これらの症状は病初期には見られないこともあるからだ。彼は回旋筋腱板炎に一般的な対応として、非ステロイド性消炎鎮痛薬の処方と運動療法の指示を受けて帰宅した。しかしカルテには、エミルが熱っぽさと数回の寝汗を訴えたとも記載されていた。担当した医師たちは「インフルエンザの流行時期でもあるし」と都合良く解釈したのだろう、と私は推察した。

二度目に受診した際のカルテで、担当医は肩付近の〝隆起〟に言及していた。関節可動域はこのときも正常だった。そして、担当医は〝寝汗の病歴〟を感冒によるものとしていた。このとき、エミルには前立腺関連の軽い症状、倦怠感、ビタミンD濃度の低値などのほかの症状も見られた。しかし、担当医は運動療法と消炎鎮痛薬をもう少し続けるようエミルに伝えるのみで、隆起のことも回旋筋腱板炎の一症状と考えていたようであった。カルテにも、それを取り立てて〝腫瘤〟や〝しこり〟といった深刻な響きを持つ用語で表現してはいなかった。

三度目の受診時、彼は倦怠感が風邪症状レベルではないほど増悪したと訴えた。薬と運動の効果はなく、痛みも増悪していた。しかしこの時点でもまだカルテには〝腫瘤〟の記載がなかった。あまりにひどい倦怠感に着目した診療看護師が血液検査をいくつかオーダーしたところ、白血球が著減していた。担当医は慌ててエミルに電話し、救急外来を受診するよう指示した。つまり、そこで血液検査によって深刻な事態が示唆されて、ようやくエミルの腋窩から肩に突き出す一〇センチの腫瘍が〝見えた〟のである。後から考えれば、痛み、腫瘤、倦怠感はいずれもリンパ腫の典型症状であり、すべては自明であったが、知らせを聞いた三人の医療者たちは驚愕し、どうしてこんなに明白なものを見逃したのかと呆然とした。[2]

医療者たちが、後から見ればいかにも〝自明なこと〟に注意を向け損なうのは、日常的によくあることである。しかし、私はエミルの一件を受けて、なぜそのようなことが起こるのかを考えずにはいられなかった。日常診療の現場では、物事が目まぐるしく動く。避けられたのではないかと思えるような緊急の症状を訴える人、症状をうまく抑えることが難しい慢性疾患を持つ人、治療困難な精神疾患を持つ人や、必要な薬代の支払いもなかなか認めない非協力的な保険に加入している人などが、毎日洪水のように外来に押し寄せる中、エミルがやってくる。そして、担当医にとっては〝有難いことに〟、エミルの問題は一見単純で簡単に解決できそうに見えていた。私は、担当医たちの誤った診断には認識の誤り（そもそも腫瘍を見たのか、見たけれど見えていなかったのか？）、解釈の誤り（見たけれど重大さを見誤ったのか？）、優先順位付けの誤り（そんなはずがないと考えたため、優先順位が格下げされたのか？）、思考の打ち切り（一つの説明にたどり着いたことで、ほかの説明を探す関心が失せてしまったのか？）が関係していたのではないかと考えた。いずれも、心理学者の言う〝非注意性盲目（inattentional blindness）〟につながる要因である。

私たちは誰もが日常生活の中で非注意性盲目を経験している。多くの場合、それは大した問題にはならない（見ていたはずの場所でカギを見つけるように）。しかしときには、もっと深刻な場合もある。私の友人は晴れた秋の朝に追突事故を起こした。携帯電話のハンズフリー通話中に、目の前の車を見ていなかったのだ。この現象のよく知られた例として、広く拡散され今では有名な動画を紹介したい。この動画では、黒い服と白い服を着た人たちが登場する。彼らは同じ色の服を着た者同士でバスケットボールを投げ合っており、視聴者は白い服を着た者同士のパスの回数を数えるよう指示される。しかし、パスの回数のカウントに集中していると、画面の中央をのっそりと歩く黒いゴリラの着ぐるみを着た人物がいたことに、視聴者の多くは後から指摘されるまで気づくことができない。[3] 脳のフィルタリングによって除外されたからだ。フィルタリングは神経学的に必要な機能で、外界からのすべての刺激が入り込むことによる脳の混乱を防いでいる。私たちの脳は無意識に外界からの刺激を取捨選択しており、その選択はたいていは正しいが、特に、刺激が想定外の場合には間違えることもある。

微細な視覚情報を見分けるよう特別に訓練を受けた人でも、想定外のものは見逃してしまう。ある研究では、放射線科医たちにコンピュータ画面上の胸部CT画像を見るよう指示し、そのCT画像の一枚の中に小さなゴリラのイラストを忍ばせた。すると、彼らの四分の三以上がゴリラに気づかなかったのだ。しかし、放射線科医たちには知らされずにコンピュータに取り付けられていた精巧な視線検出機能によると、彼らの目はゴリラを直視していたことが確認された。[4] 彼らの非注意性盲目は、知識や経験年数と無関係であった。

非注意性聾（はっきり言われたはずのことが聞こえていないという聴覚的な欠陥）も、同様の仕

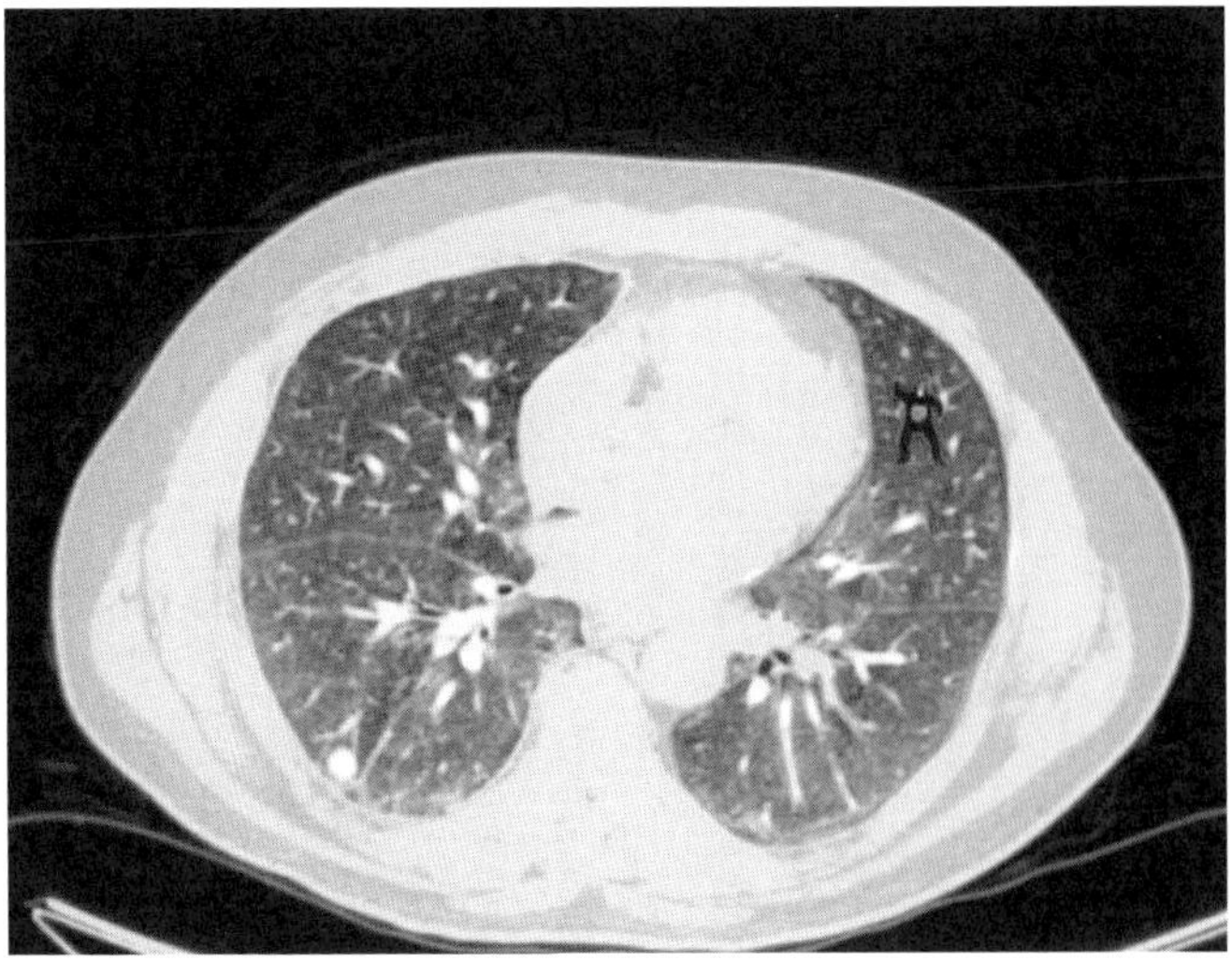

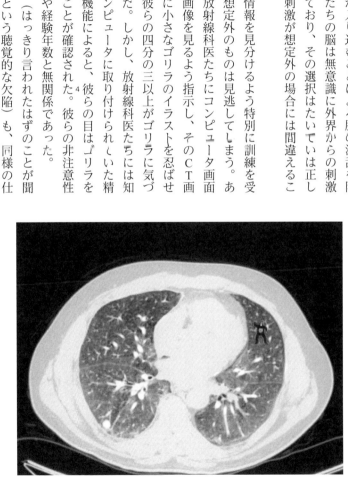

組みで起こる。私の外来でも、子供が話しかけられても反応しないことを心配した親が聴覚検査を受けさせに来たが、聴力は全く正常であったことが何度かある（夫婦間でも起きることである！）。しかし、医療者である私はそう簡単に予想外のことや聞きたくないことを聞き漏らすわけにはいかない。非注意性盲目と同様に非注意性聾も、良性のこともあれば生命に関わることもある。もし手術室で起きれば致命的にもなるだろう。[5]

こうした現象はなぜ起きるのだろうか？　ある研究では、例えば手術室やコンピュータ画面などで、視覚的な作業に強く集中すると、聞き取る力が干渉されることが示されている。[6] そして、逆もまた真のようだ（運転中の携帯通話が、ハンズフリー機器を使っていても事故につながるのはそのためである）。私たちは絶えずすべてに注意を払うことはできない。コンピュータのように、脳の〝ワーキング・メモリ（その時々に意識可能な情報）〟の容量は有限で、脳は絶えず情報を選択している。より正確には、私たちは自分が有意義だと思うことを重視し、想定外の情報や信頼性の低そうな情報源に由来した情報（例えば、私がガンダーソン医師に伝えた〝医学部三年生からの情報〟のような）など、価値が低いと考えた知覚刺激は無視する。しかし問題は、こうした〝選択〟の多くが無意識のうちに行われ、根拠が合理的か非合理的かを評価できないことである。

知らないのではなく、見ていない

偉大な医師・医学教育者であったウィリアム・オスラーはかつて、「知らないことによる誤診よりも、見ていないことによる誤診のほうが多い」と言った。些細なことのようだが、医療者にとってただ注意を払うことほど難しい作業はない。**隠すまでもないことだが、医師の業務の多くはルーチン・ワークである。心電図の波形診断、甲状腺機能低下症や心不全に対する薬の処方などは、たいていの場合プロトコルに従えばよく、脳はワーキング・メモリを節約するためこうした仕事をほぼ自動的に行っている。**このとき私たちは、心理学者ダニエル・カーネマンの言うシステム1過程（速い思考）を用いている[7]。尿路感染の症状と治療を覚えるだけなら誰にでも、たとえ医学知識がなくても簡単にでき、八〇パーセントの場合はそれでうまく行くだろう。しかし、非典型的な何かが起こる二〇パーセントの場合、医師は自動操縦モードからより意識して注意を向けるモードに頭を切り替える必要があり、カーネマンはこれをシステム2過程（遅い思考）と呼ぶ。医師たちが長くてきついトレーニングを受けるのは、単なる知識・技術・経験年数だけでは対応できない予想外で複雑な状況であるその二〇パーセントに対処する力をつけるためといっても過言ではない[8]。しかし医師は、いつどのように自動的な思考からより遅い〝意図的なモード〟に切り替えるかについて教わることはない。そのため、予想外のことは簡単に見落としてしまう。「きっとこうだろう」という仮説で一度自分を納得させてしまった場合は、特にその危険性が高いだろう。

二五年間にわたり、私は医療現場におけるコミュニケーションについて研究してきた。研究を通じて気づいたのは、医師がいかに注意すべき情報とそうでない情報を系統的に区別しているかということである。特に驚くべきことは、患者が恐れ・不信・混乱・抑うつのサインを表出しているにもかかわらず、医師の多くが彼らの精神的な苦痛に気づかないことである。患者が「うんざりだ」「いっそ殺してくれ」「姉のがんが進行している」などと言っても、ほとんど注目されない。[9] 肺がん患者を診察する胸部外科医を対象にしたある研究では、会話に出てきた情緒的内容の九〇パーセント以上が聞き流されていた。[10] 医師の中には、感情関係の訴えに応じることは自分の仕事ではないと感じ（私はそうは思わないが）、意図的に無視していたことを認めた者もいた。[11] しかし、診察の録音を聞いた医師たちのほとんどは、こんなにも多くの心配事を聞き捨てていたことに驚いていた。

数年前、私はプライマリ・ケアでこうした不注意が起こる仕組みを理解するため、ある実験を行った。胸痛患者を演じられるよう訓練した俳優たちに、ロチェスター地域のプライマリ・ケア外来を予約させたのだ。医師たちは事前に研究参加に同意していたが、俳優がいつ何の訴えで来院するかは知らされていなかった。俳優だと気づかれないように役柄を設定したところ、大概はうまく行った。ほとんどのケースで、医師たちは彼らを本物の患者だと思っていた。プライマリ・ケアにありがちな曖昧さを意図的に再現するため、俳優たちには胸痛を心疾患・胸焼け（胃食道逆流症）・筋骨格系の痛みのいずれにも典型的でないように説明してもらった。体動時に増悪することもあれば、食後や夜間に増悪することもあるなど、症状に一定のパターンを持たせなかったのである。さらに、俳優たちには医師に「なにか悪い病気でしょうか？」という重大な質問をするよう指示した。

私たちが試みたのは、医師の認知負荷を意図的に増加させ、患者の症状に当てはまる複数の競合する仮説の中からあえてどれかを選ばせることだった。ある医師は患者に「おそらく胸焼けです、心電図を撮りましょう」と言った。心電図を撮れば心臓についての有用な情報は得られるだろうが、胸焼けの診断には役立たない。つまり、医師たちは当惑していたと言える。

さらに、患者がした「悪い病気ではないか？」の質問に、ほとんどの医師は心を寄せず、それは心配でしょうと患者の不安を受け止めることすらしなかった[12]。代わりに彼らがやりがちだったのは、身体症状の追加質問、当たり障りのない気休め、医学情報の追加提示、話題の変更などだった。これが本物の患者だったら、不安が増したり、あるいは余計な心配事を持ち出してしまったと決まり悪く感じていたかもしれない。そしてそれは、彼らが今後相談する相手とタイミングを選ぶ基準に影響する恐れもある。

私は、研究後のグループ・ディスカッションに参加した医師たちに会って話を聞いた。患者のつらい感情などどうでもよいと思っていた医師は一人もいなかった。そうではなくて、情緒的な会話内容が単に頭に入らなかった、それよりも診断と処方のほうに集中していたと彼らは語った。認知負荷によって彼らの注意が削がれたのは確かだ。悪い病気のことは患者にとっても医療者にとっても話しにくいものであり、意識的にそうした議論を避けた医師もいた。しかし、自分がどこに注意を向けているかを瞬間ごとに意識していたなら、こうした医師たちもその多くが機転を利かせて「それは心配ですね」と返答していたことだろう。

しかし、良いニュースもいくつかある。もし機会さえ与えられれば、医師は自分の盲点を鋭く見破れるようになるということである。つまり、無意識下にあるものを意識にのぼらせることができるということである。一九九〇年代に行った研究で、私は医師たちがＨＩＶによる罹患リスクの高い患者たちを診察する様子を録画し、それを彼ら自身に見てもらった[13]。患者たちの多くは怯えていた（効果的なＨＩＶ治療のなかった頃のことである）。彼らは病気だけでなく、差別や偏見を受けることも恐れていた。しかし、患者がつらい気持ちを表出しても、医師の多くはそれを見逃していた。

医師たちは録画された映像を見て愕然とした。バスケットボールの動画をもう一度観た人たちが、ゴリラを見落としたことを信じられなかったのと同じように。ある医師は動画を通して、自分が若い男性患者に対して性行為に関するとてもプライベートな質問を、睾丸の診察中にしているのを見て、堪らなく恥ずかしいと語った。質問すること自体は良いことだが、そのようなタイミングでの質問は若い男性患者が傷つかぬよう配慮したやり方とは言えない。オンライン動画でゴリラを見逃しても面白かったり不思議だったりするだけだが、診察室で患者の感情を見落としたり恥をかかせたりすることは、現実に重大な結果を招く。この医師は、患者のＨＩＶ感染が免疫不全症候群に進行する前に見つけて治療する機会を逸していたかもしれないのだ。話を聞いてもらえていないと感じた患者は、重要なことを打ち明けず、医師の推奨に従わない傾向があることがわかっている。[14]

聴いているときは、聞こえない

診察室のように静かで管理された環境にいれば、重要なものに注意を向けるのはそこまで大変ではないだろうとあなたは考えるかもしれない。確かに、気を散らすものがないのは良いことだが、それだけでは十分ではない。一九八〇年代の秀逸な論文の中で、プライマリ・ケアの内科医リチャード・バロンは、聴診器で患者の心音を聴いていたときのことを書いている。不思議とよく起きることなのだが、聴診器で心音を聴いていると患者が話し始め、バロン医師は「静かに……聴いているときは聞こえないので」と言ったのだった。[15] 確かに聴診器越しの会話は聞き取りにくいし、患者が話している最中に微かな呼吸音や心雑音を聞き取るのはほぼ不可能だが、この言葉は実臨床の現実をよく表現している。それは、視野の端にあるものをあまり意識できないように、私たちが瞬間ごとに行う選択もまた、自覚できる意識レベルのすぐ下でなされているという現実である。[16] 慌しく、心理的な負荷が大きい苛酷な環境に置かれた医療者は、次から次へと入ってくる刺激に意識を奪われる。そんな彼らには、目の前にある仕事に意識を集中しつつ、従属的意識（意識表面のすぐ下にある知覚）にもアクセスできる力が求められる。

注意力がどのように機能するかを知っておくことは、医師と患者のどちらにとっても重要である。例えば、患者の冗長なおしゃべりや症状のくどい描写に私もときにうんざりするような気持ちになることがあるが、長話の中に彼らの深刻な問題を見つける手がかりが隠されていることがある。しかし、もし私が自分の注意力の癖や盲点を意識する訓練を積めば、重大なことを見落としにくくなり、自動操縦モードと、意図的な注意モードの切り替えがうまくなるかもしれない。〝メンタル・マッスル〟ではないが、注意力も筋肉と同じように鍛えることができるのだ。

また、患者側にできることもある。患者として診察を受けているとき、必要な情報や理解が得られなければ「○○について理解できているか、ちょっと確認したいのですが」と伝えればよい。あるいは、「○○のことが特に心配です」でもよいし、「その意味がよくわかりません」でもよい。これにより、患者と医師は大切な話に集中しやすくなるだろう。医師が効果的なコミュニケーションを習得する必要があるのと同じように、患者にも言うべきことをしっかり伝えるアサーティブ・コミュニケーションを習得する必要がある。このコミュニケーション法には、医師の注意を患者が求めることに引きつけ、医師からより納得のいく回答を得やすくするという、二つの利点がある。非注意性聾の概念を知っていれば、医師から反応がなくても、単に聞こえていなかっただけで、あなたの心配を過小評価したわけではないと理解できる（例えば、医師が聴診器を耳に当てているときや、コンピュータのキーボードを打っているときは尚更である）。幸いなことに、お互いの注意を柔軟に解釈できれば、私たちは会話を仕切り直し、誤解した部分や聞き漏らした部分に戻ってそれらをもう一度確認することができる。

電子カルテによって加速した急テンポの診療においては、複数の作業を一見同時にさばく力が求められる。一般に、マルチ・タスキングとは同時に複数の作業をすることだと考えられているが、これは誤りで、実際には私たちは同時に二つのことはできず、一つの作業から別の作業へと次々と切り替えていく。作業を切り替えるたびに、もとの作業に戻るには復旧のための時間がかかり、その間注意力は低下する。心理学者はこれを中断復旧障害と呼ぶ（誰もが恐れるコンピュータのエラー・メッセージに少し似た響きである）。私たちは、気を散らすものをいかにコントロールするかを考えるものだが、近年はむしろその犠牲者だと感じることのほうが多くなっているようだ。[17]

さらに、私たちは外界から来る〝情報〟だけでなく、心そのものが感じるいわゆる〝第六感〟から来る情報をも常に処理していると言える。**例えば、医師の場合、腹部の診察や創部の縫合などに代表されるような〝作業〟に集中していても、目の前の状況に関係したものも、そうでないものも含め、頭の中に考え・感情・体性感覚が例外なく湧き起こっている。こうした内面に起こる絶え間ない流れ**

を信じられないのなら、数分で良いから目を閉じ、知覚・感情・思考などが次々に湧いてくるのを何も手を加えずただ観察してみてほしい。自信のなさ、別の作業のこと、不安や悲しみ、お腹の鳴る音、肩の張りなどを絶えず考え、感じているはずだ。

脳は効率性を求めるため、例えば、難しい問題・過多な情報・心理的ストレスに襲われたときなど、認知負荷が高い状況では物事を単純化しがちである。そのため、身近で予想される情報は優遇するが、新しい情報や不快な情報、予想外の情報は比較的見落としやすい[18]。実臨床で気づいたことだが、私は患者の最初、あるいは最後に言った内容により注意を払う傾向がある。エミル・ラズロが肩の痛みに加えてビタミンD濃度と前立腺関連の症状を訴えたとき、彼は心配を多く並べることにより、図らずも医師の認知負荷を増やしていた。医療において、単純化しようとする衝動はしばしば思考の打ち切りにつながる。情報量が閾値に達したらそれ以上の情報の認知は打ち切って結論を出し、結論したことを事実として扱ってしまうのである。すると、肩の痛みや腱板炎などといった最初の印象に合致する情報しか考慮しなくなり、発熱・寝汗・腫瘤といったほかのことは無視しがちになる。さらに、過信と焦燥が追い討ちをかける。こうして認知負荷が高く、多くの物事に注意が向けられない状況はしばしば臨床推論の誤りや共感の失念の原因になり、その結果として起こる気づきの欠如はさらにさまざまな意味で効果的・全人的な医療の道を狭めることになる。

トップダウン型注意

第一章に挙げた手術中、ガンダーソン医師・研修医・看護師の誰もが右腎に集中していたこと自体は、もっともなことである。彼らは、自分たちの視覚・技能・判断力を繊細な作業に従事させなければならなかった。一手の間違いが手術を台無しにする恐れもあった。彼らの頭は、多様で大量の複雑な知覚情報を処理していた。そして、起こり得る困難を予測し、対応策を考えておく必要があった。ガンダーソン医師の頭の中では「尿管を傷つけないよう要注意だ、今はこの手術部位にだけ集中しよう」という会話があったのかもしれない。

こうした目標指向型の注意は、〝トップダウン型注意（top-down attention）〟あるいは

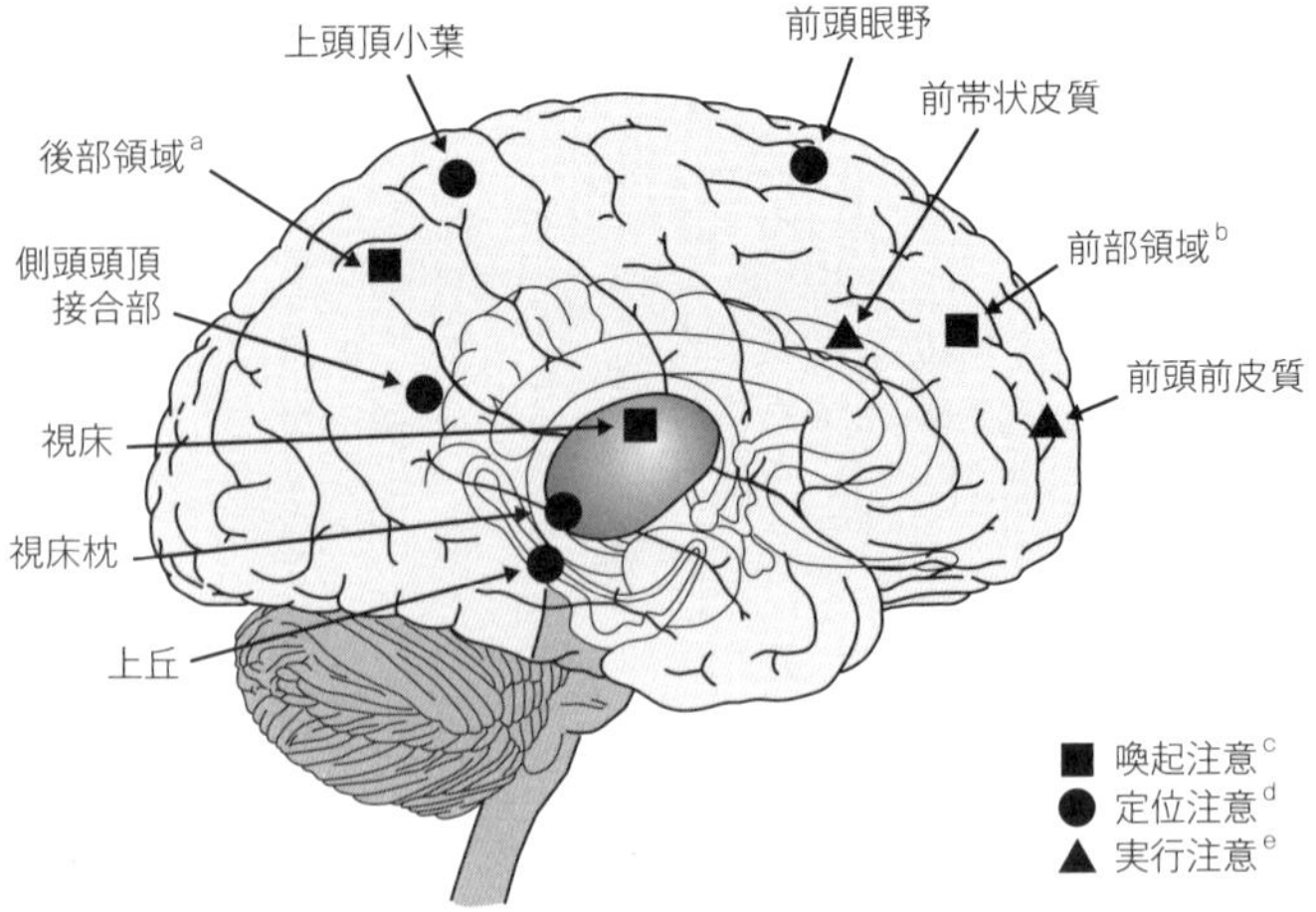

三種類の注意に関わる脳の部位

Posner・Rothbart の論文（2007 年）より

訳注 a：後述の“前部領域”と対になる用語。頭頂間溝・上頭頂小葉など。

訳注 b：前述の“後部領域”と対になる用語。前頭前皮質など。

〝注意の定位機能（orienting attention）〟などとも呼ばれ、起きる可能性が高いことを強く警戒しながら、物事を予測していくことである。私たちは頭と心を自分の制御下に置いていると考えがちだが、思考過程のほとんどは日常自覚できる意識の外で起きている。[19] トップダウン型注意は前述のように失敗することもあるが、たいていは役に立つ。身近な例を挙げれば、私が短い通勤で通るヘミングウェイ通りには、エルムウッド通りとの交差点に一時停止標識がある。エルムウッド通りが近づくと私は条件反射的に標識を見て車を停めるが、それについて意識して考えたことはない。実臨床で発熱の小児患者を診察するときにも、私は母親が症状を伝え終わる前から、自分の目を自動的にさっと患者の皮膚（皮疹はないか？）や頸部（動かしているか？）、呼吸（速いか、遅いか、浅いか？）に向けている。こうしたトップダウン型注意では、私はまず重要なポイントを決め（麻疹・髄膜炎・肺炎がないか）、次に合致する所見の有無を確認している。[20] 実際に脳科学研究により、背側前頭頭頂ネットワークと呼ばれる、情報を解釈して意思決定を助ける部位がトップダウン型注意の主要な脳内経路であるらしいことがわかっている。

注意回路のブレーカー

トップダウン型注意が私たちの予期と目標によって始まるのに対して、〝ボトムアップ型注意（bottom-up attention）〟は刺激によって引き起こされる。〝予期しない〟ことへの警戒であるため、〝喚起注意（alerting attention）〟とも呼ばれる。いつもの通勤路を運転していたら、例の見慣れた一時停止標識に着く前に鹿が突然路上に飛び込んできたとしよう。そのときあなたの足は、自分が見たのがゴリラでも歩行者でもなく鹿であることにすら気づかないうちに、ブレーキペダルに届いているだろう。同様に、術野の赤い血に気づいた外科医は、責任血管に注意を向けられるよう作業を減速する。そして、凝固止血してから先に進むだろう。

ボトムアップ刺激には普遍的で先天的なものもあり、それらは出身がボストンだろうがバルセロナだろうがボルネオだろうがどんな人の注意も捕捉する。動くもの・明るいもの・血・むき出しにした歯・大きな雑音などは、誰のボトムアップ型注意も起動させ、そのときにしている作業に関係するか否かを問わず、注意を奪う。背中の痛みやお腹の鳴る音など、身体そのものからの内的な刺激もボトムアップ型注意の引き金になる。これらのほかに私たちの注意を奪うものとして〝サリエンス依存(salience dependent)〟と呼ばれる刺激がある。これは、私たちが何らかの意味付けをしているために〝際だった刺激〟として受け取る現象を指す。例えば、がやがやしたカクテルパーティにいても自分の名前が聞こえると耳をそばだてる現象などは、日常における例である。医療における例では、〝胸痛〟などの切迫した状況を想起させる言葉などが挙げられる。[*1]

何年も診てきた七〇代の女性、ジェーン・ロストロを外来で診察したときのことである。多くの高齢患者がそうであるように、彼女は診察のたびに些細なものからより深刻なものまでいくつもの心配事を口にするのが常であった。当時の心配事リストには、痔・膝の関節炎・掻痒感のある皮疹などが含まれていた。その後彼女は、そう言えば思い出したとばかりに階段を昇ると「このあたり」がおかしくなると言って、胸部と腹部のほぼ全体を広く含めるように指し示した。ここ数日で悪化しているが、圧迫感であり痛くはないという。〝圧迫感〟と〝階段を昇る〟という言葉は、狭心症という命に関わり得る状況のサインかもしれない。私の注意はこれらの際立った意味を持つ言葉に向けられた。気づくと私は、掻痒感のある皮疹の話を急遽格下げして、別方面に路線変更していた。そしてボトムアップ型注意へ切り替えた後で再びトップダウン型注意に戻り、今度は心疾患の徴候についての質問（息切れは？　脚のむくみは？　家族歴は？）を尋ね、掻痒感のある皮疹のことは完全に意識の外に置いていた。

ロストロ夫人は症状を〝圧迫感〟と呼び、〝胸〟という言葉は一切使わなかったが、これからすぐに彼女を送ると救急外来に伝える電話で、私はそれを〝胸痛〟と説明した。このとき私は、無意識に自明なことを省略していた。私は救急外来の看護師にロストロ夫人の症状を彼女が経験したままの表現では伝えなかったが、それはおそらく私が医学部で学んだ症候カテゴリーが〝胸痛〟であり、「このあたりが何かおかしい感じ」ではなかったからである。それに、〝胸痛〟が救急外来スタッフの注意を引きやすい言葉であり、そう伝えたほうが患者の診察が早まるであろうことを私は知っていた。結果として、右冠動脈の閉塞が判明したが、そこにステントを入れることで症状は消失し、最終的にロストロ夫人は命拾いしたと言えるだろう。もし私のボトムアップ型注意が完全に故障していて、掻痒感のある皮疹や痔にこだわって患者の「何かおかしい」という曖昧な感覚を無視していたら、もっとひどい結末になっていただろう。

＊1＝サリエンスは突出、顕著などを意味する。

ボトムアップ型注意は複数の脳内ネットワークを作動させるが、その一つは右脳にある。右脳は直観力、新奇性（目新しくて珍しいこと）、創造性、予感、芸術表現などに最も関連する側であるが[21]、ボトムアップ型注意はどちらかといえば印象重視で直観的なので、説明が一致する。ボトムアップ型注意にはまた、恐れなどの感情を司る辺縁系も関与している。直観的に注意を向け直した理由をうまく説明できないのはこのためであろう。私も、「そうですね、なんとなく患者の調子が悪そうだったので」としか言いようがなく、後になってやっとその印象を抱かせたであろう青白い皮膚、浅い呼吸、診察中動かずにいたなどの要素に思い当たることがある。私もほかの医療者も「何となく調子が悪そう」と見抜く力を生まれつき与えられたわけではない。それは経験の産物であり、何度もパターン認識を繰り返して培った能力である。観察力を磨かず直観を養わないままでいると、教育学者のカール・ベライターとマーリーン・スカルダマリアが言うところの〝経験豊富な非エキスパート（experienced non-expert）〟となる。こうした医師をかかりつけにするのは避けたいものである[22]。

いくつかの徴候と症状は、医師が医学部を卒業する頃には既に際立って意味を伴った〝サリエント〟なものとして頭にインプットされている。こうした症候は確実にボトムアップ型注意を引き出す。例えば、患者が胸痛を訴えたり呂律が回らなくなったりした際に、診察を中断してギアチェンジしない医師はまずいない。ボトムアップ型注意はしばしば意図せず回路を遮断する〝不随意の回路ブレーカー（involuntary circuit breaker）〟として作用し、トップダウン型注意モードを強制終了させ、より緊急なことに注意を向けさせる。しかし、これらの医学部卒業時までにサリエントなものとしてインプットされる症候と同じくらい重要にもかかわらず、必ずしも医師の回路ブレーカーを作動〝させない〟ものもある。先日、私はある有能な研修医に連れられて五〇代半ばで腎臓がん治療中の男性患者を診察した。がんはおそらく根治可能だったが、患者は化学療法で気分不良となったため入院していた。彼は表情に乏しく、確かに元気がなかった。こうしたことは入院患者では珍しくない。好きで入院する者はいないし、入院患者に不眠はつきものであるとも言える。しかしそのとき、患者は早期退職を検討していると語ったのだった。

私はこの発言が持つ〝際立った意味〟を完全に見落とした。実際、診察後に症例について研修医と議論したとき、私にはこの発言を聞いた覚えが全くなく、患者の気分がどうであったかも思い出せなかった。私は鎮痛薬と制吐薬の処方のことばかり考えていたが、研修医の頭の中では警報が鳴り響いていたのだ。彼は、自分が落ち込みや悲しみを感じていることに気づいた。そして、それらの感情が患者によって惹起されたのではないか、患者が抑うつ状態なのではないか、希死念慮すらあるのではないかと考えることで脳内の回路ブレーカーが起動し、彼の注意を捕らえることとなった。果たして、患者は〝本当に〟抑うつ状態であった。そこで臨床心理士に紹介したところ、心理療法が奏効した。研修医がこのサインを察知できたのは、彼が自分の感情、つまり患者と話すほどに募る重苦しさを意識していたからにほかならない。特にこの研修医は、良い指導者・ロールモデルたちから、患者の抑うつに敏感でいるにはどうすればよいかを教わっていた。そして、患者をよく理解して診療するために自分の感情を活用したのである。ただし、彼が例外的に素晴らしいのであって、すべての医療者がこうした手がかりに気づけるわけではない。[20]

内なるマネージャー

ボトムアップ型注意は気まぐれである。たとえ気を散らすものでも、速く動くものや大きな音ならなんでも回路ブレーカーとして作用してしまうからだ。カフェで会話しようというときに救急車が通り過ぎた場合を想像してみよう。救急車とあなたには何の接点もないが、あなたの思考はつながりを失ってしまう。逆に、本来は回路ブレーカーであるべきものがそうならない場合もある。ボトムアップ型注意は、変化がゆるやかだと見落としやすい。例えば、徐々に青くなる腎臓、ゆっくり成長する腫瘤、緩徐な体重減少、少しずつ深まる抑うつなどがそれにあたる。[24] こうした場合、〝際立った意味〟のサイン（ラズロの寝汗のような）を鋭く認識できる医師だけが、本質を見抜くことができる。

医師にとって最も強力なブレーカーの一つに、電子カルテがある。例えば、薬の処方時にほぼ毎回表示される、薬の毒性や相互作用についての警告がある。些細なものか致命的なものかを問わず、表示はコンピュータ画面に赤々と目立つ色で点滅する。私の思考は途切れ、視線はコンピュータ画面に釘付けになり、患者は待ちぼうけを食らう。[25] 警告すべてを詳細に検証することは不可能である。そんなことをしようとすれば、普通の医師は真夜中過ぎまで帰れないだろう。こうした警告の弾幕の中では、医師たちがその多くを無視するのも、警告による疲労と注意散漫が原因で別のエラーが生じるのも、無理からぬことである。プログラムの設計者はコンピュータのオペレーティングシステムについては熟知しているのだろうが、医療者の〝内面オペレーティングシステム〟の限界について考慮しなかったのは明らかだ。

〝実行注意（executive attention）〟は、私たちが複数の情報源に優先順位をつけるのを助ける〝内なるマネージャー（inner manager）〟である。先ほどの例で、ロストロ夫人が再び掻痒感のある皮疹について話し始めた場合について考えてみよう。私の注意は心疾患の症候とそれよりずっと重症度の低い湿疹の症候に分割される。外来ではよくあることだが、別の患者に処方した薬がその患者の保険ではカバーされないことを知らせる看護師のノックにより、私は診察を一旦止めることになるかもしれない。[*2] 夫人のことを循環器科医に電話しようと携帯電話を取り出して連絡先を探すと、画面には車のエンジンオイル交換日のカレンダー通知が表示されている。いつもなら無視するのに、遠くで鳴る車の盗難警報音が聞こえる。そういえば、エンジンオイルの交換に車を持っていくのを忘れていた。鼻をすする。そうだ、私は風邪の病み上がりでまだだるい……。しかし、実行注意はこうしたさまざまな刺激をトリアージし、状況の許す限り私が余計なことを考えずに重要なこと（ロストロ夫人の心配事）に集中するのを助けてくれる。

赤の二〇分間

一九七〇年代に大学時代を過ごした私は、時代を先取りしたアヴァンギャルド・ミュージシャンで

＊2＝米国の外来診療では、スタッフが患者のいる診察室に入る。

あるケン・モウイの講義を選択した。ケンはいつも思いがけない驚くような方法で、通常と異なる見方で世界を見ることにより美と調和が体験できることを仲間のミュージシャンたちに示そうとした。そうしてできた参加型作品が『赤の三日間』（原題）である。[26] 当初は三日かけて行われる予定だったことから、このタイトルが付いた。

参加者への指示は「三日間、目にする赤いものすべてを書き留めること」という単純なものである。一九七三年、私は実際に一度これをやってみた。三日続けて〝赤を見る〟という行為は、私にとって人生を一変させるものだった（私は二度と世界をそれ以前と同じように見ることはないだろう）。数分間やってみるだけでもためになる（そして三日続けるよりずっと現実的だろう）。二〇分（長ければ一時間、短ければ七分でも）、周辺を黙って歩いてみる（私が講演でやってもらうときには、病院内や会議場内のことが多い）。そして、その間に頭に浮かぶことに意識を向ける。この課題は、あなたのトップダウン型（目標指向型）注意を赤いものに向けさせる。また、自分に起きる反応を観察することで、内面の体験（ボトムアップ型注意として意識に入ってくる印象・感情・思考など）を意識することにもなる。何なら、本書を閉じて試しにやってみてもよいだろう。

赤の二〇分間
これから二〇分の間、
目にする赤いものすべての
名前を書き留めること

参加者はおのずと、〝純粋無垢の認識（immaculate perception）〟などないことに気づく。私たちは物事をあるがままに見ているのではなく、私たち自身の期待や目標による条件付けの上に捉えている[27]。この赤いものを探す課題をすると、多くの人がそれまで自分の注意を逃れてきた赤いものがこんなにもたくさん、身近な環境にさえもあったことに気づき驚く。彼らは「赤と呼ぶには、どれくらい赤い必要があるのか？」と自問し、赤・紫・オレンジ・ピンクのグラデーションをより細かく区別する。競争心から人より多くのものや珍しいものを書き出そうとする者もいる。退屈する者もいれば、熱中する者、イライラする者、正しくできているか心配になる者もいる。こうした思考や感情はどれも、ボトムアップ型注意から自然と泡のように浮かび上がってきたものである。

赤いものを探す課題が物事の見方を大きく変える理由の一つは、参加者がそれにより頭の働く仕組みを学ぶからである。参加者のほぼ全員が、赤くないものはどれも無視してしまいがちになると答える。文字通り世界の見方が変わり、意識が認識する前に、いかに知覚からの入力情報が脳によるフィルターを通るものかを目の当たりにする。赤い物体はずっとそこにあったが、それに気づくことで、私たちは物事に気づく仕組みにも気づく。この課題は普段は背景にある頭の中のプロセスを、よく見えるところに置き直す。さらに、こうした脳内プロセスは偶然入ってくる情報をフィルターするだけでなく、私たちを情報探索行動へも駆り立てる。つまり、私たちは周りのものをよく見て、探し出し、そしてそれを赤いものとして再定義するのだ。

赤いものを探す課題に相当するものは医療にもある。よくあることだが、皮膚科ローテーション中の医学生は通り過ぎる人のそばかす一個一個に注目し始める。スーパーに行けば、彼らは並んでいるさまざまな日焼け止め商品に今まで以上の意識を向ける。インフルエンザの流行時期、私は何十人ものインフルエンザ患者を診る。そのうち私は、呼吸器症状を持つ患者の世界を〝インフルエンザ〟と〝インフルエンザ以外〟に分け始める。そして、患者のインフルエンザ様の症状がどれくらいあれば、ほかの呼吸器ウイルスや抗生物質の必要な細菌性肺炎ではなく〝インフルエンザ症例〟とみなせるかを考え始めるのだ。

しかし、臨床医学は単なるパターン認識よりも複雑である。私たちはパターンを認識するだけでなく、〝脚本《スクリプト》〟を採択している。[28] 救急外来で肥満の中年女性が右上腹部の激痛を訴えれば、医師の頭の中で〝胆嚢疾患の脚本〟が起動する。医師のトップダウン型注意は、脂肪の多い食事の後に痛みや悪心がないかの病歴、胆嚢の超音波検査を読影する放射線科医がいるかの確認、輸液や鎮痛薬オーダーの準備などに向けられる。これらすべてが、一瞬のうちに起こる。

ところが、これらの〝脚本〟がいつも信頼できるわけではない。高脂肪食の摂取後という病歴があれば、そして患者が〝白人、肥満、経産、女性で四〇歳以上（fair, fat, fertile, female, forty）〟という医学生が胆石仙痛（胆石が詰まって胆汁の流れが止まるときに起きる痛み）を覚えるのに使う５Ｆという語呂合わせ通りであれば尚更、ほとんどの医師が頭に胆嚢疾患の脚本を思い浮かべる。しかし、この脚本は〝典型的な〟患者を簡単に同定するものの、こうした臨床所見がすべてある胆石仙痛患者はごく一部である。患者が脂肪の多い食事を摂っていない・黒人・男性・若い・痩せている場合、多くの医師は胆嚢疾患を想起するまでに時間を要する。あるいは逆に、５Ｆが揃った患者であっても、飲みすぎや胸やけが原因のときなど、胆嚢に全く異常がないこともある。上腹部痛は胆嚢疾患によるものと思い込んでしまうと、医師はそれよりもずっと深刻な病気、例えば心臓発作を示唆する息切れといったほかの症状について尋ねようとも思わないかもしれない。頭の中の同じ脚本が、わかりやすい状況では役立ち効率的なのに、より複雑な状況では実態を見えなくするものにもなる。[29]

赤いものを探す課題に相当するものは人間関係にもある。相手に先入観を持つと、その相手の知的レベル、訴えの正当性、誠実さなど、医師は（ほかの誰でもそうだが）患者の発言の信頼度を差し引いて考える傾向がある。こうした傾向は、医師が反感・恐れ・罪悪感・怒り・嫌悪・苛立ちなどのネガティブな感情を無意識のうちに心の中に抱いている場合は特に強力になる。[30]

こうした傾向は患者ケアに影響することがある。数年前に私もニアミスを経験した。中年女性のパトリシア・スカーパは、外来にあまり来ないが来るときにはいつも時間のかかる、私にはなじみの患者で、診察時にはたいてい、原因の見つからない疼きや痛みの訴えを呪文のように次々に繰り出した。特にきつそうに見えず、落ち込んでもいないようだった。私はいつものことと受け流していた。その日も彼女は泣き言のような声で、リストした症状の一つひとつを細かく詳しく言い募ってきた。私も注意を向け続けようと努力したが、次第に集中できなくなり、焦りや苛立ちが募っていた。

これまでの診察で訴えたことはなかったのだが、この日彼女は漠然とした腹痛と膨満感が増悪し、ひどくはないが気になっていると言った。身体診察では所見がなく、私はこの症状を、いつもの不快だが深刻ではない数多くの心配事の一つとして片付け、できることと言えば共感することと、心配がないという保証をすること、そして対症療法くらいだと思い、実際にそのようにした。診察後の夕方にカルテ記載を完了させようとしていた私は、カルテのバイタルサイン欄に目が釘付けになった。彼女は言わなかったが、体重が前回受診から七キロ近く減っていたのである。翌日、私は彼女に電話して様子を尋ねた。すると、相変わらず調子が悪いという。私は彼女に数日後の再診を提案した。再診時には、がんであることを疑い、より注意深く身体診察を行った。微妙ではあるが、彼女の腹部に正常では見られない腹水の存在を示唆する波動を感じたように思われた。婦人科診察までする予定はなかったが、急遽時間をつくって実施したところ……硬い腫瘤が見つかり、結局卵巣がんであることがわかった。もし私が彼女に電話しないか、忙殺されたり不注意だったりしていたら、根治できる機会を逸していたかもしれない[31]。

マインドフルな注意とはどのようなものか

ある熟練した脳神経内科医の同僚が、新規患者に挨拶する。その患者が握手しようと伸ばす手を見ながら、何かが、患者の動作の中にある微妙な、おそらく素人では気づかない何かが、脳神経内科医の注意をひく。彼女もその〝何か〟を言葉にできないが、それは「気をつけろ、注意していろ、何かおかしいぞ」という思考を喚起する。その患者はそれまでパーキンソン病と考えられていたが、彼の動作開始時のすくみや困難は、パーキンソン病であった場合にみられるタイプとは若干違っていた。結局患者には小さな脳梗塞の診断がつき、治療方法が変更されて、害になり得るパーキンソン病の薬は中止され、脳梗塞の再発予防に血液をサラサラにする抗凝固薬が開始された。

私にはこの脳神経内科医が（ほかの熟達した医師たちも同様であるが）、熟達度の低い同僚よりも高いレベルで頭と心のすべてを使っている気がしてならない。その達人医師たちは目の前の患者だけでなく、自分自身の内面に起きるプロセスにも意識を向ける。彼らは自分の第一印象を、そしてほかの誰かの第一印象も鵜呑みにはしない。はっきり言えることだけでなく、判断に影響する曖昧な印象にも意識を向ける。知識・根拠・技術的スキルを含む明晰な頭脳だけでなく、直観力や想像力といった、私たちが人間らしさからまず思い浮かべる感性も使うのである[32]。

注意を集中させるとは、どんな感覚だろうか？　熟練した自転車選手にとってそれは、きついカーブを回りながらバランスを保つことである。音楽家にとっては、二つの音のあいだに絶妙な短い間を置くことである。外科医にとっては、縫合に適切なテンションをかけることである。そして脳神経内科医にとっては、第一印象に頼って考えるべきか、そうした印象に惑わされないよう注意すべきかの見分けがつくことである。ただ経験を積むだけでは、このように意識を向ける《アテンディング》ようにはなれない。〝知覚したもの[33]〟を必要なときに意識にのぼらせ、不要なときは頭の回路が過負荷にならないよう意識の下に沈めて、三種類の注意すべてを用いなければ見落とすであろうものを認知し反応できるようになるには、修練が必要なのである。

注意を集中させることは、単なるスキルではなく〝道義的な〟選択である。私たちは重要だと思うことに注意を向け、注意を向けることによって対象は重要なものになる。すべての医師が、苦しみを除くために最善を尽くし、害をなさないことを誓っている。しかし無意識のうちに、ある種の苦しみや苦しんでいる患者に、ほかの患者よりも優先的に意識を向けてしまうことがある。一人ひとりすべての患者の心配事に意識を向けるということは、単に鋭い感覚と注意力を身につけることに留まらない。それはつまり、患者が持ち込むどんな心配事も、好奇心と決意を持って迎えるという覚悟なのである。

第3章

好奇心

Curiosity

病室には六〇歳の男性が動かずに横たわり、深夜の静けさを破るのは人工呼吸器のシューシューという音ばかりである。彼は大きな脳梗塞を発症し、入院後五日経っても病状は改善していない。心配に打ちひしがれた家族が毎日彼のもとを訪れては話しかけ、手をさすり、顔を拭き、どうにかして彼が反応してくれないか、彼と意思疎通できないかと必死で試みる。しかし反応はない。家族が涙を流す。前日の入院四日目に家族の一人が私に、彼が質問に対して片目を瞬きしたように見えたと言ったが、それを除けば彼はピクリともしなかった。彼の頭には持続脳波モニタリングのための電極がついていた。脳波は正常で、彼はおそらく〝閉じ込め〟られている。考えることはできるが、動けず何の反応もできないという恐ろしい状況である。その朝、私たちは手早く回診した。いまだ変化なし、意思疎通なし、ゼロ。研修医はカルテに「反応なし、予後不良」と記録した。

ある夜遅く、私はまだ病院にいてカルテを書き終えたところだった。消灯した患者の病室を覗き込んだ私は、そこにフィッシャー医師がいるのに気づき驚いた。当時私は医学生で、その月のローテーションは幸運にも名高い脳神経内科の指導医C・ミラー・フィッシャー[*1]と一緒だった。フィッシャー医師は鋭い観察眼のある思慮深い人だったが、私は彼が病室でしていることを見てぎょっとした。何というか、奇妙だったのである。彼は手にした懐中電灯で部屋の一部を照らした後、光を自分の顔に向けて患者に話しかけた。大きな身振りと異様な表情（唇をひん曲げたせせら笑い、歯を見せた笑い、眉を寄せたしかめ面など）を交える彼は、ピエロのようだった。彼は話し終わると脳波計をチェックし、話やジェスチャーの間に患者の視覚野や聴覚野に活動を示すスパイクが出ているかどうか確かめた。患者の脳にまだ残された機能を見つけ、なんとか患者と人としてつながれないかと考えたのである。フィッシャー医師は患者に内面世界があると想定し、彼が外の世界と双方向につながる方法がないかを確かめようとしていた。〝反応がない〟のは、単に伝えるための適切なチャンネルを見つけられていないからだと考えたのである。何かが見つかるかどうかは、彼にもわからなかった。しかしついに彼は、患者が家族の言うように目元を微かに動かすのに気づいた。同時に脳波で視覚野のスパイクが見られ、メッセージが伝わっているはずだという家族の印象を裏付けた。目元の動きを除けば意識があるようにはとても見えないが、患者はたしかに反応していた。翌日、私たちはこの知らせを家族に伝えた。人の身振りが患者にどんな影響を与えたかはわからない。彼の意思疎通能力はその後も決して回復しなかったが、家族は愛と思いやりのメッセージが患者に届いていることを知って慰められた。

フィッシャー医師の好奇心は手に取るように明らかだった。故オリバー・サックス[*2]のように、彼は観察の技法と喜びを極めていた。好奇心のある人々がそうであるように、彼の満足感もまた彼自身の内的な動機によるものだった。好奇心を持つとき、私たちは外的な報酬のためではなく、新しいものへの興味自体のために探究する。[1]そして必然的に、こうした探究は予想もしなかった驚きをもたらす。

好奇心は人間の基本的な資質であり、生存に不可欠である。飢饉の際には、新しい食べ物と住居の材料を見つける者のほうが生き残りやすい。棘だらけのアザミ[*3]の中身が美味で、冷たく滑る氷が温か

＊1＝神経診断学の権威で、脳梗塞の病型分類やその名を冠したフィッシャー症候群で知られる。

＊2＝パーキンソン病患者の治療経過を描いたノンフィクション『レナードの朝』の作者。

く居心地の良いイグルーになるとは、誰が想像しただろう？　好奇心とは〝ワクワクする気持ち〟[2]のことで、常に未知なことや未体験なことがまだあると感じることを意味する。個人の特性の研究（パーソナリティ研究）では好奇心を〝新しい経験に対してオープンである〟という心理的特性の表れと考える。[3]医療における好奇心とは、個人ごとに固有な心理的背景を知ろうとすることである。未知・異常・予想外なことに惹き付けられる力は、良き研究医に求められる資質でもある。ほとんどの科学者はカビたシャーレを捨てていた。しかし、好奇心旺盛なこと以外は平凡な科学者であったアレクサンダー・フレミングはそのカビに着目し、それがペニシリンの合成につながったのである。

医学部・研修・臨床診療を通じて、医師は周囲から権威的かつ博識で自信に満ちた態度でいるよう教え込まれる。「わかりません」と言うことは許されない。おそらく好奇心は、未熟なだけでなく危険なものだとすら思われている。好奇心に駆られて突っ込んだ質問をする学生が、いつでも指導医から好意的に受け止められるわけではない。

ニューイングランド・ジャーナル・オブ・メディシン（ＮＥＪＭ）の元編集長であるジェローム・カッシーラーは、好奇心を削ぐものを〝確信の頑固な追求〟と呼んだ。確信を持ちすぎること、つまり疑いを持たないことは、逆説的に検査過剰、早合点、視野狭窄によるケアの質の低下につながる。[*4]心理学的に見ても、過度な情報を与えられたり急いでいたりすると、医師は（あるいは、ほかの誰であっても）好奇心、既成概念に囚われない思考、疑念を持ちにくくなる。問題解決のプレッシャーがかかった医師の多くは、すぐさま個々の状況を新しい目で検討し直すのをやめ、ルールや短絡的思考に頼るようになる。彼らはマインドレスな状態にあるとき、「確認のために」と検査を行い、自分の第一印象に合致する結果が出るとそこで好奇心を放棄してしまう。そして最適ではないが便宜的な解決策に満足し、ほかに取り得る選択肢について十分に考慮しない。視野を塞ぐと結局余計に時間がかかってしまうとも知らず、心をオープンにしたり好奇心を持ったりするのは時間とエネルギーの無駄だと暗黙のうちに決めつける。一言でいえば、〝サティスファイス〟*5するのだ。

フェイス・フィッツジェラルド医師が一九九九年に発表した好奇心についてのエッセイは、すべての医療者の課題図書にすべきものだ。[5] フィッツジェラルド医師は内科医で、カリフォルニア大学デイヴィス校医学部の学生部長をしていた。教育回診で指導医は通例、前の晩に入院した最も興味深い患者について学生や研修医にプレゼンテーションさせる。医学界において〝興味深い〟とは、まれな（たいていは治癒不可能な）病気や、それほど珍しくはない病気であっても非典型的な例など、見逃しやすいものを意味する記号である。あるいは、深刻な病気の〝典型的な〟症候（心臓弁の破裂を示す大きな心雑音や、重症膵炎を示す腹部のあざなど）を意味することもある。〝興味深い〟とは、循環器科医にとっての胸痛、脳神経内科医にとっての頭痛、皮膚科医にとってのニキビ（尋常性ざ瘡）といった、医師が毎日の診療で飽きるほど遭遇する、ごく平凡に見える症状の対極にあるもののことである。しかしフィッツジェラルド医師が行ったのは、逆の質問をするという見事な教育的指導だった。彼女

＊3＝チョウセンアザミ。アーティチョークとも。
＊4＝カナダ北部などで作られる、圧雪ブロックでできた仮設住居。
＊5＝とりあえずの選択肢で妥協することを意味する心理学用語。〝満足〟を意味するsatisfyと〝事足りる〟を意味するsufficeを合わせたもの。

は研修医に、最も〝退屈な〟患者についてプレゼンテーションさせたのである。彼女の目的は、どの患者もユニークで興味深い背景を持ち、それがケアに密接に関わることを示して研修医の好奇心を奨励することだった。

ある朝に研修医が選んだのは〝社会的な〟理由で入院した高齢女性患者だった。アパートから退去させられ、行き場もなく、困窮し混乱して救急外来にやって来たものの医学的な病気はほとんどなかった。質問しても素っ気ない返答しかしない。病歴は散発的で、家族はおらず、一切のことに関心がないようだった。フィッツジェラルド医師は暗礁に乗り上げていた。最後に、彼女は患者に過去に入院したことがあるか尋ねた。

「ええ、腕を骨折したので」と彼女は言った。

「どうして折れたんですか?」

「蒸気船で旅行用トランクが落ちてきたから」

フィッツジェラルド医師はさらに質問を続け、徐々に状況がわかってきた。当時、患者はアイルランドから米国に移住するところだった。すると船がぐらりと揺れた。氷山に衝突したのだ。その船の名は――もうおわかりだろう。[6] 同じエッセイの中で、患者の足の付け根に傷があるのに気づいた研修医の話も紹介されている。患者によれば、ヘビに咬まれたのだという。フィッツジェラルド医師は、「どうして咬まれたの?」と尋ねたが、研修医はわかりませんと答えた。フィッツジェラルド医師も書いているように、想像力次第で可能性はどこまでも膨らむ。

フィッツジェラルド医師のエッセイは患者を人として見ることの重要さに関する話であるが、好奇心はケアの技術的な側面においても不可欠である。数年前、待ちかねた休暇の初日に、私は自転車のサドルの高さを調整するため、レバーを引いて固定を解除しようとしていた。するとレバーがボキッと折れ、錆びた断端が左親指の根元の肋肉に突き刺さった。深い傷で、縫合して一週間で腫れはひいたが、親指の外側（橈側）に麻痺が残った。診察した整形外科医は研修医と私に、親指の尺側はつまむ動き（ねじを回す、機械を扱うなど）に必要だが、そうでない橈側の神経障害は尺側ほど重要ではないと説明し、追加の検査や治療は不要だと言った。彼らは、私が実際どんなことに手を使っているのかを尋ねようとは考えなかったのである。私は、身体診察・コンピュータのタイピング・チェンバロ演奏といった親指橈側の感覚を必要とする動作を日常的に行っている。その一方で、ペン・ねじ回し・メスなどを使うことはほとんどない。言うべきことを主張する〝もの申す〟患者として、私は反論した。彼らは計画を変更し、幸い麻痺は軽快した。

確信を持ち過ぎないようにすることは良き医療者に求められる資質であり、個々の患者が持つ病気という遺跡を掘り下げ理解を深めることにつながる。社会心理学者エレン・ランガーは、〝事実〟を暫定的なものとして捉え、文脈に沿って解釈するべきだと提案する。今日ロチェスターやニューヨークで正しいことが明日も、もしくは別の場所でも正しいとは限らない。〝事実〟と呼ばれるものは、「私はそれをこの目で見た」といった一次知覚や口頭・記述言語を通じて私たちに届く。しかし、こうした一次データを鵜呑みにしてはいけないことは、弁護士や俊敏な医療者の常識である。

フェイス・フィッツジェラルド医師は、好奇心についてのエッセイのなかで、回診後のプレゼンテーションで〝ＢＫＡを二度経験した〟患者を取り上げた医学生の話を紹介している。ＢＫＡとは医学用語で〝膝下切断（below-the-knee amputation）〟の略である。しかしフィッツジェラルド医師が患者を見ると、シーツから足が二本突き出ていた。温かく、血色よく、おまけに毛深い足である。医学生はフィッツジェラルド医師と一緒に患者を見ていたが、指摘されるまで患者に足があることに気づかなかった。彼はまごつき絶句した後、ＢＫＡと報告したのはカルテに書いてあったからだと言った。どうやら、退院サマリーをタイプした担当者の間違いのようだった。[*6] ＤＫＡ（diabetic ketoacidosis：糖尿病性ケトアシドーシス）と打つところをＢＫＡと打っていたのだ。その後、患者が入院するたびにその間違いが引き継がれてしまった。喘息などの病気であれ、〝気難しい〟〝コンプライアンス不良〟などの個人的な特徴であれ、一度患者に〝診断〟がつくと、それは固着し、患者の基本情報から取り除くことが法改正並みに難しくなる。[7] そうなると、別の可能性については全く考慮されなくなってしまう。

医療において、人に好奇心を持つことは単なる美徳以上のものである。不明な点を確かめ、興味を持ち、不思議さを感じる精神は質の高いケアの基礎である。こうした精神を持つ医療者は、患者の中にある奥深さと複雑さのすべてを踏まえた診療を行えるようになり、患者の健康に貢献できる。自分を疑う余地を残した態度でいることにより、医療者は患者を硬直的な型に当てはめようとする衝動から解放されるか、そうでなくても少しは融通が利くようになり、患者をただの症例ではなく人間として診るようになるだろう。また、好奇心は医師たちが適切な治療を選ぶ助けになる。例えば、患者が日中どう過ごしているかを尋ねることは、薬を一日三回飲むのが現実的か、（少し値段が高くても）一日一回の薬にしたほうがよいかを判断する助けになる。人への深い関心は、共感と理解の根幹である。注意を向けることと同様に、好奇心にも道義的な面がある。好奇心があってこそ、患者のニーズ・欲求・好み・価値観を尊重し、それらをケアに反映させようという気持ちも生まれる。[8]

曖昧な痕跡

プライマリ・ケア診療は、患者が病初期の微妙な症候で受診することが多いため、他科よりも診断が難しい。虫垂炎も、病初期にはただの腹痛にしか見えないことがある。肺炎と心不全の見分けもつきにくい。アレルギー反応とブドウ球菌による皮膚感染がそっくりなこともある。病初期には症候があまりにも微妙なため気づきにくいが、後から考えると明らかな病気もある。診断が遅れても問題ない病気もあれば、早期の診断が決定的に重要な病気もある。

家庭医である私は、外来で感冒症状の子供をたくさん診るが、その多くは何らかのウイルス感染が原因である。しかしまれではあるが、ウイルス感染によく似た症状で受診した子供が、肺炎、髄膜炎、さらには白血病など、より重症な病気にかかっていることがある。こうした場合、私は何となく違和感を覚えることが多い。胸騒ぎを感じるのである。私の脳は厳戒態勢をとるが、そのときに抱く心情は直観的なものであり、形容しがたい。自分の中に、何となく不快さを感じるのである。夜中に心配

＊6＝米国では、医師がカルテやサマリーを電話を通して録音し、担当者にタイプしてもらうのが主流。近年はソフトウェアもある。

で目が覚めることもある。日中の私は、子供の母親に一週間後の再診を指示したが、今思うと、一週間ではあまりにも長いのではないか？　こうした直観的な心情は、哲学者マイケル・ポランニーの言う〝暗黙知（tacit knowledge：知っているがうまく説明できないこと）[9]〟や、心理学者ヴァレリー・レイナのいう〝曖昧な痕跡（fuzzy trace：状況の要点を含むが詳細は曖昧な記憶）[10]〟としても説明されている。

特に重要なのは、その後どうするかである。この違和感を無視して次の作業に取りかかるのは、いとも簡単である。しかし、患者の状態が〝悪そうに見える〟とき、私は好奇心を抱く。そうすることで、この違和感について掘り下げ、客観的に見つめ直し、より詳細に検討することができる。よく見ると、子供は少し顔色が悪く、思った以上に母親にしがみついているかもしれない。その母親は本当に子供の状態が悪いときにしか受診させない傾向があること、そしてその判断は当たっていることが多いことを思い出すかもしれない。

好奇心を持っていれば、こうした胸騒ぎがあったとき、患者への関心が喚起される。私の心は患者をさらに深く知ろうとするが、なぜ関心を持ったかは説明できないことが多い。これはソムリエがまず素晴らしいワインを判別し、後にならないと素晴らしさを言い表す形容詞を思いつかないのと似ている。こうした印象は明らかに、私に臨床的な技能があるからこそ気づけるものだ。医学部入学前の私には、〝悪そう〟と〝かなり悪そう〟の微妙な区別をつけることはできなかっただろう。ソムリエが異なるブドウ品種やワイン作りのスタイルを区別する語彙を学ばなければならないのと同じだ。見識から生まれた好奇心が、次にさらなる見識を生み出す。**好奇心とは、単なる体験ではなく、細心の**

注意（何かがおかしい）・自己覚知（私は違和感を感じている）・知識（ある特定の危険な状況と似ている）・探究心（実際には何が起きているのだろう）をつなげるものなのである。[11]

ある悪い日

混乱したときや困惑したときには、好奇心を持つことが難しくなる。アレクシス・ブラウンと私が初めて会ったのは約三週間前で、彼女が心筋梗塞（心臓発作）で入院して少し経った頃だった。アレクシスはまだ四二歳で、自分のことを健康で体調万全だと考えていた。その日の外来に、彼女は定期健診の予約を入れていた。[*7]

診察前の挨拶に続き、心配事についての一般的な質問を始めると、彼女は「別にない」と言う。私が「心臓発作後の回復具合はいかがですか？」と尋ねると、彼女は「心臓発作なんかしていない」と言う。私は不意を突かれた。

「ちょっと待ってください。前回もその話をしたはずですが」

「前回、最初にやった検査は正常で、それが数時間後には異常だったと言われ、そのあとは血管の詰まりはなかったと言われた」

＊7＝米国ではかかりつけ医による健診が主流。詳細な問診・身体診察を行うだけでなく、ワクチン・健康増進のアドバイス・がんスクリーニングなども行う。

不意に私は自分の記憶が疑わしくなり、立ち止まった。そして、事実を確認したかったので「循環器科医の記載を確認してもいいですか？」と尋ねた。

私はカルテに循環器科医の記載を見つけた。やはり、心電図波形は心筋梗塞に典型的なＳＴ変化を示していた。血中トロポニン濃度は最初正常だったが、四時間後には上昇していており、心筋傷害が疑われた。ここまでは、ごく一般的な心臓発作である。心臓カテーテル検査をしたがどの冠動脈にも詰まったままの場所はなかった。これは非常にまれなことで、驚くべきことである。しかし検査中に右冠動脈が攣縮し、一時的に血流が途絶えた。まれな病気であり、心筋梗塞の原因になることはもっとまれな、[*8]プリンツメタル症候群（Prinzmetal's syndrome）に特徴的な所見である。私は前回のカルテに、これらすべてを彼女と話し合い、そして彼女は理解したと記載していた。やはり、私は正しかった。それが今では、そのときの話し合いなどなかったかのようだ。

私は運動についても尋ねた。

「運動はしてない」

「それはなぜですか？」

「再発予防のためにできることなんて、何一つ教わらなかった」

「それから、薬はどうですか？　循環器科からは、今後心臓にかかるダメージの予防にリシノプリルとメトプロロールが処方されていますが」

「副作用を読んで、飲むのをやめた」

私は苛立ち、不満がたまってきた。私たちは血液検査結果を確認した。コレステロール値は良好だ。

入院中にタバコをやめ、それからは吸っていない。飲酒はしない。私は四苦八苦しながらなんとか先に進もうとした。

「それでは、健診しましょうか。病衣をどうぞ、少ししたら戻ってきます[*9]」

「今日は健診したくない」

「わかりました、それなら後日でもよいでしょう。あなたのカルテを見直しましたが、インフルエンザワクチンを打った記録がないようです。打ちましょうか?」

彼女はためらった。そして「いや、いらないと思う」と言った。

「理由を聞いてもいいですか?」

「インフルエンザにはかからないと思う」

彼女が反対するほど、私は無理強いし、何かしらのサービスや推奨を提供しようと躍起になった。私は、なぜ彼女がそんな言動をとるのかについて関心を持とうとしなかった。

「とにかく、打ちたくない」と彼女は言った。

それを聞いて、私は責められたように感じた。「じゃあ一体、彼女は何しに来たんだ? 私への嫌がらせか?」と思った。既に外来の時間は押しており、彼女が妨害行為をしているとしか思えず、私は我慢の限界だった。

＊8＝攣縮が一時的なため。
＊9＝米国では外来患者も病衣に着替えてもらう。医師が入室する前から着替えて待っている場合もある。

おそらくあなたは、当時の私よりも状況がよく見えているだろう。私は彼女の見方を受け入れなかった。彼女が協力的でないことに苛立ち、苛立ちが「この場を支配し仕切るのは私だ」という気持ちの裏返しであることに気づいていなかった。私は自分のすべきことをさっさと済ませ、とにかく不愉快さが募るこの再診を終わらせたかった。前回の受診ではあんなにも聞き分けの良かった患者が、今回はこの有様である。私は静かに怒りを爆発させながら、主導権を取り戻そうとした。「私の理解では、そもそもあなたが定期健診を受けに——」しかし、言い終わる前に私は急に口をつぐんだ。気まずい沈黙が流れた。

その後、私は自分自身に微笑みかけていた。〝彼女〟が私を苛立たせたのではなく、腹立たしい気持ちを作り出していたのは、手元にないもの（従順で感じの良い患者）を欲しがる〝自分自身の心〟であることに気づいたからだ。**言わば、マインドフルな瞬間である。私は平静さの中で、自分が彼女を従わせようとしていたことや、特定の順序に従って診察しなければと独りよがりになっていたことを悟った。**私の呼吸は浅くなり、ため息をつきたい欲求に駆られた。私の足は駆け出さんばかりに緊張した。その場を立ち去りたかった。私はアレクシスが状況をどう把握し、何が必要だと感じているかを知ろうとしなかったのだ。意思疎通の断絶した原因が自分にあるかどうか、そして彼女の側ではどう感じていたかについて、私は全くの無関心だった。

ここで、胸騒ぎが好奇心を惹起した。どう反応されるか見当もつかなかったが、私は「お聞きしたいんですが、ここまでのやりとりをどう思いますか？　あなたが今日の診察に何を望んでいたのかわからなくて」と尋ねた。彼女は「別に大丈夫」と答え、再び沈黙が流れたが、このときはそこまで気まずくはなく、その後の展開に期待が持てた。彼女は言った。

「このやりとりの主導権は、私にある。自分の身体のことはわかっているし、健診は要らない」

「とても大事なことですね。あなた主導でやりたいんですね。それは、自分の健康を自分で管理するために必要なことを知りたい、ということでしょうか。合っていますか？」

「そう」

私たちはようやく妥結点にたどり着いた。彼女は自分の病気とその治療に関係した質問のみ、いくつか尋ねた。しかし、私にはまだ気がかりが残っていた。

「それで、この後はどうしましょうか？　普通は退院してからの数週間は何回か来てもらっていますが、あなたに合わせますよ。一週間後でも、一か月後でも……」

私は彼女が必要なときに電話すると答え、その電話がかかってくることはないだろうと予測していた。しかし、

「二週間後はどうですか」

私は驚きのあまり動けなかった。

「こんなにいろいろ説明してくれた先生は初めてです」

「努力します、でも期待に背いたときは教えてください」

私は心からそう言った。本当に私は彼女の助けを必要としていたのである。

「わかりました、ではまた」

次の週、循環器科医のカルテには、彼女の経過が順調で薬を飲むことにも納得していると書かれて

いた。

群れでの移動とソロの診療

好奇心はしばしば自然に湧き起こるものだが、ときには（特に事態がうまくいっていない場合には）抱くのに努力を要する。アレクシスとの意思疎通が断絶したときの私は、好奇心を「持ちたい」と思ったわけではない。ただそこから脱出したかっただけである。生理学的には〝葛藤〟のストレスが、好奇心のスイッチではなく〝戦うか、逃げるか、固まるか〟の三択スイッチを押したとも言える。私は、コミュニケーションがうまく行かない責任と原因を彼女に押し付けようとした。患者が〝否認している〟だの〝コンプライアンス不良〟だのと言って、破綻した関係を放棄し、重大な病気を無治療で放置することはあまりにも簡単だろう。必要なのは、自分自身の意識を〝いま・ここ〟に向け、彼女とのやりとりをより生産的なものにする方法だった。そのために数分余計に時間をとられ、いくらか余計に心の労力を必要としても、長い目で見れば何時間もの節約になっただろう。

私は起きたことを細かく分析してみた。自分の呼吸が浅いことと足がこわばっていることを意識した私は、そのとき「どれとは指摘できないが、何かがおかしい」という〝曖昧な痕跡〟を察知していた。続いて私は、付随する感情（落ち着かなさと不満）を自覚した。最初、私はそれらの感覚や感情を脇に追いやろうとしたが、そのうちこれらが有益なサインであることに気づいた。頭で考えてやろうとしたことはうまくいかず、身体で感じていたことが解決の糸口になったのである。私は自分の内側からのサインに耳を傾け、もっと好奇心を持つ（たとえ苛立っていても、時間をかけて詳しい聞き込みを行う）ためのきっかけとして利用した。我ながら、好奇心を持つまでに多くの選択肢を試したものである！　遠回りはしたが、好奇心を持つという微妙な変化は前向きな結果をもたらすための決定的な役割を果たした。

こうした変化（不快感から好奇心への転換）を得るためには、仕事を行っている病院内、あるいは病院外どちらにおいても日常的に訓練を続ける必要がある。とりわけ有効なエクササイズの一つは、マインドフルネス・ストレス低減法の一環であり提唱者のジョン・カバットジンにより有名になった〝ボディ・スキャン〟である。ボディ・スキャンの目的はリラクゼーションではない。むしろ、自己覚知のエクササイズである。[12]マインドフルネスのワークショップの参加者はボディ・スキャンのエクササイズとして身体の各部に意識を向け、その部位が空間に占める位置・緊張・弛緩・快または不快な感覚などに留意するよう指示される。お腹や胸を〝スキャン〟しているときには、（呼吸・内臓・心臓などの）〝動き〟に意識が向く。ときには、目新しくなじみのない不思議な感覚を経験することもあるだろう。例えば、私が右肩よりも左肩を丸める癖があることに初めて気づいたときのように。身体の感覚に気づき、それを変えようとせずただ意識を向けることにより、それまで以上に十分に観察できるようになる。そして、訓練によって身につけた〝無為〟が、逆説的に行為につながることもある。あの日の外来では、訓練によって得たあの気づきを短時間味わったことが、状況への不満から好奇心、そして問いかけに至る切り替えに不可欠だった。

うまく機能している診療チームもまた、好奇心を育む。同僚の緩和ケア専門看護師は、回診で私たちが白衣姿でぞろぞろと患者のところに行ったときに、患者に対して決まって「身を守るために群れで移動しているんですよ！」と説明する。[13] 威圧感を与えかねない状況にユーモアを与える試みであるが、そこには真実も含まれている。うまく機能しているチームでは、目と耳が複数セット働くことで、一人ひとりの知覚と感受性が広がる。メンバーは「彼女、ちょっと顔色が黄色くなかったですか？」や「今日の彼女は昨日より混乱しているようです」、「チーム内でみんな理解がばらばらです」など、気づいたことを言うだろう。そして、新しい観察をもとにそれまでの印象を疑い、それらを再検討・改善してゆく。チームの持つ観察力は好奇心を刺激し、好奇心はメンバー間で共有される。

しかし、ほとんどの診療は一人で行われる。家庭医療の外来では、患者が来ると診察室のドアは閉じられる。病棟でさえ、閉じるドアこそないものの、回診後は一人で患者たちのところに行く。そこにいるのは私と患者だけで（家族が一人か二人いることもあるが）、ほかの誰も見ていない。この三〇年間、時折見学にくる医学生を除き、私の診療を直接観察した者は一人もいない。こうした状況では、自発的に好奇心を呼び起こすしかない。**マインドフルでいるとき、私は患者のことを知ろうとし、自分自身が見聞きし感じることに関心を抱く。愉快か不愉快か、面白いか腹立たしいかを問わず、仕事に取り組みながら自分が何に気を留めているかを自覚し、その気づきを単なる自己満足に終わらせず、診療に役立てることができる。**こういうとき、私は〝想定外の事態を想定〟し、エレン・ランガーのいう〝ソフト・ヴィジランス（soft vigilance：新しく予想外で面白いことを積極的に求めること、オープンで受容的な気づき）〟を実践している。[14] ソフト・ヴィジランスとは、いわばリラックスした状態での気づきである。これは〝どの瞬間にも詳細まで意識を集中させようとすること（ハイパー・ヴィジランス：hypervigilance）〟ではない。ハイパー・ヴィジランスでいると疲労困憊することもあるが、ソフト・ヴィジランスでいれば活力を得られる。ソフト・ヴィジランスは、ハイパー・ヴィジランスとは別の、よりオープンで受容的な方法で注意を向けるための土台である。

疑いを突き詰める

もし好奇心それ自体が〝報酬〟に結びつくのなら、医師も含めて人々はもっと好奇心を示してよさそうなものである。しかし同時に、好奇心は不確実性を解消ではなく〝増大〟させる可能性があるため、人々を心理的な安全地帯の外に連れ出すことになる。つまり好奇心は、現実を先入観に当てはめようとする人間の本性に逆行する。好奇心を持つとは、状況が思ったほど秩序立っていないことに気づくことでもある。多くの医師と患者にとってこの疑念は、特に重大事に関わる場合には、不安をもたらすものである[15]。がんの手術を受けた患者が聞きたい、そして外科医が言いたいのは「全部取り除きました」の一言である。患者も医師も、疑う余地のない確定した診断と現時点で最善の治療を求めている。そのレベルの確実さが得られることもときにはあるが、実際には曖昧なまま（暫定的・不完全・進行中）なことも多い。生検結果はあなたががんであることを証明するが、あなたの余命や治療によるメリットの有無を正確に予測することはできない。マインドフルであるとは、不確実性をただ〝感じる〟ことであり、その感覚から〝顔を背けず〟、そこから生じる悪感情に〝しがみつかないこと〟である[16]。

好奇心は外の世界だけでなく、内面で起きていることにも注意を向けさせ、「私は疲れているか？」「自分を過信しているか？」「焦っているか？」「何か変わったことはないか？」といった問いかけを促す。患者とのやりとりを工夫するだけでも、医療者が好奇心を持つ助けになる。例えば、「どうですか、本当に大事なことを話せていますか？」「話し忘れていることはありませんか？」「ほかに話したいことはありますか？」と問いかけるとよい。私は「この患者で興味深いことは？」と「まだわかっていないことは？」の二つを自分に問いかけることを、自己欺瞞と探究の放棄を防ぐための習慣にしている（もちろん、完全に防げるわけではないのだが）。

好奇心は患者ケアを改善するだけでなく、医療者にとっても有益である。患者とのつながりを深めることや、自分が役に立ち、健闘していると感じることは、医療者にやりがいを与える[17]。近年の研究により、好奇心と、不安・保身・頑なさとは双方向に影響し合っていることが示唆されている。心理学の分野では何年もの間、おもに教育分野の研究結果から、好奇心は不安・保身・頑なさが少ないときほど発揮されると理解されてきた。しかし新たな研究では、逆向きの関係もあり得ると考えられている。つまり、好奇心を発揮するほど、心理的ストレス下でも不安・保身・頑なさから解放されやすくなるのである。心理学者トッド・カシュダンは、次のような興味深い一連の実験を行った。まず参加者は自分の死について考え、末期の病気と死にゆく過程について想像するよう指示された。〝恐怖管理理論[†1]（terror management theory）〟から、そして常識的にも予想される通り、被験者は保身に走り、死に関する考えを押しやり、親近感のある信念・人々・環境にしがみつこうとする傾向がみられた。さらに、カシュダンらはマインドフルネスの要素である注意力と好奇心も測定していた。すると、注意力も好奇心もある人は、注意力は同等だが好奇心の低い人に比べて、不安と保身の度合いが低かった。[18]

世の中には新奇性を求める人もおり、こうした人は冒険心に富みリスクをあまり回避しない。彼らは新たな試練を、恐怖の対象ではなくワクワクするものとみなす。こうした傾向は幼少期の早いうちから発現するため、脳内化学反応・遺伝素因・社会環境などのすべてが関わっていると推察されている。[19]好奇心は、脳内の報酬回路を活性化させる神経伝達物質であるドーパミンの放出と関連する。[20]こうしたドーパミン作動性の神経回路は新しい経験（特に五感を通した体験）によって刺激され、経験が驚きやリスクを伴うほど増大する（思春期の若者たちを想像してほしい！）。ドーパミンの放出は気分を良くするため、好奇心は具体的な外的報酬がなくても持続する。また、好奇心の心理学的マーカーが高得点の人（特に、〝オープンさ〟が高い人）は、そうでない人と比べて生体内の生化学的な構造も異なっている。ドーパミン受容体の数が多く、その制御メカニズムが遺伝的に異なっているのである。[21]好奇心に富む気質かどうかは、ある程度までは遺伝情報によって決められている。[22]

しかし、好奇心は単に遺伝的なものではない。それを育む社会環境の中では、成長させることができる。小児期の〝探索行動（exploration behavior：大人の好奇心のほうがより探索的で繊細だがそれに類するもの）〟は、両親やほかの大人たちとの感情的なつながりが揺るぎない子供ほど多く見られる。支持的な環境で育てられた子供は、愛情深く育てられた経験が少ない子供に比べて、多少のリスクを取ることや未知のものを探索することを躊躇しない傾向にある。そして、好奇心は溌剌とした感覚につながる。結果として、子供たちの世界は生き生きしたものとなり、達成感と幸福をもたらすものに感じられるようになる。[23] そうなると、探索を深めたくなり、到達しようとする範囲が広がっていく。それに対して、虐待的・放棄的な環境にいる子供は恐れ・不安・回避型愛着スタイル[†2]をとり、身近なものに固執する傾向がみられる。[24] 彼らは周囲の世界を探索したり、詳しく知ろうとしたりしない。拒絶と失敗を恐れるのである。彼らが成人になった際にも、同じことが当てはまる。子供がそうであるように、大人も質問や確認を奨励し、疑い・発見・失敗を安全に共有できるような、支持的な環境にいるほど好奇心旺盛となる。[25] しかし、医療者は自分たちの職場環境がそこまで支持的だとは思っていない。多くの場合、彼らはサポートを職場外の関係に依存している。[26]

以前は社会・認知環境と遺伝は人間行動を説明する際の対立項とみなされていたが、比較的新しくエキサイティングな領域である行動・社会エピジェネティクス[*10]（behavioral and social epigenetics）の研究により、社会環境が遺伝的性質の具体的な発現様式に影響することが明らかになってきた。[27] 安全で支持的な社会環境では、ドーパミン受容体をコードする遺伝子のスイッチが入る。受容体が増えると、発見や好奇心による内発的な報酬感が増す。逆に、虐待的で不安定な環境では、同じ遺伝子のスイッチが切れる。単純に言えば、遺伝子は心理状態や社会関係に影響し、その逆のことも起きる。つまり、心理環境や社会環境がこうした遺伝子を制御する。好奇心の素質が〝生まれつき〟低い人でも、人間関係が強く健全で、内省と自己覚知を奨励する支持的な環境におかれると、より好奇心を持てるようになる。

好奇心は医療におけるソーシャル・キャピタル[*11]の一部である。幼い子供と同じように、好奇心の旺盛な医療者ほど気力や活力を感じることができる。彼らは仕事により満足し、患者により向き合い、病気をより良く治療できる。ここでしばらくの間、「医療機関が健全な学習環境をサポートする場になったら」という奇抜な空想をしてみよう。医療者のモチベーションは上がる。そして、患者の病気や苦しみについて深く尋ね、患者と意義深い双方向性の関係を築き、強い自信を持つようになる――これらはいずれも、ケアの質を向上させることだろう。

＊10＝行動や社会的な要因が遺伝子に与える影響を研究する学問のこと。
＊11＝共同体内の協調・規範・絆などを意味する社会学用語。社会関係資本とも。

第4章

ビギナーズ・マインド
——禅の心で実践する医療

Beginner's Mind: The Zen of Doctoring

一九歳のとき、私はサンフランシスコ禅センターで三か月を過ごした。センターを創始した高僧、鈴木俊隆老師の *Zen Mind, Beginner's Mind* を読んだ私は、その後すぐにセンターの履修生として短期間滞在するプログラムに応募したのである。この本の中で、鈴木老師はマインドフルな生き方や瞑想についての核心的な原理を簡素な言葉で記している。[1] 私にとって〝無人島に足止めされたときのために持っていく本〟の一つであり、小さな一冊ながら手にするたび新しい智恵が見つかる。例えば、鈴木老師は「初心者の心《ビギナーズ・マインド》には多くの可能性がありますが、専門家の心にはその余地が少ししかありません」と述べている。これが意味するのは、**専門性は深い観察を可能にするが、好奇心に満ち、オープンで、創造的な本性から自分の心を遠ざけもするということである。**[2] 当時私は初心者だったので、その言葉を心強く感じた。しかし〝初心〟は、専門家を自認する者にとってはより重要な意味を持つ。

ある医学部実習ローテーション中に、私のクラスメイトは有毛細胞白血病の患者を割り当てられた。当時、有毛細胞白血病は（〝有毛〟という呼び方は、顕微鏡を通して見たときの細胞の見た目に由来する）その原因となる遺伝子異常が発見されたばかりであり、この患者のケアにあたっていた医師たちにとっては魅力的な病気で、患者は〝興味深い症例〟と考えられた。しかし、病気の理解は見事であったものの、当時の治療で根治する保証はなかった。クラスメイトと私たちの世話役の研修医たちと一緒に回診した私が見たのは、衰弱し寝たきりの女性であり、部屋には家族もおらず見舞いカードもなかった。それなのに、誰も彼女の痛みや孤独について対処しようとは思っていないようだった。しかし、その状況を解決するのにそれほどの労力はかからなかった――クラスメイトが診療チーム内で「ちょっといいですか」と切り出し、患者がつらそうで孤独を感じているように見えることを報告するだけでよかったのである。そう知らされたチームは、今までと違う注意を向け、患者の快適さと尊厳に意識を集中した。そして、鎮痛薬を処方し、チャプレン[*1]が訪室するよう調整した。研修医たち（明らかにそのクラスメイトよりも専門家だが）の目には、彼女は単に〝興味深い症例〟に過ぎなかったのだ。彼女を〝苦しむひと〟として見るには、初心者の目が必要だった。

既に診療チームの上級メンバーとなった今の私は、医学生からの意見提供を以前に増して重視している。チーム内でカギとなるような「どうしてそんなことをするんですか？」といった単純明快な質問をするのは、たいてい医学生である。そして、優秀な学生の純真な質問（イライラすることもある！）が、経験豊富な医師の見方を大きく変えることもある。最近私はある医学生から、ソーシャルワーカーに介入してもらい、糖尿病を持つ高齢患者の移動手段を改善できないかと尋ねられた。彼に言われるまで、私は〝なぜ〟その患者が受診予約を守らないのか考えてこなかった。結局、その患者には信頼できる通院手段がないことがわかり、糖尿病の病状コントロールがうまくいかないのもそのためであった。後から考えれば、あまりにも明白なことだった。

鈴木老師が初心について話をしたとき、彼は初心者を相手に、初心者について語ったのだった。しかし彼のメッセージは専門家にとってこそ大きな重要性を持っている。専門家は頑強に自分たちの専門性に固執する。彼らは能力と経験を専門性に織り込んでゆく。私たちは結局、不断の努力によって専門家になるのであり、苦労して手に入れたその専門性を脇に置くよう勧めるなどとは大それた発想

＊1＝医療機関等で働く聖職者。

である。しかし、自分たちの専門性が理解の妨げになり得ることを知っている専門家は少ない。技能習得モデルを開発した、カリフォルニア大学バークレー校教授のドレイファス兄弟の見方によれば、エキスパート（expert）は答えを知っているが、重要な問いを知っているのは達人（master）だけだという。エキスパートは知っていることに喜びを感じ、達人は知らないことに喜びを感じるのである。[3]

専門性があることで、医師は知り得ないことまで知っていると思い込んでしまう可能性がある。例えば、多くの医師は患者の痛みを正確に評価できていると思っている。しかし、研究結果に裏打ちされた患者の報告は逆に、こちらから尋ねない限り患者が実際どれほどつらいかはわからないことを示唆している。医師による患者の痛みの程度予測は当てずっぽうと大差ないことが多い。つまり、私たちは多くの場合、鎮痛薬を不十分に、あるいは不要に過剰に処方していることになる。患者‐医師間のコミュニケーションを研究している心理学者クリーヴ・シールズは、患者‐医師間で痛みに関する話し合いのあった外来診察での会話を録音し、それを文字に起こしたものを分析した。すると、〝確信語〟（自信があり疑念のないことが暗示される言葉）を用いた医師ほど、患者の痛みについての質問（どんな痛みで、何が効き、何が効かないかなど）が少なかった。医師の思い上がりが、良いケアの妨げになっていたのである。[4] 医師の多くは、トレーニングを積むほど患者が主観的に病気をどう経験しているかを理解できなくなる。専門性によって医師は患者の経験する苦しみがわからなくなり、共感度が低下する。[5] 彼らは患者〝から〟の主観的な情報よりも、患者〝について〟の客観的な情報を優遇する。そして患者を診断やモノとして扱うようになる。脳画像検査を用いた研究により、医師は患者の苦痛を見た際の感情的な反応が一般人より少ないことが示されている。これは、感情に押し流されるのを防げるという意味では良いことだが、ときに患者をモノ化し距離を置きすぎるという意味では問題である。[6]

初心は、その人が今まさに経験していることから専門性を切り離す。それは涵養された素朴さであり、状況を新しい目で見るため、成書・論文・指導者・過去の経験から得た知識や先入観を意図的に排除することである。**私にとってそれは、〝専門家の自分〟を一旦仮想の棚に置き、簡単に手が届きいつでも使えるようにしておくが、直観的で、全人的でいることを邪魔しない程度に遠ざけておくイメージである。**私は「この患者に今日最も必要なことは何か？」と考える。そして、最初に思い浮かべた印象を正当化する根拠と反駁する根拠を探す。こうして**専門家の自分を脇に置く**だけでも、新しい可能性について考慮する助けになる。

ヨハン・ゼバスティアン・バッハは「問題はメロディーを見つけられないことではない、新しい朝に起きてベッドから出るときに、既に作られた古いメロディに乗らないようにすることである」と言ったとされる。[7] 究極のエキスパートにしておそらく史上最高の作曲家であるバッハは、厳格な作曲規則を持つ伝統の中でも絶えずクリエイティブな創意工夫を続けた。しかし、新しく鮮烈で型にはまらないものを創り出すためには、音楽がとり得る形についての固定観念から一旦離れる必要があった。同じことは、新しい音楽表現を創始したほかの偉大な作曲家たち――モンテヴェルディ、ベートーヴェン、ワーグナー、シェーンベルク、ケージ[†1]――にも当てはまる。同様に、医療においても初心は直観を解放する。そして直観が理解を支えることで、以前の考え・成功・失敗を考慮しつつも、それらに縛られずにいることができる。専門性だけに頼っていては、ディッタースドルフにはなれるかもしれないが[8]、バッハにはまずなれないだろう。医療における専門性も同様であり、これだけではどんな答えも知っていそうだが正しい問いかけをしない人にしかなれないだろう。

風の中の旗

私の友人であるゲイリーは、数年前に膀胱がんと診断されたが、幸いそれは進行の遅い根治可能なタイプだった。彼は膀胱鏡下の手術を受け、尿道カテーテルを留置されたまま退院した。数日後にカテーテルが抜去されたが、その後が大変だった。排尿しようとすると激痛に襲われ、尿閉になってしまったのである。カテーテルが再挿入され、数日後の木曜日の午後に再び抜去された。すると金曜日から腹痛が始まり、日中にかけて悪化した。泌尿器科医の外来は終了していたため、彼はカリフォルニアにある有名な病院の混雑した救急外来を受診した。医師はゲイリーの尿がほとんど出ていないことに気づき、点滴を始めた。おそらく、ゲイリーが脱水状態のため尿が少ないのだと考えたのだろう。彼のケアを引き継いだ別の医師は、ゲイリーの尿量がまだ少ないのに気づき、点滴速度を上げた。彼らは朝まで点滴を続けた。翌朝早く、困り果てたゲイリーの妻から私に電話があった。ゲイリーが痛みのため悶え苦しんでいるという。私は救急外来の看護師と電話で話し、彼を泌尿器科研修医に診察させるよう要求した。しかし研修医が来るより前に、その看護師がゲイリーの腹部を見てこう言った——「わあ、膀胱が破裂しそうだわ」。彼女が新しいカテーテルを挿入すると、ゲイリーの膀胱から二リットルの尿が出た。彼は次第に回復したが、腎臓での避けられたはずの感染により発熱したため、退院が二日延びた。

ある意味で、これは理解に苦しむケースである。尿閉の再発という、医療の訓練を受けていない人にも完全に自明で合理的な説明が別にあるのに、どうして申し分ない資格をもった医師や看護師が誤った道を突き進んでしまったのか？　しかしこれこそ、自分の思考や信念を変えようとせず、現実に対する一つの見方に固執する認知的硬直（cognitive rigidity）の好例である。医療者なら誰もがこうした罠に陥った覚えがあるだろう。医療において、病気の症候は多義的、つまりさまざまに解釈が可能である。そのため随所に認知の罠（cognitive trap）が生まれ、医療者はその罠に日常的にはまってしまう。特にイライラしているときには、状況の解釈が複数ありえる場合でも、最初に何かを思いついた時点で、それがたとえ最適な解釈ではないとしても、思考を停止させがちである。認知科学用語で〝サーチ・サティスファクション〟と呼ばれる現象である。[9] こうなると、彼らの解釈は柔軟さを失い、堅くて砕けやすい、そして薄くて破れやすい〝真実〟となってしまう。

かつて小説家F・スコット・フィッツジェラルドは、「一流の知性の見分け方は、二つの対立する考えを同時に持ちながら、それでも機能し続けられるかどうかだ」と言った。[10] 一つの状況・場面・人物設定から、二つの全く異なる脚本を書くこともできる。先ほどの例では、ゲイリーを診た医師たちは二つの筋書き（脱水のストーリーと尿閉のストーリー）があり得ることを考慮しなかった。彼らはその片方に決めてしまい、脱水のストーリーには無理があったにもかかわらず、それを事実と誤認してしまった。一度視点を定めてしまうと、医療者はほかの視点を考慮することに極めて消極的になる。

ほかの視点のほうがより合理的であったとしても、彼らにとって考えを変えることは、新たな気づきへの喜びよりも羞恥につながることなのである。さらに驚くべきことに、ゲイリーの状況では、どの徴候からもこの治療方法では望んだ効果が得られないことが示唆されていたのである。そもそも最初の段階で、脱水患者の身体に二リットルの補液を注ぎ込んでも尿が出ないことからして奇妙である。一人の認知的硬直が広まり、実質的には何人もの医療者が妄想を共有することになった。結果が変わることを期待して同じことを何度も繰り返すことは、狂気の定義の一つである。[11]

問題の一因は、ペースの速い臨床環境にある。医療者は、即座に診断と治療プランを案出して次の患者に移らなければならないというプレッシャーを感じている。しかし、そのプレッシャーの一部は自らの内から発せられるものである。即断即決は本質的に医師を夢中にさせるからだ。そのため医療者には、自分たちの理解が暫定的で不完全である可能性と、専門性が判断を誤らせる可能性に気づくための、何らかの方法が必要である。ペースを落として落ち着くべきときに落ち着くきっかけとなるものが必要なのである。

臨床環境のペースが速いことは、問題の一部でしかない。二つの対立する考えを持つには努力が要る。患者が興味深い症例であり〝かつ〟苦しむ人であり得ると考え、患者の経験と自分の診断過程のどちらも重視する。そうした両義性を許容できる、あるいは歓迎できることは、優れた診断医の持つ力の中でも最たるものである。達人医師たちは、複数の一見矛盾した見方を持っていれば、変化する状況を説明できるかもしれないことを知っている。有用でなくなった考えを手放す、認知的柔軟性（cognitive flexibility）を持っているのである。彼らは、病気がウイルスによって〝だけでなく〟、身体が持つ免疫系の機能不全によっても引き起こされることを熟知しているため、幅広い治療選択肢を提供できる。また彼らは、糖尿病の薬を規則的に飲まない患者が〝コンプライアンス不良〟なだけでなく、〝最善を尽くそうと努力している〟ことを見抜く。そしてそう考えれば、患者が適切に服薬できるよう励ましながらサポート体制を用意することもできる。**マインドフルな医療者は、自信を持ちながらも疑いの余地を残しておくことができる。**つい最近、私は同僚に新生児についての単純な質問をしなければならなかった。私はもう新生児を診る機会があまりないとはいえ、面目丸潰れに近い。どのインターンでも知っているようなことで、私も知ってはいたのだが、理解が正確かを確認する必要があったのだ。専門性を追加補充するには、謙虚さが必要なのである。

　禅話に、次のようなものがある。

　二人の僧が、風に旗がひらひらと揺れるのを見ていた。一人がもう一人に、「旗が動いている」と言った。

　もう一人は「風が動いている」と答えた。

　彼らの師、慧能《えのう》がこれを聞きつけた。彼は「旗でもない、風でもない。心が動いているのだ」と言った。[12-2]

　一つの状況を二つの観点から同時に見つめることで、より深淵な真実を明らかにすることができる。旗が動いており、風が動いていることは言うまでもない。しかし、心が二つ以上の世界観の間でどのように動いているかまでは、必ずしも思い至らない。矛盾する見方を同時に持てることは、優れた臨床家の指標であるだけでなく、優れた科学者の特徴でもある。物理学者ニールス・ボーアは「事実の反対は誤謬（論理的な誤り）だが、深い真実の反対は、ともすればもう一つの深い真実なことがある」と言ったとされる。光が波でも粒子でもあるという考え（想像に逆らうパラドクス）は彼の直観に反していたが、科学的事実からはそう結論せざるを得なかったのである。

専門性をそっとつかむ

ゲイリーの診療チームが二つ以上の見方を採用できなかった根底にあるのは、〝不知（not-knowing）〟という態度の欠如である。彼らの専門性、あるいは誤った専門性の認識は過信につながり、自分たちの暫定的な仮説が不変の事実だと思い込む傲慢さにつながった。診療チームの頭の中が当時どんな様子であったかは想像するしかないが、焦りと過剰な認知負荷は関与していただろう。しかし、それだけではなかったと思われる。

不知と怠惰は、同じものではない。鈴木老師の言葉によれば、「不知とは知らないということではない」。不知とは、知っている物事によって認識が障害されないようにすることで、「知っていることをそっとつかむと同時に、それと違うありようにも備えておくこと」である。[13] この意味で、知っていることと不知は相容れないものではない。両者は同じコインの表と裏である。

私たちの理解は不完全なものだと認識しながら（ハイペースで情報過多の医療界で、「まだ終わっていない」という感覚を維持しながら）一瞬一瞬を生きるのは容易ではない。私も、一度診断をつけると情報の見方が変わりがちになる。感じている〝真実〟らしさと相反する情報があると落ち着かず、〝真実〟を別の誰かに伝えて言質を与えた場合は尚更である。危険なのは、自信がなさそうに見えるよりは、たとえ間違っていても確信ありげに見えたほうがよいと思うときである。

自分の中にある既存の信念・考え・価値観・行動と対立する新しい情報に遭遇したときに起きる不快感（認知的不協和：cognitive dissonance）は、自分の確信が揺らいでいるときほど増幅される。[14] 認知的不協和に直面すると、私たちはその不協和を減らそうと一貫性を求める。以前から心理学研究により、認知的不協和を緩和させる二つの主要な方法が同定されている。一つは自分たちの考え・価値観・信念・行動を新しい情報に応じて変えることであり、もう一つは規定路線を突き進むことで、既存の考えを裏付ける情報のみを選好し、それ以外は無視または合理化することである。[15] 私たちは往々にして、事実の形を信念に合わせて変えてしまう。医療においても、患者が告げる病歴はつじつまの合わない点に溢れているが、カルテ記載のほうは疑っている診断に沿った一見もっともらしいストーリーに満ちている。達人医師はそのどちらでもない第三の道を見つけ、自分の観点を変えもせず妄想にも陥らない。彼らが実践しているのは、パラドクスとの共存である。彼らは、一つの状況に同じくらい適切な二つの見方が（少なくとも一時的には）あり得ることを受け入れている。状況が進展し、新しい情報が得られるにつれて、こうしたパラドクスが解けることもときにはあるだろう。しかしそうでない場合には、解消する見込みのない不確定さと共存する方法を学ばなければならない。

医療においては、患者が訴える症状のっち、医師の試みに反して診断がつかないものは三分の一にのぼる。私たちはそんなとき、適切な診察と検査をすべて行っても患者の苦しみの原因を正確に説明できない[16]。プライマリ・ケア医は足がむくんだ患者を数多く診る。ときにはむくみが生命に関わる病状（血栓症や心不全）のサインであることもあるが、たいていは無害である。循環器科医を受診する胸痛患者の三分の一以上は、検査しても心臓病は見つからない。脳神経内科の外来には、めまいはあるが精密検査をしても明らかな診断がつかない患者がたくさんいる。こうした場合、優れた医師は「まだ終わっていない」という感覚を何か月も何年も持っておく。同じ患者が次に症状を訴えたときには深刻な病気だとわかるかもしれない、と認識しておくのである。しかし、医師は患者を深刻な病気を持っているか、〝機能性〟に苦しんでいるかで二分しがちである。確かに、病気の中には西洋医学の診断カテゴリーに当てはまらず、心身症のように見えるものもある。しかし、そうしたタイプの苦しみを〝機能性〟と分類してしまうことにも、落とし穴がある。より深刻な病気が似たような症状であった場合に、見逃す恐れがあるからだ。例えば、私の患者の一人は何年も説明のつかない慢性腹痛を抱えていた。さまざまな検査を受けたが診断はつかず、どの治療も効果はなかった。痛みは彼女が抑うつ状態にあるときに悪化した。ある金曜日に彼女を診察した私は、彼女がその日の痛みはいつもと違うと訴えたにもかかわらず、長年の痛みと同じでしょうと保証した。彼女は三日後再診し、診察した私の同僚は超音波検査をオーダーした。すると、胆石が見つかった。私は診断機会を完全に逸していたのである。手術の後、彼女の〝いつもと違う痛み〟は軽快した。しかし説明のつかない慢性的な痛みは変わらず続いた。彼女は説明がつかず、かつ説明可能な痛みを有していたことになる。こうした二つのよく似た症状が絡むパラドクスは珍しいものではない。心臓発作の後、患者が余波発作

（実際には無害な胸痛）を感じることはよくある。関節リウマチの患者は、ときに線維筋痛症[*2]を合併する。しかし、この場合にも全身の筋肉の痛みは関節リウマチとは関連がない。

あえて頭を空にする

禅にはハッとさせる智恵の結晶を含んだ話が多い。そうした珠玉の智恵の一つに、空《くう》の概念がある。鈴木老師の説明を借りれば、「あなたの心が空なら、あなたの心はどんなことにも準備ができている」。しかし、空とは極端な（そして、少し迷惑な）概念である。以下の有名な禅話は、ある教授が禅について尋ねるため日本の禅師のもとを訪れたときのものである。


ある教授が哲学について語る間に、禅師は茶を淹れた。客の湯呑みがいっぱいになっても、禅師は注ぎ続けた。茶は湯呑みから溢れ、机いっぱいにこぼれた。

「コップから溢れる！」と教授が言った。「これ以上入りませんよ！」

「この湯呑みのように」と禅師は言った。「あなたは自分の意見と推察で溢れています。まずあなたが自分の湯呑みを空にしないで、どうやってあなたに禅を示すことができましょう？[17]」

＊2＝全身の広範な部位に強い疼痛をもたらす原因不明の慢性疾患。

空の概念に関するこの禅話の趣旨の一つは、新しい考えに備えておき、限りある認知能力を効果的に使えるようスペースを空けておくことである。[18] 教育学者で哲学者のジョン・デューイは、二〇世紀初めにこの心的態度を把握していた。デューイは心と頭を空にすることを、「一種の知的な脱衣」と呼び、「私たちは永久に〔自分たちの〕知的慣習を脱ぎ捨てることはできない。……しかし文化を知的に深めるためには、慣習の一部を脱ぎ、それが何でできており、それを身につけることがどう自分たちに作用しているかを批判的に吟味する必要がある。私たちには原始的な素朴さを取り戻すことはできない。しかし、目・耳・思考の涵養された素朴さに到達することはできる」と説明している。[19]

つい三〇年前にはまだ、この禅話の説く思想をでたらめだと考える心理学者もいた。日常生活で使用されるのは脳のごく一部で、脳の容量はほぼ無制限であるから、湯呑みが溢れる心配などないと信じていたのである。この「脳の一〇パーセントしか使っていない」という考えは都市伝説の地位を確立し、メディアや通俗心理学を扱った書籍ではいまだに事実として伝えられている。しかし、魅力的な説ではあるが、この一〇パーセント説は誤りであることが証明されている。私たちは脳のすべての部分を使っており、注意・記憶・問題解決のための容量には限りがあることが研究によって繰り返し示されている。ほかの専門職種の人たちと同様に、医師が複雑な患者ケアに取り組むには、認知能力のすべてが必要となる（慣れると一部でもよくなるが）。

ただし、脳には情報負荷の過剰に対する備えがある。あなたの脳は、絶えず思考のショートカット（情報のカテゴリー分類・要約・類似点の発見・集約）を行っている。それにより、あなたは脳の容量を節約し、より多くの情報をより速く処理することができる。しかし、脳の容量の節約には損失も伴う。患者の持つ一連の症状をまとめて〝疾患Xの一例〟とみなすことで、医師は患者ごとに異なる特徴を見落とす恐れがある。詳しくは意思決定についての章に述べるが、こうした効率化は複雑な問題に浅薄な解決策を提示してしまうことにつながりかねない。

空の概念は、過密な脳内に単にスペースを空けるより奥の深いものである。空とは、世界に対する理解である。すなわち、世界に存在するものには実体があるが、私たちがそれらに適用する理論・概念・名称などは心（あるいは心の集合）が作り出した虚構であり、実体を持たないことを意味する。この考えは第一章でも取り上げた仏教哲学の空に由来するが、米国心理学の父であり〝プラグマティスト〟を自認したウィリアム・ジェイムズもまた、それについて明瞭に述べている。[20] ジェイムズは、頭に思い浮かべる概念（医療では診断など）は、あたかも実在するかのように思えるが、根本的には儚く実体のないものだと主張した。世界を説明する力はあるが、その有用性が希薄で実証できない場合には、ほかの見方をとるため脇に置かなければならない。つまり〝熟達〟とは、あえて頭を空にすべきときを知っているということである。

ここまでくれば、診断を割り当てることが医療者の思考を明瞭にも不明瞭にもするということが容易に理解されるだろう。私の患者の一人は、まず側頭葉てんかんの〝典型例〟とされたが、その後境界性パーソナリティ障害、双極性障害Ⅱ型、心的外傷後ストレス障害、身体表現性障害の典型例であると診断された。皮肉なことに、こうした診断はどれも彼女の苦しみを説明はしたが、どの説明も根本的に不十分であった。患者の苦しみはこれらのすべてであると同時に、これらのいずれもなかったのである。こうした流動性はすべての医療分野に当てはまる。胃潰瘍の根本原因が細菌感染だという根拠が何年間も蓄積していたにもかかわらず、医師たちは胃潰瘍が低栄養・ストレス・胃酸分泌過剰によるものだという自説を曲げようとしなかった。同様に、医師たちがエビデンスに基づくガイドラインに従い、心不全の治療にβ遮断薬を使うようになるまでに何年もかかった。一九九〇年代まで、私たちは皆、β遮断薬は心臓を強めるのではなく弱めるものだという旧説を教わった。医学界が新しい世界観に完全になじむのに、一〇年以上もかかったのである。

医師は概念に固執するよう訓練を受ける。医学部にいた頃、ある教授が私に「世の中には一万の病気がある」と言った。一九八四年のことである。それが二〇一五年には、国際疾病分類(ICD-10)に一七万以上の異なる診断コードが登録されるに至った。医学部では、学生たちは病気の人々をどうケアするかの前に、個々の病気の〝症例〟について学ぶ。私たちは病気を〝診断的実体(diagnostic entity)〟と呼ぶよう教わった。あたかも診断がテーブルや腎臓のように世界に実在する〝もの〟であるかのようにである。これでは患者を目の前で呼吸する生きた人間ではなく、カルテ上の診断コードとして捉えてしまうのも無理はない。

二種類の知性

知性には二種類ある。一つは身につけるもの
学校で子供が本を読み先生の言うことを聞いて
新しい科学だけでなく

昔からの科学からも情報を集めながら
学校で事実や概念を記憶するようなもの

こうした知性によってあなたは世界を昇ってゆく
地位が他人の上になるのも下になるのも
あなたの情報保持力次第。この知性とともにあなたは
知識を求めて分野から分野へと歩き回り
自分の保存用書字板に刻まれる文字は増えてゆく

もう一つの書字板がある
あなたの中で最初から完成され保存されていたものが
それは、びっくり箱から溢れ出すバネ
胸の中心にある新鮮さ。このもう一つの知性は
色褪せることも淀むこともない。水のように動くが
詰め込み学習の水路を通じて外から入ってくることはない

この第二の知性は、あなたの内から
外へ湧き出す源泉

――ジャラール・ウッディーン・ルーミー（一二〇七～一二七三）

［コールマン・バークスによる英訳を訳者が日本語に翻訳］

詩人ルーミーによる、見事と言うほかない〝初心〟の描写である。ルーミーは一三世紀ペルシャを生きたが、数十年前から彼の作品は正当に再評価されるようになった。彼の言葉は驚くほど現代にも通じる。よく引用される詩[21]の中で、ルーミーはおなじみの分析的な知性だけでなく、もう一種類「水のように動く」知性、内側から生じる「新鮮さ」について述べている。このもう一つの知性とは〝一人称で知る〟ことであり、〝教科書ではなくストーリー〟から、〝分析ではなく内省〟から、〝分類ではなく直観〟から生まれる類いの知識である。ここでルーミーが言う「新鮮さ」とは、初心のことである。理論・事実・概念に目を塞がれないようにし、真実を単に述べるのではなく、真実そのものを生きることである。八〇〇年後にようやく認知科学が彼の予見に追いつき、今では医学教育者も心理学者も、優れた臨床判断にこれら二つのアプローチが必要なことと、二つのアプローチが相補的で互いに矛盾しないことを認めている。[22]

二〇世紀より以前には、医師は患者という〝人間〟を診断していたが、それ以降は〝病気〟が診断の対象になった。古代ギリシャ、そして漢方医学において、病気は体液のバランスが変動し、不安定になることが原因で起きるとみなされていた。[23] 私はなにも、現代医療を捨てて古代の診療を行うべきだと言っているのではない（中には効果的なものもあるかもしれないが）。そうではなくて、人間存在とは常に動的なものであり、症状や経験は変わってゆき、病気は経過とともに進展するという伝統的な医学の認識に学び、医療者は日々「今日この患者に、何か新しいことや違ったことはないか？」と自問すべきだと言いたいのである。

残念ながら、現代医療では、こうした変化を前提とした方法論で患者を診断することは奨励されていない。医療の保険請求は診断コードの割付けをもとにしている（悲しいことに、これらは請求目的のカテゴリーだ）。医療組織が初心を構造的に取り入れるまで（後述するが、私はそれが可能だと信じている）、私たちは初心を自らの内から生みださなければならないが、それは簡単なことではないだろう。

水瓶試験

瞑想に関わる者たちは、以前から瞑想を行うことで初心を涵養できると主張してきた。しかし、その証明は一筋縄では行かない。心理学者たちは、初心を観察し測定する方法、あるいは反対に、頭が〝経験によって目隠しされる傾向〟［アインシュテルング効果（Einstellung effect：硬直した思考パターンによって、より状況に即し、創造的な問題解決方法の発見が妨げられること）として知られる］を測定する方法を見つけなければならなかった。

そこで、あるイスラエルの研究チームがこの思考パターンを測定する方法として、〝アインシュテルング水瓶試験〟を開発した。[24] 基本的にこの水瓶試験は二段階からなる。まず実験参加者はいくつかの問題（サイズの異なる水瓶にさまざまな方法で水を分注する）を解くよう指示されるが、どの問題も同じ複雑な式[†3]を用いて解く必要があるものであった。次にもっと単純なアプローチでも解ける問題が出されるが、どの式を用いるかは参加者に任された。すると、マインドフルネス瞑想経験のある人ほど簡単な方法を思いつく傾向が見られた。しかし私は一人の研究者として、この結果だけではマインドフルネス瞑想経験の持つ効果が証明されたとは思えなかった。例えば、瞑想をしたいと思う人に共通の資質があって、その資質がこの試験にも向いているだけなのかもしれないからだ。

しかしその後、この実験を実施した研究者たちは瞑想・行・意識の訓練を一切経験していない人を集め、ランダムに介入群と対照群に分けた。介入群には七週間にわたって一八時間のプログラムが行われ、注意を向ける訓練（呼吸に意識を集中させる等）、ボディ・スキャン、意識開放瞑想、歩く瞑想、慈悲の瞑想の五つに加え、ほかにもさまざまな気づきの訓練、対話、自宅で実践できる訓練などを実施した。[25] その結果、介入群では試験のスコアが高く、経験によって目隠しされにくく、より単純で創造的な解法を見つける傾向がみられた。つまり初心を取り入れることができていたのである。

実臨床では

医師としての何年ものキャリアの中で、私は診察室に入る前に少しの間をとる習慣を身につけた。ドアノブに手を置いてから、私は静かに一呼吸し、診察に備えて〝いま・ここ〟に意識を集中させようとする。新鮮さを持って目の前の患者のことだけを考えられるよう、私は頭の中で直前に診た患者のことや、その日起きたことのすべてを脇に置く。そして、想定したものを一旦手放す。一、二秒しかかからないが、詩人ルーミーの言う新鮮さを呼び起こす習慣である。

マインドフルネスを起動させる方法を見つけたのは私だけではない。ヴァージニア大学の医師で同僚のジュリー・コネリーは、初心を涵養するのに詩がいかに有効かを雄弁に語っている。[26] 今では私も、ルーミーをはじめとする初心を呼び起こしてくれる詩をコンピュータのスクリーン・セーバーにしている。知識・専門性・経験のすべてを集中した分析的なレンズを通して患者を見るだけでなく、自分の内側にある〝新鮮さ〟も育て、患者一人ひとりに対する見方のバランスを取るようにと自戒するためである。

内省的な質問は、本質から逸脱することによる失敗を防ぐ。私は、「この状況に別の見方はあるか？思い込みのなかに間違っているものはないか？　以前の経験やそれに基づく想定は、状況の見方にどう影響しているか？　信頼できる同僚なら何と言うだろうか？」と慣習的に自問する。こうした〝心を開く〟質問は、私の認知的硬直や盲点を同定するのに役立つ（これらは苦労して専門性を身につけた結果でもあるのだが）。内省的な質問の目的は、事実を想起することではない。むしろこれらの質問は、意識を開放し、疑いを喚起し、不確実さを明らかにするためのものである。複雑な環境で働く者なら誰でも（そうでない人などいるだろうか？）、こうした問いかけがマインドフルネスを高めることを実感するだろう。私は同じ質問を学生や同僚たちにもしている。学生たちにこうした解説をすることはまれだが、内省的な質問は哲学者ドナルド・ショーンのいう省察的実践（reflection-in-action）

を促し[27]、ほとんど時間はかからないが（散発的に数秒ずつである）、長い目で見ると時間の節約になる。これは、答えを見つけるのが得意なのもよいが、それより大切なのは正しい問いを知っていることだ、ということを忘れずにいる方法である。

第5章

“いま・ここ”への意識の集中

Being Present

家庭医である私は何年もの間、診療の一環として赤ん坊を取り上げてきた。しかし、始めた頃は分娩の激痛を経験している女性たちの顔を直視するのが苦手で、反射的に視線を逸らしてしまうことが多かった。生々しく苦痛が剥き出しになった表情を見つめると、私は居心地の悪さや無力さを感じた。私は自分自身を忙しくさせておくため、何かと作業をした。例えば、胎児モニターをチェックする、患者のパートナーに話しかける、看護師に話しかけるなどである。行動として、陣痛促進薬を処方したり、新生児が外界に出るのを助けたりしている間など、〝何かをしている〟ときには、私は落ち着きと自信を感じた。しかし、状況が行動を要求しない、または行動しないことを要求するときは、まるでダメだった。もしかしたら患者たちはそうした様子に気づいていたかもしれないが、実際のところはわからない。

私は〝いま・ここ〟に意識を向ける訓練に取り組んだ。患者一人ひとりの顔を意識的に見つめ、視線を逸らしたくなる衝動を認識しながらもそれに耐えた。すると、自分自身がたじろぐ瞬間に気づき、自分の視線と表情を意識できるようになった。そして、観察することと見ることが必ずしも同じではないことに気づいた。医学的に〝観察すること〟は必ずしも患者その人を〝見る〟ことを含まない。つまり、その人を見ずに分娩を観察することもできてしまうのである。観察することは、哲学者ミシェル・フーコーのいう〝臨床医学的なまなざし（clinical gaze：患者を病気・診断・臨床上の問題点など、人間未満の存在として眺める方法）〟によく似ている。[1]逆に、単に観察するのではなく〝見る〟ことで、私は〝いま・ここ〟に集中した状態がどんなものかを探究することができた。

すると、私は徐々に落ち着いて分娩にあたれるようになってきた。そして、患者との距離（身体的な距離と心理的な距離）が消えるのを感じた。もう溺れそうだと感じることもなかった。患者の不快感を和らげる方法を見つけられるようになり、以前より患者の役に立てるようになった。こうした在り方は、心のこもった親しみ深いものに感じられた。

当初、〝いま・ここ〟に意識を集中させることは私の内的な経験だった。しかし後になって、それは患者も含め周囲の人たちと双方向性に感応しあうものだと気づいた。私が〝いま・ここ〟に意識を集中させるときには、患者も異なる反応を示した。彼らは眼差しを返し、私の手をとった。私が分娩中の女性に示したプレゼンス[*1]は、音楽を演奏するときに感じたプレゼンスにも似ていた。〝いま・ここ〟に意識を集中させることは、私の提供する診療に影響を与えた。例えば、私は優れた助産師が持つ智恵（分娩が進行しているかどうかを〝見抜く力〟）を発見したが、この〝見抜く力〟は、〝いま・ここ〟に意識を集中させることで得られる。私は、適切なタイミングを待ってから行動できるようになった。

言葉にできないもの

最も基本的なプレゼンスが見られるのは、医療者が目を合わせ、患者の心配に応え、会話が終わるまで立ち去らないときなどである。しかし、患者が医師のことを「本当にそこにいてくれた」という

＊1＝存在感、存在の意味。

とき、彼らのほとんどは存在の質の話をしている。プレゼンスとは、一貫した乱れのない感覚である。内科医のトニー・シューマンはそれを、しばしば語られることのないケアの〝合一的な〟次元と呼んだ。[2]プレゼンスとは質の高い（遮らず、解釈せず、価値判断を挟まず、過小評価しない）傾聴である。お気づきの方も多いだろうが、医師の多くはこれが不得意である。心理学者キム・マーヴェルと私がプライマリ・ケア外来の会話を録音して分析したところ、医師たちは患者が話し始めてから平均わずか二十三秒で落ち着きを失い、話の主導権を奪っていた。[3]

哲学者ラルフ・ハーパーは著書『プレゼンスについて（*On Presence*）』において、プレゼンスを〝響きあう絆（bonded resonance）〟、二人の人間が互いに通じ合い、調和のとれた状態とみなしている。[4]ハーパーによれば、プレゼンスが特に重要なのは、〝境界状況[†1]（boundary situation）〟、つまり人がよりどころを失い、人生がとても不確実となり意味を見出しにくいときだという。医療においては、患者が重症の病気や機能の喪失に直面する、患者とその家族が恐怖を感じる、予期しない事故が起きるといった状況である。プレゼンスとは、患者が最も必要としているときに尊厳を認め、敬意を払うことである。ハーパーはまた、プレゼンスは必ず実在する他者、あるいは想像上の他者と共有されていると言う。プレゼンスは証人を必要とするが、その証人は別の自分（自己を観察している自己）であっても構わない。[5]その意味では、たとえ患者が自分から話すことができなくても、プレゼンスを共有することは可能であると言える。

プレゼンスの特徴について述べ、言葉にできないものを目に見えるようにし、しかもその不思議さを損なわないよう試みるとき、私は少し挫けそうになる。プレゼンスは歴史的に、詩人・哲学者・神秘主義者の領域だった。しかし、それは医療の核心でもある。医療者がプレゼンスについて述べるとき、それを臨床の言葉で表現することはまずない。彼らが書くのは物語である。[6] こうした外科医・内科医・家庭医・精神科医たちは、プレゼンスは強制的に起こせるものでも決まったタイミングで起きるものでもなく、それが現れるスペースを空けることしかできないと言う。その意味で、プレゼンスは空《くう》を必要とする。人・作業・自分自身の一部とより直接的につながるためには、自分自身から一旦離れ、内面の雑念［ブッダのいう〝意馬心猿[†2]（monkey mind）〟］を脇に置く必要があるからだ。社会全体で、私たちは今まで以上に、自分の中にプレゼンスを持ちたい、他者（患者も医療者も）とプレゼンスを共有したいと渇望している。同じ一つの神経回路内で互いに競合するような作業がどんどん増え、注意が分割され散漫となった結果、余りにも多くの破片に分断された私たちは、〝全体〟というものを維持できなくなっている。プレゼンスの破損と修復が繰り返される毎日は、考えただけでもうんざりする。試しに、コンピュータにデータを入力しながら（意味のある）会話をしてみるとよい。少なくとも、文の構造は乱雑となり、思考はつながりを失うだろう。

〝いま〟という時間

ときには、単純なしぐさや時宜を得た短い言葉によってプレゼンスを示せることもある。ある日の回診中、私たちが病室に入っていくと、緩和ケアチーム所属の診療看護師ローラ・ホーガンが患者にたった一言「なんてきれいな花」と言った。患者は花を見て、微笑んだ。その前日、患者はがんが進行しているかどうかを確かめる生検を受けていた。まだ結果は判明しておらず、私たちは皆、それが良い知らせでなかったらと恐れていた。ローラの一言は、厳しい状況でも美を認識し、患者を愛し気遣う人を称賛することができるということ、そして患者が一人ではないことを伝えるものだった。ただし、プレゼンスは、柔らかいまなざし、触れる質感、単なる形式ではなく真摯に感じられる握手、痛みのある腹部への配慮ある診察などによって、非言語的に伝わることのほうが多い。

プレゼンスはまた、〝いま〟という時間のことでもある。患者を診療しながらプレゼンスを感じるとき、私はその瞬間が拡がるか、時間が止まっているような印象を持つ。何年か前、私はチック・コリアのグループによるジャズコンサートに行った。最初の曲中、ミュージシャンが一人ひとり即興演奏した後で、音楽が休符（おそらく二秒もなかったであろう静寂）に達した。コンサートは定員約三千人のホールで行われたが、全員がその静寂に対して同じ親密さとつながりを共有したようだった。その瞬間には絶妙な拡がりがあり、まるで外の世界がなくなってしまったかのように感じられた。この拡がりは、ミュージシャンたちが一斉に次のフレーズの最初のコードを奏でるまでの間、ずっと続いた。あるいは、マーティン・ルーサー・キング・ジュニアやマハトマ・ガンジーの演説を想像してほしい。あなたは魅了され、恍惚とし、心奪われ、時間が止まったか、時間そのものがなくなってしまったように感じるだろう。

医師の心が〝いま・ここ〟にあるときに患者が感じるのも、その拡がりである。私は自分が患者としてそれを初めて感じたときのことを覚えている。私は当時十代後半で、一か月以上の体調不良が続いていた。体力がなく、疲れて、熱っぽく、のどが痛く、頭痛がして、気力が落ちていた。少し回復したかと思うと、またもとに戻ってしまう。私は少し前にかかりつけの小児科医を卒業していたが、新しい〝大人を診る医師〟のことはまだよく知らなかった。彼は私の耳・のど・頸部・胸部・腹部を診察したが、その様子は念入りで紳士的に感じられた。身体診察は正常で新しい情報はなく、診察前からつけていた診断に矛盾しない結果だったのだろうと思う。

まるで、時間が止まったかのようだった。私は心配していたが、彼は何にも心乱されず冷静沈着だった。彼は私よりずっと年上だったが、それを問題とは感じなかった。彼は温和で、目には柔和さを宿していた。私は、彼が私と私の状況を理解してくれたと感じ、二人の間の隔たりが消えてなくなったように感じた。彼は、同じような症状の組み合わせを診たことがあるが、おそらく長引くウイルス感染で、時間がたてば治癒するだろうと言い、念のため血液検査をオーダーしたが、私にはそれで十分だった。

これが、私が医師から理解と思いやりと、そして配慮と敬意を受けた最初の経験である。私は彼のプレゼンスを帰宅後も感じ続け、その仮想プレゼンスに静かな安心を見出した。もう一人で悩むことはなかった。そして、数週間後には体調が回復し始めた。何年も経って私が医学部に行くべきか熟考した時期にも、在学中に「所詮医師になるとは細菌の名前を暗記したり鑑別診断を暗誦したりすることでしかありえないのか」と悩んでいた暗黒の時期にも、彼のイメージは私の胸に去来した。

さらに年月を経て、私もそのようにプレゼンスを発揮できる、そしてそれを患者と共有できることを発見した。ある日、私は外来で新患を診察した。一六歳の患者ハキムは、筋肉質で自信に満ち、がっしりした体格だった。彼の主訴は背中と両肩のざ瘡だった。彼はホルモンとその皮膚への影響（そしてなぜそれが人の魅力を低下させるのか）、各種の薬の作用、二種類の薬を同時に使ってもよいか、ニキビや吹き出物が治るまでの期間などについて、次から次へと私に質問した。

彼は、心配していた。それも、非常に強く。私は彼の不安を聴いた。解釈も考察もせずに、ただ聴いた。そして、少しのクリームと飲み薬の力は借りるが、時間がたてば治るだろうと説明した。薬の具体的な作用機序についていくつか尋ねたあと、彼はリラックスし、笑顔さえ見せた。一五分ある外来枠の残り五分間、私たちは彼の家族について話した。以後、彼は何度か私に医師になりたいと話してくれた。[7]

時間と親密さ

しかし、一五～二〇分間という限られた（実際はそれより短いこともある）外来診療でプレゼンスを発揮するには、どうすればよいのか？　実際に経過する時間は医師がコントロールできない面もあるが、知覚される時間はいつでも創造できる。私は医師たちに、患者と話す際には立つのではなく座るように教えている。病院での回診時間が短い外科医を対象にした研究では、実際の経過時間が同じであったにもかかわらず、立っているよりも座っているほうが、患者は医師がそこに長い時間いたように感じていた。[8] 研究仲間のキャシー・ゾッピによれば、患者の両親の満足度は、小児科医がより長く一緒にいてくれたと〝知覚〟しているほど高く、実際の経過時間はそれほど満足度に影響していなかった。[9] **ときには、沈黙によって時間が作られることもある。音楽においては音だけでなく静寂にも**

妙なる美しさがあるように、沈黙は患者‐医師間の関係を深めることができる。医師が時間に追われておらず、きちんとそこにいて、話を聴いており、患者に注意を向けていることを患者に示すのに、たいして時間はかからない。[10] 長くても数秒である。病院でもクリニックでも、増え続ける事務仕事に診療が埋め尽くされている今日、沈黙を効果的に活用する重要性はいっそう高まっている。

ミュージシャンは、プレゼンスのある状態とない状態についてよく知っている。もしほかのことに囚われておざなりな演奏をすれば、プロの仲間は「気持ちが入っていない」と言うだろう。そして演奏した本人も「まあまあな演奏はしたが、心からその場にいればよかった」と思うだろう。医療においても同じことが言える。あなたが〝いま・ここ〟に意識を集中させているか、あるいは気持ちが入っていないかは、患者にもあなたにもわかる。私のメンターであるジョージ・エンゲル医師は、患者には相手を知り理解したい欲求と、自分を知ってもらい理解されたい欲求があるとよく言っていた。患者〝について〟知ることと、患者を〝人として〟知ることとの間には違いがある。後者のほうが、ずっと個人的で親密である。トレーニングの間、私は指導医や同僚たちから、患者に関わり過ぎることの危険について戒められた。患者は死ぬこともあるし、筆舌に尽くしがたい惨事・損傷・虐待に打ちひしがれていることもある。このような激しい感情の渦に近づきすぎるのは危険に思える。見通しを失い、どろどろした感情の塊に飲まれてしまうおそれもある。だが、境界状況こそプレゼンスの感覚を〝より多く〟（決して少なくではなく）必要とすることは明らかだ。徹底的に粘り強いプレゼンスの共有なしには、医師は本当に苦しむ患者のそばにいるために必要な親密さを維持することはできない。[11]しかし、医療のトレーニングにおいて、その方法を教わることはほとんどない。たしかに、冷たく客観的な態度をとったほうが安全かもしれない。しかし、それにも落とし穴がある。ときには医師は自身の生存戦略として患者と感情的な距離を取らなければならないこともあるが、不干渉の習慣は診療から豊かさや意味を根こそぎ奪ってしまうからだ。私にとって〝いま・ここ〟につながるとは、患者とその状況、そして患者と自分との関係をはっきり洞察できるよう、自他の感情に対するちょうど良い距離を見つけることである。

ダークは妄想型統合失調症のある七〇歳男性で、私は二〇年以上、彼のかかりつけ医をしてきた。ダークは成人後、人生のほとんどを精神病院とグループホームで過ごしてきた。外来ではたいてい寡黙で、私が質問しても一、二語で返答するのが常だった。この一年、ダークは失神する、あるいは失神しかけることが何度かあった。血圧は低く、おそらく精神科の薬による副作用だった。失神による外傷はいずれも軽症だったが、私は彼が心配になった。その日の診察でも、彼はいつもの無表情な様子で、何を考えているのかわからなかった。彼は階段で転んだときのことを、まるで電話番号のリストでも読んでいるかのような単調さで話した。

話を聴いた私は「あなたのことが心配です」と伝え、彼の反応を待った。すると驚くことに、ダークは話し始めた。彼は自分も心配だったと言った。私たちは薬を減量するリスクと利益（減量すれば失神は軽減するかもしれないが、精神状態は悪化するかもしれない）について話した。さらに彼は、自分と人との違いや、精神病に対する社会的偏見についてどう感じているかも打ち明けた。彼が何をどう思っているかを完全に過小評価していたことを知り、私は言葉を失った。

この簡潔なやりとりによって、私たちの長い関係は新章を迎えた。それまで私は、何らかのつながりを彼と築いた実感がなかった。前述の瞬間が現前するのに二〇年かかったが、今では彼をより全人的に見ることができている。関係は相互的であり、今では彼も、私のことをただの〝医者〟ではなく、人として見ているのを感じる。ふとしたときに、彼にチャンスを与えてこなかったのは私ではないか、一方的にあれこれ質問し、探り、勧め、アドバイスする医者としての習慣が、却って彼を黙らせてしまったのではないかと思うこともある。しかし私たちは薬を減量するというより良い決定を、二人で一緒に行う機会を得た。それ以来、私は彼のより良い代弁者として、住居や薬のニーズに応じたり、彼の人生にそれまでなかった活気や豊かさを与える社会活動を支援したりすることができている。ダークは少しずつ心を開き、自分のことを共有するようになった。私は彼が何を恐れ、何を必要とし、何を楽しむか、ひいては彼という人に対する理解を深めることができた。

嵐の海

ローラ・カーナーは七〇歳で退職後の生活を楽しんでいたが、心筋梗塞になり、肺炎・敗血症（血液内の細菌感染）・肺の血栓症を続発した。入院して四週間がたっていたが、集中治療の甲斐もなく容態は悪化していた。彼女の心臓には十分な機能が残っておらず、酸素不足で息苦しさを感じ、肝臓と腎臓の働きが落ちていた。つまり、彼女は死に瀕していた。彼女は以前、回復の見込みがない場合には延命治療を望まないと言っていた。

日が経つにつれ、意識のはっきりした時間が少なくなり、混乱してうわごとを言うことが多くなった。口腔からの吸引は咳き込み発作を誘発した。採血は困難になり、何度も針を刺さなければならなかった。ベッド上で体を動かしただけでも息が切れ、点滴ルートを抜かないよう抑制しなければならなかった。悲惨なことに、痛み止めや鎮静薬は彼女の血圧を低下させやすく、ＩＣＵチームはその使用を控えざるを得なかった。有意義な回復の可能性が少なくなるにつれ、医師と看護師の苦悩は増していった。

緩和ケア科としてコンサルトを受けた私に課せられたのは、ローラとその家族とＩＣＵチームが、ケアについての重大な方針を決定できるよう支援することだったが、これまでのところ誰一人として何一つ合意できていなかった。ローラはホスピスケアを望むだろうと考える家族もいれば、状況や意見が「何であれ」、「すべて」やるよう要求する家族もいた。家族内の分断は日に日に強まっていった。ローラの息子は、「お前たち医者は母を殺そうとしている」「何もせずに諦めるのか」「母は今までずっと闘ってきたのに、お前たちはその権利を奪おうとしている」などと言った。

何か説明・意見・方向付けをしても逆効果に終わっていたため、私は彼らに何かをしろとは言わないつもりだった。私にできることは、注意を向けて〝いま・ここ〟に意識を集中させることだけだった。苛立ちや怒りといった自分の感情、家族の真意（思いやりの気持ちはないのか？）、能力（被害妄想にとりつかれているのか？　本当に理解しているのか？）、道徳心（無責任ではないのか？）に対する自分の感情や価値判断に気づくのは簡単だった。しかし、そうした感情を脇に置いて彼らの質問を迎え入れ、彼らの見方を一つひとつ受け止めるとなると、話は別だった。彼らの真意を誤認した可能性や、中立であるはずが一方に肩入れしていたなど、私自身も混乱の一旦を担った可能性を直視しなければならなかった。私は、彼らを喜んで迎え入れる心を培う必要があった。

千客万来の宿

この、〝人〟という存在は、ゲストハウスである
朝になるたび、新しい客がやってくる

喜び、落ち込み、意地悪さ
瞬間ごとに生じる気づきが
思いがけない客としてやってくる

それらすべてを歓迎し、もてなしなさい！
たとえそれが悲しみの一群で
あなたの宿を激しく荒らし
家具を奪い去ってしまっても
それでも、客一人ひとりを丁重に扱いなさい
彼があなたを空っぽにしたのは
新しい喜びを迎え入れるためかもしれない

よからぬ考えも、恥も、悪意も
笑って扉を開け、招き入れなさい

やってくるどんなものにも感謝しなさい
それらはどれも向こうの世界から
案内役として送られたのだから

——ジャラール・ウッディーン・ルーミー（一二〇七～一二七三）
［コールマン・バークスによる英訳を訳者が日本語に翻訳］

私が求めていたプレゼンスは、『ゲストハウス』という詩に謳われている。[12] 詩人ルーミーは作中でよからぬ考えや混迷・混乱・無力さといった感情への気づきを歓迎し、意図的に心を空けておきオープンで受容的でいるだけでなく、快活に応対するよう命じる。言うのは簡単だが実行するとなると難しいと私は思った。私は一旦落ち着くことにし、相手に反応する前に一呼吸置いて待つことにした。怒りや焦りからとっさに反応したり、ただでさえ希薄なローラの家族との関係を断ったりしないためである。私は彼らにも落ち着くよう促した。急いで決めなければならないプレッシャーの中でも、彼らに納得いかない点がないか確認してもらう数分間を惜しまなかった。すると次第に、彼らも〝いま・ここ〟に意識が向いてきたようだった。そしてついに「いま、あなたがローラと家族に最も望むことを二、三挙げるとしたら、それは何ですか？」という質問にも熟慮して答えられるようになった。

それ以来、彼らは私たちが痛み止めを使うのを許可し、私たちは日々彼らが見守る中ローラの苦しみを除くよう努めた。そしてローラが平穏さと快適さを取り戻したのは家族の目にも明らかだった。驚いたことに、数日後に彼女が亡くなった後、家族は緩和ケアチームのケアに感謝の気持ちを述べてくれた。

空間をつくる

認知脳科学者たちは今、内的で個人的なプレゼンスの体験によって脳内にどのような変化が現れるかを考察し始めている。ご想像の通り、プレゼンスはあまりにも主観的なため、注意・記憶・知覚などに比べてずっと研究対象にしにくい問題の一つである。プレゼンスについてのわずかな研究について調べていた私は、びっくりするものを見つけた。調査の末に私がたどり着いたのは、ビデオゲームと仮想現実についての研究だった。プレーヤーは仮想現実に完全に没頭し、置かれた状況を本物のように、ときには本物よりもリアルに感じる。そしてプレーヤー同士が人間に似せたアバターの姿で交流し、まるでアバターの〝仲間〟が生身の人間であるかのようにプレゼンスの共有を実感する。あたかも電子媒体の持つすべての人工的な要素がなくなったかのように、イタリアの脳科学者ジュゼッペ・リヴァのいう〝身体化された没入感〟に至る。[13] そこで見られる自己意識の消滅は、ひょっとするとミュージシャン・教師・医師らが絶好調のときに感じるプレゼンスに似ているかもしれない。

もしあなたがビデオゲームはマインドレスなもので、診療とは無縁だと考えているなら、その認識は間違っている。それは、マインドレスでも診療に無縁なものでもない。今や、コンピュータプログラムにもバーチャルな医師のアバターが用いられ（心理療法士のアバターまである）良い効果をあげている。[14] 心理療法士と人間的なつながりを感じるのと同様に、患者はコンピュータ画像にも心理的愛着を感じるようになる。檻の中で針金や布でできた、動かない〝母親〟に抱きついたハリー・ハーロウのサル[†3]と同様に、人間も生まれつきほかの人間、あるいは本物でないとわかっていても人間だと仮想できるものとつながるようにできている。私たちの脳は、愛着や関係を育むように作られているからである。[15]

社会的プレゼンスまたは共有されたプレゼンスは、医療にとって決定的に重要である。私の考えでは、苦難にある患者を助けようとする医師にとって、患者一人ひとりを完全な人として見る力は、信頼と理解の根本である。そして、逆もまた真であろう。それは習得可能なスキルであり、心の習慣である。私はこれについて考えるとき、コンサート前の心構えを思い出す。リハーサル室でうまく演奏することは、全体の一部でしかない。リハーサル通りにやれば、技術的には完璧で、自然と流れ出すような音楽ができるだろう。**しかし舞台上では、好意的かもしれないし、批判的かもしれないし、感動しているかもしれないし、私の動作すべてに注目しているかもしれない観客との関係に備える練習も必要になる。同じように、医療者は自分を心理的な安全区域の外に追いやるほどの苦しみ・葛藤・不確実さ・喪失などを含む患者との関係にも備えておかなければならない。**

人類がどのようにプレゼンスを共有し、互いを理解し合うようになったかは明白だと思われるかもしれない。何と言っても、私たちには言語があり、重要なことを伝えることができる。しかし、プレゼンスの共有は言語を超えたものである。自分の心を読むことすら難しく、ましてや他者の心を知ることはさらに難しいことであるにもかかわらず、哲学者と認知科学者は、私たちが他者の心や意図をどのように〝理解する〟のかを研究してきた。社会的存在である私たちは、協調・協力・意思疎通、ひいては生存のために他者の内的経験を理解する〝必要がある〟と、彼らは強調する。最近まで、人間同士の理解には〝心の理論〟（他者の心に何が起きているか、何に気づき、何を考え感じているかについて、私たちが絶えず想定を立てていること）が関与していると考えられてきた。私たちは〝心の理論〟が正しいかどうか検証することもあるが、検証しないで過ごしていることのほうが多い。しかし、自閉症や統合失調症などにより、心の理論を持っていない場合には、生活する上で顕著な障害が出てくる場合もある。

相互理解については、心の理論と競合するもう一つの理論があり、〝身体化シミュレーション（embodied simulation）〟と呼ばれる。それによれば、私たちは自分自身の身体と心の中で、他者の行為と推量される意図を追体験している。例えば、私は分娩を診ていた頃、患者に陣痛が来ると自分も息を止めて力んでいた。無意識に行っていたことだが、それは意識にまで浸透した。相手の身になっての想像ではあるが、私も患者の体験を生々しく経験した。同時に私は〝医師としての〟準拠枠[†4]（frame of reference）も自覚していた。私は、「お前が自分の息を止めて力むのは、おそらく患者が分娩の第二期に入りつつあると認識しているからだ」と心の中で考えたものだった。

近年、社会脳科学者・心理学者・哲学者たちはさらに一歩踏み込んだ議論をしている。心の理論と身体化シミュレーションは、私たちは一人ひとりが異なる存在であり、一つの心が理解するのはもう一つの全く別の心であるということを前提にしている。だがこれは、部分的にしか正しくない。研究によって、私たちの心は互いに絡み合い、自分の心が完全に自分だけのものだとは言えないことが示されている。[16] 私たちが日々意識する認知や感情、そしてアイデンティティは、他者と共有されているのである。私は患者の経験を単に他人事として観察するのではない。程度の差はあれ、その経験に参加しているのである。その意味でプレゼンスは間主観的（intersubjective）であり、〝私〟というものと〝あなた〟というものの境界を曖昧にする。[17] これは、直観的にも納得できることである。私たちはいつでも心のプロセスを共有し合っている。結婚した二人はたいてい全部言わなくても互いのことがわかるし、医師と患者が同時に異常に気づくこともある。[18] チーム科学（チームがどのように機能するかについての研究）の領域は、チーム内で心のモデルが共有されていることを前提にしている。[19] 心の共有が起きる仕組みについての科学的（心理学・神経生物学的）な議論は始まったばかりだが、深遠な潜在性を秘めている。[20] 現在私たちは、プレゼンスがどのように起きるか、どんなときに心の共有が互いに明らかになるかを理解する最前線にいると、私は信じている。[21]

私と同じ、私と違う

プレゼンスは本来、残念なことに、民主的ではない。良くも悪くも、人類は社会有機体[†5]（social organism）であると同時に、部族的でもある。つまり、私たちは自分に似ていると感じる人々との方がつながりを感じやすい。〝部族〟の定義は、白人族・ポルトガル語族・病者族・貧者族など何でもよい。同時に複数の部族に属する人もいるだろう。こうしたしばしば無意識の所属により、私たちは世界を特別なレンズ越しに見て、意識的あるいは無意識的に世界を〝私と同じ〟と思う人々と〝私と違う〟と思う人々とに二分しがちである。

医師もまた、部族的である。そのためか、医師は病気になっても患者としての心の準備が苦手である。医師は病気になると、それをとても不快に感じる。医師は知りすぎているために心細く感じるだけでなく（……まさか〝あれ〟を〝私に〟するというのか？）、文字通り自分自身と初めて出会うことになる。[22] まるで、医師と患者は違う部族で、病気になった医師は不本意ながらその両方に所属させられたかのように。

部族意識には所属感や交流といった良い面もあるが、バイアス（誰かが特定のグループに属していると考えるだけで持ってしまいがちな、確証のない一連の先入観や思い込み）という暗黒面もある。人種・民族・性別・体型・性行動・それらに限らず何であれ、誰もがバイアスを心の中に隠している。[23] 医師もまた例外ではなく、肥満か痩せているか、男性か女性か、黒人か白人か、スペイン語を話すか英語を話すかなど、臨床的に適切なものも不適切なものも含めた数え切れないほどの要素に基づく、さまざまな先入観を持っている。多くの場合、こうしたバイアスは暗黙的で、意識できるレベルより下にある。

これらのバイアスは患者の受けるケアにも影響する。[24] バイアスの種は、医師の部族意識が強まるときに蒔かれる。証拠を挙げれば、ＨＩＶ感染症の流行初期には、表面上は治療する医師とかなり近い人々（高学歴、多くが白人で概ね健康な男性）が〝仲間外れ〟にされた。彼らは病気のために責められ、ときには人間以下の存在のように扱われた。病院スタッフは病室に入るのを恐れ、食事トレイをドアの外に置いた。医師は彼らに触れることを避けた。それは、ＨＩＶは性的接触や血液製剤を通じてしか広まらないことが周知されたずっと後になっても続いた。医療者が抱いた恐れ、例えば患者と関わることによる社会的偏見、自分への感染、性行動やドラッグ使用について話さなければならないこと、死への恐れも、患者が追放者として扱われる原因になった。[25] 幸いにも、医療者がＨＩＶ感染者の診療を拒否したという恐ろしい話は、現在の米国ではほとんどの地域で過去のものになっているが、こうした動きは世界の大部分で根強く残っている。

部族意識は脳の一部、特に背内側前頭前野に組み込まれており、その部分は相手が自分と同じ部族の仲間だと感じると異なる反応を示す。部族意識はホルモンを通じても発現される。分娩や乳汁産生を促進するホルモンであるオキシトシンは、同族内の愛情や慈しみも促進する。しかし、オキシトシンは部族の外にいる者には逆の作用を示し、攻撃性を促進する。なぜ母態と仔態の間に割って入るとまずいのかを考えてみよう。[26] 疑問に思った方もいるかもしれないが、オキシトシンは男性にもあり、その心理面での作用は同じである。私たちの部族的な傾向は、ある程度は生存戦略である。進化の過程を通じて、私たちはいつでも味方と敵をすばやく見てとる必要があったと言われている。[27]

一九九〇年代に発見されたミラーニューロンは、人間理解のメカニズムを提供することにより、脳科学を革命的に進歩させた。ミラーニューロンは、ほかの人が何かに手を伸ばすなど目標指向型の作業をしているのを見ると発火する（初期の実験では、食べ物に手を伸ばすサルをほかのサルに見せた）。これらの神経細胞は、大脳にある運動を司る部位である運動皮質の近くに位置している。そしてこれらの細胞が活性化されると、脳はほかの人（あるいはサル）がとった行動を再現し、そこからその人の意図や目的についての結論を引き出す。さらに最近の研究では、脳には他者の物理的な行動だけでなく、それに関連する感情を解釈する部分もあると推察されている。こうした感情を共振させるシステムは、感情的・社会的知能に深く関与していると考えられる。そして、そのような部位の一つである前帯状皮質は、マインドフルネスの訓練によって成長・発達するらしいことがわかっている。[28]

〝私と違う〟と思われる患者（患者に限らず誰でも）とプレゼンスを共有するのは、自分と何か共通したアイデンティティを持った他者との共有に比べて、最初は不自然に感じられる。私も、同僚の医療職と心を通わせるよりも、精神を病んだ人や戦乱の続く地域から移住したばかりの人と心を通わせるほうが、正直に言うと（少なくとも最初は）努力がいる。他者の経験と共振するには努力と想像力が必要である。私は相手に「それはどんな感じですか？」と尋ねなければならない。そしてその答えを聴くことにより、私は彼らの経験をより人間らしく根源的に共有できるようになる。私の人生と相手の人生の間のギャップを埋めるためには、脳のギアを入れ替える必要があるのだ。[29]

動じない心の実践

私にとってプレゼンスの実践とは、自分自身にとって、そして他者にとって私が〝利用可能〟な状態となることであり、かつその状態のまま心を静める訓練をすることである。利用可能とは、患者に対して、言葉や所作を通じて、自分にはあなたの言葉や気持ちを受け止めるためのスペースがあると知らせることである。患者が私のプレゼンスを認識できている状態とは、例えば患者が「お忙しいとは思うのですが……」「お騒がせしてすみませんが……」などと言う必要を感じないときである。私も含めてなのだが、医師は利用可能でありすぎることを恐れる。患者から昼夜を問わず一日中電話がかかってくることで、個人的な生活が容赦なく侵害されるのではないかと恐れるのである。それは現実的なリスクだが、利用可能度の向上がしばしば時間の節約にもなる、ということも忘れてはならない。外来診察の終わり際、私は患者に、再診予約は一か月後にすることが多いが、それより前に来てくれても構わないと伝える。患者はたいてい早く来る必要はないと言うが、彼らはそこにスペースがあると知らせてくれたことに感謝する。心配している患者や重症の病気を持つ患者には、自宅の電話番号を教えることもある。しかし患者が電話してくることはまれであり、三〇年間の診療経験で不適切な電話をかけてきた患者は片手で数えるほどしかいない。私に連絡できると知っておくことで、彼らは私のプレゼンスを実感できる。また、患者たちは心配を繰り返し述べたり強調したりする必要を感じなくなり、以前ほど外来に電話をかけてこなくなった。

一方、**心を静めるとは、医療者自身の中にスペースを作ることであり、オープンさを拡げることである。**さらにこの技術を深めたい場合には、方法の一つとして座って行う瞑想がある。これは、独りで静かに座って感じられる自己のプレゼンス（存在）が他者と共有可能なプレゼンスへと変換される可能性への気づきを与えてくれる。動じない心を涵養する習慣を持つ医師のほとんどは、瞑想・省察・意識を向けるなどの瞑想的な訓練に時間を使っても、自分の明晰さが高まるため、結果的にその時間は取り戻せると感じている。プレゼンスの目的は効率化ではないが、プレゼンスにより効率化がもたらされることは多い。

瞑想的な訓練はいずれも、動じない心を実践する手段となる。しかし、こうしたトレーニングをしたからといって強い感情に対する免疫がつくわけではない。むしろ、その真逆である。何千時間も瞑想に費やした人でも、ストレスへの反応の仕方は一般の人々と同じである。[30] 心臓はドキドキするし、不安や恐れも感じるし、義憤も経験する。研究により、瞑想の熟達者でも、こうした即時的な心理反応は未経験者と同じかそれ以上に強いことが示されている。では、なぜわざわざ瞑想するのか？　違いは、熟達者のほうがストレス反応が消退するのが早い（いつまでも引きずらない）ことにあった。さらに調べると、熟達者のほうが感情と経験のうちどれが〝自分のもの〟で、どれが〝他者に属するもの〟かをより速く識別していた。彼らは自他の区別に長けていたと言い換えられるかもしれない。[31] 彼らは〝脱中心化（decenter）〟するスキルを持っており、自分の心情を感じながらも、その心情を自分の外に立っているかのように客観的に観察することもできた。また、心理学者が〝メンタライゼーション〟と呼ぶ力を習得しており、我を忘れたり惑わされたりすることなく自分自身の感情を理解していた。彼らは、心理状態を自分でコントロールすることは可能で、自分はコントロールされる側ではないと認識できるようになっていた。そして、その状態が一時的で長続きしないことや変動することも知っていた。例えば、「私は怒りを感じている（I am feeling angry：どう感じるかはコントロール可能）」と「私は怒っている（I am angry：怒りはその人のアイデンティティに含まれる）」を容易に区別できるのである。彼らはよりマインドフルに応対できるよう、即時的な反応を脇に置くことができる。[32] こうしたスキルはいずれも、プレゼンスが生まれるスペースを空ける。生理学的に見ても、瞑想する人は、興奮時や不安時に身体を駆け巡るストレスホルモンであるエピネフリンやコルチゾール、あるいは感情制御に関わる神経伝達物質であるセロトニン・ドーパミン・ニューロペプチドYなどに対する受容体の数や種類に影響するさまざまな遺伝子の発現を制御している。[33] 瞑想するとは、強い（ときに苦しい）感情を持たないことではない。そうした感情に接しながらも、燃え尽きたり麻痺したりしない方法を習得することである。[34]

私の足はどこにある？

プレゼンスは訓練することができる。一つの方法は〝私の足はどこにある？〟と呼ばれる訓練である。これは、一見するとこれ以上ないほど単純に思える。まず自分自身に、「私の足はどこにある？」と問いかける。そして少しの間、自分の足を感じるのである。足は床の上で平らに置かれているか？自分の体重は左右で均等にかかっているか？　不快感はないか？　靴の中にあるのを感じるか？　力強さや安定感はあるか？　経験するどんな感情にも注意を向けよう。立って行っても座って行っても構わない。コツをつかんだら、ストレスフルな状況でも「私の足はどこにある？」と自問できるか試してみよう。〝いま・ここ〟に意識を保つ方法として活用できるはずだ。足は私たちの基礎であり、安定の源であり、動力エンジンである。私たちは足によってバランスを保ち、不動の姿勢をとり、前に駆動している。身体的に安定し力強くバランスのとれた姿勢をとってみると、自然と思考・心理・

身体の様子、状態への気づきが、心のプレゼンスを安定させる。[35] 感情に注意が向き、それらが安定するのである。[36]

プレゼンスの共有は、深い傾聴によって培われる。ワークショップで私は参加者たちに、職場での意義深い経験、例えばつながりを感じた瞬間や、うまく行かなかったときのことなどについて書いてもらう。そして、参加者たちにペアを組んでもらい、それぞれに自分のストーリーを読み上げるか、その場で話すかしてもらう。ただし、これは社交的な会話ではない。意識を向け、〝好奇心〟と〝初心〟を持って深く傾聴する練習である。私は聴き手に、状況や話し手の感情について不明な点を尋ねたり、適宜理解と共感を表出したりするのはよいが、〝いま・ここ〟で相手とつながるため、解釈・批判・価値判断をはさんだり、話の方向性を勝手に修正したりしないように、もしそうした考えが湧きおこっても、意識的に一旦脇に置くように注意を与える。マインドフルな応対を容易にするために、心を落ち着かせる方法をいくつか聴き手に提示することもある。例えば、優れた意見や深い洞察に至っても直ちに口にするのではなく、心の中でゆっくり一から五まで数えてもらう。そして、少し待った後でも、伝えることが変わらず必要で適切と思える場合に限り、その洞察を共有してもらうようにする。深い傾聴は、実際にはかなり難しい。最初は不自然に感じられるだろう。私たちは、相手が話し終わる前からどう応じるかを考えることに慣れ過ぎているため、ただそこにいるのではなく、何かをしていなければならないと感じる。しかし練習を積めば、深い傾聴によってプレゼンスが共有されるのを感じ、そうして生まれたスペースの中で相手が傾聴され理解されたと感じていることがわかり、満足感を得られることが多い。

さらに、グーグルでエンジニアのためのマインドフルネス・プログラム、「自己内検索（Search Inside Yourself）」を創設したチャディー・メン・タンは、もう一つのプレゼンス共有の実践方法を記している。彼が〝ジャスト・ライク・ミー〟[37]と呼ぶこの方法は一見単純で、心の中に思い描いた誰かに対して、以下のような言葉を思い浮かべるものである（あるいは、口に出して優しく唱えてもよい）。「この人は身体と心を持っています、私と同じです。この人は感情・心情・思考を持っています、私と同じです。この人の人生には悲しみ・失望・怒り・傷心・混乱の時期がありました、私と同じです。この人は身体的・心理的な痛みと苦しみを経験してきました、私と同じです。この人は痛みや苦しみから解放されたいと思っています、私と同じです。この人は幸せになることを願っています、私と同じです」などである。この瞑想的訓練は、職場で簡単に同僚とともに実践できる。特に、あなたが目を合わせづらい人々に対して効果的である。

こうしたさまざまなプレゼンスの訓練を実践することにより、あなたは対話と理解への扉を開き、心の筋肉を鍛えて想定外の瞬間にも備えておくことができる。プレゼンスの実践は、医療者が落ち着き、深く傾聴し、より意識して考え、行為から存在に（動から静に）シフトする助けになる。たとえ一瞬の実践でも、それはミスを未然に防いだり、患者が自分のことを受容・傾聴・理解してくれたと感じたりするのに十分な効果を発揮するだろう。

第6章

地図のない舵取り

Navigating Without a Map

リチャード・グレイソンは退職した疫学の教授だった。彼は一〇年前から私の患者で、私は彼が面倒な離婚調停の渦中にいる間もサポートを続けてきた数少ない人間の一人だった。彼は美味しい食事とワインをこよなく愛していたが、食欲がなくなりアルコールを受け付けなくなったため、私の外来を受診した。見たところ、痩せて、疲れているようだった。体重は約九キログラム減り、肌は灰白色となり、両眼には軽度の黄疸がみられた。私は腹部CT検査をオーダーしたが、検査前から良い結果ではないであろうことはわかっていた。彼の肝臓にはステージⅣの（おそらく胆管に由来する）がんがあり、進行が速く根治は不可能だった。

リチャードは病気に関する事実を知ろうとした。紹介した腫瘍外科医は、手術はリスクが高く、生存期間や生活の質（quality of life：QOL）を改善しないだろうと忠告した。リチャードは、化学療法は全く考えていないと言ったが、私は話を聴くだけでもよいからと腫瘍内科の受診を勧めた。それが、混乱のもととなった。彼は、化学療法によって二〇パーセントの確率で余命が平均数か月伸び、体力や食欲が改善する可能性があると教えられた。しかし、彼が治療反応の良い幸運な患者の一人になるか、副作用だけで効果のない八〇パーセントの一人になるかは、誰にもわからなかった。彼は別の腫瘍内科医にも相談し、さらにインターネットでも検索し、世界でトップレベルの評判をもつ腫瘍内科医を含む友人や同僚にも連絡した。目が眩むほど多くの選択肢が提示され、中には〝期待できる〟実験的な治療もあった。しかし彼は、実験的ながん治療薬には五～一〇パーセントの有効性しかなく、副作用情報が不足していることをよく知っていた。

リチャードは在職中ずっと、学生たちに臨床試験のデザイン・結果の解釈・治療のリスクと利益の評価について教えてきた。彼は統計的に見た自分の状況を理解しており、自らの特異性も認識していた（研究が対象とした患者の平均年齢は彼より若く、がんも彼ほど進行していなかった）。彼ほど知識を持った患者はいないと言ってよいだろう。しかし、情報と統計を手に入れるほどに、リチャードは不安になり途方に暮れた。医学・統計・研究の方法論・確率についての知識は、彼を本質から遠ざけただけだった。十分な説明を受けたにも関わらず、彼は道を見失った。

この探求を始める前には容易に思われた決断は、今や、困難を極めた。彼は何度も考えを変え、不安と恐怖を感じていた。合理主義者だった彼は、自分の論理的で分析的な脳を感情に乗っ取られたように感じた。深刻で複雑な状況に直面した患者のほとんどがそうであるように、リチャードには過剰な認知負荷がかかっていた。事は重大で、感情は切実であり、医学的なエビデンスは不明確で、リスクと効果には未知な点がいくつもあった。私の外来に戻ってきた彼は、状況を整理するのを助けてほしいと言った。そして「もしあなたが私の立場だったら、どうしますか？」と尋ねた。

この後の展開をお話しする前に、一旦立ち止まってみよう。そして、医師として診察室にいて、この質問が自陣コートに投げ込まれるところを想像して欲しい。私には、リチャードの命を救う手段はなく、方針を決めることは彼の負担を増やすだけであり、彼が恐怖を感じており、その恐怖によって冷静な思考が妨げられていることがわかっていた。決めるのが誰であれ、リチャードがその結果を引き受けなければならないことに変わりはない。

患者からの「あなたが私の立場だったらどうしますか？」という質問は、医師をぞっとさせる。そもそも医師は患者ではないが、患者は医師に自分と寄り添い、自分のそばで決定を手助けしてほしいと望む。腫瘍内科の医師たちは、化学療法を拒否した患者たちが、死の恐怖が迫ると心変わりするところを数え切れないほど見ている。そうした背景を踏まえれば、「私はこの状況を経験したことはありません」と答える医師がいるのも頷ける（これは事実ではあるが、患者にとっては心理的にきつい回答である）。末期の病気を持つ患者から質問された場合、医師は自分の死について深く考えさせられるため、回答は一段と困難となる。患者の病気が重くなると、医師の不安も高まる。医師は死について直接話し合うのを避け、画像・検査・治療などの話題に集中しがちとなる。[1]

以前、医師が安易にパターナリズムの役割を担っていた頃には、医師の仕事は事実を組み立てて計画を提供することだった。「今週金曜日から化学療法を始めましょう、医療助手に段取りを組んでもらいますね」と言えばよかった。患者の声は、二の次だった。今の状況は少し違うが、そこまで変わってはいない。患者は意思決定の過程で役割を与えられることが多くなったが、医師はしばしば患者にとって拒否しにくい、選択肢のない選択[†1]（choiceless choice）を提示する。例えば、医師は「研究からは、転移した胆管がんで生存期間を延ばす可能性が最も高いのはゲムシタビンとシスプラチンの化学療法と考えられます。それによりあなたの余命が延びる可能性があり、その余命はたいていは質の高い余命です。もし効かなければ、ほかのオプションもあります。話として妥当に思えますか？　もしそうなら、今週金曜日から始めましょう」と言うかもしれない。「最近似たような状況でゲムシタビンとシスプラチンがうまくいった患者が二人います」などと、患者からの信用を得ようとする医師もいる。数え切れないほどのオプションを提示し、推奨の根拠となる臨床試験の詳細を見事に述べる医師もいる。患者の自主性を支持していることを示すため、医師は「お家に帰って家族と選択肢について話し合い、どうするかを決めたら教えてください」と言うかもしれない。あるいは、窮した場合には「私にはどうするかを決めることはできません。患者さんは一人ひとり違いますから。選択はあなたが決めることです」と言うことすらあるだろう。しかしそれは患者には、「化学療法しますか、それとも死にますか」と言われたようにしか聞こえない。

リチャードはこれ以上、一般患者にとってのリスクと効果について知る必要はなかった。彼が必要としていたのは、〝彼自身の〟個別の状況に役立つ智恵だった。彼はコンパスを持たずに漂流し、地図を持たずに航海しているように感じていた。自らの死に直面して問題を理論的・分析的に熟考しにくくなっているなら尚更、そのような決断を一人でしたいと思う者はまずいない。**リチャードが医師に求めていたのはアドバイスだけでなく、彼の価値観や感情を理解し、不確実さとの折り合いをつけ、選択肢を整理し、彼が道を進む手助けをすることだった。**

時々、私は医師が「それはあなたが決めることです」と言うのを耳にすることがある。それにより彼らは、患者と距離を保って恐れや不確実さを患者に肩代わりさせながらも、患者中心の医療を行っているという誤った思い込みを持ち続けることができる。しかしそれは、こうした状況の患者に相応しい立ち入った話し合いを促進するどころか、必要なサポートを奪い、患者の力を弱める。患者は権利の名のもとに見捨てられるのである。[2] 自分の患者が死ぬ可能性に直面して千々に乱れる医師を望む患者はいないが、テフロン・コーティングされた、苦しみに全く心を動かされない医師を望む患者もいない。共同意思決定とは単に情報を提供するだけではなく、不確実さを一緒に受け止めることである。そのため、共同意思決定は医師にとっても心理的苦痛になり得る。彼らは不確実さに向き合って感じる不安に対処し、患者と〝ともに〟未知の領域に入って行かなければならない。エリック・ラーソンはそれを〝感情労働（emotional labor：仕事の一部である情緒的な作業）〟と呼ぶ。[3]

　こうした状況にある患者は、自分の声を聴いてもらいたいと感じている。しかし、患者が声を上げることはあなたが思うほど多くない。いくつかの理由は私にも想像できる。重大な選択をするとは、より多くの責任を負うことを意味する。加えて患者は膨大な情報量に圧倒されている。あるいは患者は医師の歓心を得たいと思うかもしれない。よく説明を受け、理解度の高い患者でさえ、医師の考えに異議を唱えることにより、ケアの質が低下することを恐れる。[4]

　こうした要素を気にかけながら、私はリチャードの腹部を診察した。私には考える時間が必要だった。新たな発見を期待することもなく念入りな診察を行ったが、それは二つの点で役立った。私はこうした状況では触れ合いによって連帯感が伝わることを知っていた。また、診察によって私は一旦仕切り直し、次に何を言えばよいか、彼に合った決定に向かわせるような言葉がないかを考えることができた。私はしばらくの間、「あなただったら……」の問いについて沈思黙考した。意見しか提示せずに、彼の問いの意図を無視してしまうのは嫌だった。彼が求めているのは単なる情報ではなく、理解、さらには明瞭さと智恵なのだろうと推察していたからだ。

　私は「順を追って一緒に考えてみましょう」と言った。まずは大きな問いから始めた。その中に治療選択肢についてのより具体的な質問の答えがあることを期待したのだ。「一番難しいのはどの部分ですか？　どうすれば、選択が正しかったと思えるでしょうか？　今、人生の何に喜びを感じていますか？　どこで、誰と生きていたいですか？　十分やりきったとわかるのは、どんなときですか？

この決定について、どうしても悔いを残したくないことがありますか？」

一つひとつの質問ごとに、私は沈黙した。会話を方向付けようとするのではなく、私はただ聴いた。それぞれの沈黙は数秒にすぎなかったが、その沈黙はリチャードが思考を整理し深めるための〝スペース〟を作り、リチャードがそれまで会ってきた医師との会話で支配的だったであろう画像・検査・薬についての解説ではなく、より現状に対するリチャードの感情的な反応に関する議論へと立ち入るきっかけとなった。質問の中には返答がないものもあった。黙っているのは難しかった。情報・推奨・安心させる言葉を与えるほうが簡単だっただろう。しかし、単に答えで沈黙を埋めるのではなく、問いとの共存を選んだことが、別の結果につながった。その五分間は、私たちが理解を分かち合ったという感覚を強めることになった。ただ聴くことにより、私は彼の抱えるジレンマだけでなく、不安にも触れることができた。私は彼をより良く理解できたし、彼も自分自身をより良く理解できたと思う。

彼は「高用量化学療法の可能性に賭けてみる気になりました」と言った。「でも、多過ぎた場合に低用量に変更できるかどうかをまずは確認したいです」。この決定は、〝私の〟決定でも〝リチャードの〟決定でもなかった。それは会話を通じて、一緒にいることによって生まれた共同の決定であった。交渉（negotiation）というより、行程（navigation）であった。私は正直、驚いた。彼のことを誤解していた。私は、彼は〝科学者として〟計算上の確率を考え、違う決定をするだろうと勝手に思っていた。しかし彼は一か八かの勝負を望み、そのためなら痛みも進んで許容した。

この選択は彼にとっては正しかったが、別の患者なら別の選択をしていただろう。彼は情報もアドバイスも十分に持っていたので、私は質問するにとどめ、推奨はしなかった。化学療法による副作用もほとんどなく、リチャードは六か月の間、納得いく生活の質を謳歌できた。六か月後には腫瘍が再び増大し、やがて彼はホスピスに入った。しかし彼は、状況の中で最善の選択をしたと感じており、後悔はしていなかった。

一概には言えない

医療政策に関わってきたショロム・グルーバーマンとブレンダ・ジマーマンは、決定を単純（simple）・複雑（complicated）・複合的（complex）に分類している。[5] リチャードの決定は単純とはとても言えないものだったが、メアリ・アンの決定は単純だった。リチャードと同じ日に受診した二五歳のソフトウェア・エンジニアである彼女には、尿路感染症に典型的な症状のすべてが揃っていた。前年にも同様の症状があったが、抗生物質を服用した翌日には改善していた。診断に至るのにも適切な治療を処方するのにも、さほど手間はかからなかった。効果が見込まれる二～三種類の抗生物質のどれにするかは、価格と飲みやすさをもとに選べばよかった。私は医学的なトレーニングをほとんど必要としないレシピに単純に従っただけであった。

しかし、もしメアリ・アンに高熱と背部痛があって、ただの膀胱炎以上のものが示唆されていたらどうだろう？　糖尿病や腎結石があったら？　あるいは、妊娠していたら？　事態はより深刻になる。負うリスクも高くなる。どの検査をオーダーするか、どの抗生物質を使うか、入院が必要かどうかの決定には、自宅に看てくれる人がいるか、医療保険に加入しているかなど、幾多の社会的要素が関わってくる。もはやこうなると、問題は〝複雑〟である。

グルーバーマンとジマーマンは複雑な問題を、ロケットを月に届けるようなものだという。それは、レシピ以上のものを必要とする。知識や計算式、大気の温度から風速、工程を点検・確認する人員の確保に至るまで、幾多の要因を考慮する経験などである。それでも、目標は明確で、揺らぐことはない。取り得る軌道がいくつかあっても、用いられる物理の原理は共通している。ひとたびロケットを月に届ければ、またやれるという自信を持つことができる。

複雑な問題の典型例には、乳がんに対する腫瘤摘出術（乳房の一部を切除する）と放射線治療の併用と、乳房全摘術のどちらを選択するかが挙げられる。どちらの治療も長期生存率は同等であるが、患者はそれぞれの一長一短（利便性、生活の質、身体イメージ、再発リスクなど）と付き合わなければならない[6]。患者一人ひとりが、ほかの誰かではなく〝自分〟が何を望むかに答えを出さなければならない。医師は患者の選択を助けることができるが、その際には患者の選択と医師自身の希望が異なることもある、という認識が必要である[7]。

リチャードの問題は、複雑のレベルを越えていた——それは、複合的な問題だった。経済学者チャールズ・リンドブロムの言葉を借りれば、複合的な問題を前にすると、人は「あくせく試行錯誤する」[8]。つまり、最初の目標を設定した後で、情報が進展するのに合わせて努力とその方向性を見直す。これは必ずしも悪いことではない。複合的であるとは、予測がつかず、優先すべきことがいくつも競合することであり、道に踏み込むまで目標が不明確なことを意味する。病気を知ったばかりの頃は、リチャードもたいていの人と同様に長生きし、高い生活の質を楽しみ、尊厳を保ち、家族と自宅で過ごしたいと言っていたかもしれない。ときにはすべての目標を叶えられることもあるが、重病の患者にとって多くの場合それは不可能であり、例えば化学療法に踏み切るなどの決定は仮定的で条件付きなものとなる。もしリチャードが初回の化学療法で悪い反応を起こしていたら、おそらく彼は方針を変えていただろう。

　複合的な問題への対処はいつでも医療の一部であった。しかし、過去二五年の間にこうした問題への対処の必要性の程度は急上昇した。一九九〇年にはＡＩＤＳの治療薬は一種類しかなかった。今では二五種類以上あり、さまざまに組み合わせることができる。がんについても同様である。糖尿病・心不全・高血圧など、私が家庭医として治療するほとんどすべての病気において、治療選択肢は指数的に広がり、それらを単純化するはずのガイドラインも変わり続けている。

　複合的な問題を前にすると、脳は効率を求める。作家でジャーナリストのＨ・Ｌ・メンケンの言葉を言い換えると、私たちは「明確でシンプルで間違った（clear, simple, and wrong）」答えを選んでしまうことが余りにも多い。[9] それに対してマインドフルであるとは、悲惨な事態のすべてを受け止め、短絡的な考えに流されないことである。[10] 例えば、プロトコルやガイドラインは使うが、それらに縛られないことである。曖昧さが優勢なときには、確実だという幻想に浸らないことである。診断をつけた後もオープンな心を持ち続けることである。ルールを破る適切なタイミングと程度を知っていることである。より良い選択につながるような患者の意見を引き出すタイミングを知っていることである。

私が自分の仕事（家庭医療と緩和ケア）を好きな理由の一つは、過去の探検家たちが用いた海図に消えかけて背景と区別のつかない部分があったように、地図はあるがその詳細が完全に明らかではないところである。私がインドで見つけた料理本には、レシピの一つに「アサフェティダ[†2]を加えて調味する」、「〝ナイス〟になるまで火にかける」という指示があるが、それまでインド料理を作ったことがない人にはあまり助けにならないだろう。臨床診療においても、それと同じように感じられることがある。たとえよくある病状であっても、答えは〝一概には言えない〟ことが多い[11]。**複合的な問題に対処するには、ウィリアム・ジェイムズの言う〝個々の特殊性（患者とその人生についての詳細）に広く親しむこと〟が必要であり、それによって「私たちはたとえそれがどれだけ深遠なものであっても、〝抽象的な公式〟を手にするよりも賢くなれることが多い[12]」**。私が日々向き合う個別性に関わってくるのは、それぞれの患者の人となり、遺伝的性質や習慣、病気に対する反応の違い、誰と一緒に住んでおり、誰と一緒でなければ生きて行けないか、望みと願いがどのように意思決定に影響するかを知ることである。患者ごとに異なる価値観を知ることは、人類学者や調査報道記者がするような一種の探偵仕事である。それと同時に、どの患者の診察も、程度の差はあれ、対照群のない〝n＝1の研究〟であり、直観や勘に頼る必要があるという認識で実践する人間科学でもある。患者の世界と自分の世界がどう交錯するかを見極めなければならないのである。

実践的な智恵

医療においては、病気・診断・ガイドライン・臨床的エビデンスを知っているだけでは十分ではない。あなたが医師を選ぶときには、アリストテレスの言うフロネシス（phronesis：大まかには〝実践的な智恵〟と訳される）のある医師にするとよい。フロネシスは、今このとき、この患者にとって最善となるような行為を選ぶ際に用いられる。ウィリアム・ジェイムズによれば、「すべての人間の思考は、基本的には二種類からなる――ひとつは論理的な思考、もう一つは物語的・記述的・瞑想的な思考である」[13]。優れた意思決定を行う人は、その両方を用いる。

複合的な問題を前にして賢明な決定を行うには、論理的・分析的な頭だけでなく、考える・気づく・感じるためのすべての心と頭を使わなければならない。リチャードがこの状況のなかで彼の道を感じる必要があったのと同じように、私もまた私の道を感じる必要があった。論理だけでは不十分であり、決定は単なる数理計算ではなかった。それは通常用いられる意味での発見でもなかった。新たな事実が追加されたわけではないからである。決定は相互の関係に基づくものだった。私たちは混迷するさまざまな情報を一緒に理解し、その過程で私たちは多くの見方、例えば私、彼の腫瘍内科医、彼の家族、そして彼自身の見方について話し合った。私たちは互いに質問し、異なる選択がもたらし得るストーリーを想定し、パートナーシップを作り上げた。それにより、リチャードは自分の価値観・目的・優先事項を明確にして、自主性を行使することができるようになった。これは親密なプロジェクトであり、不確実な状況を単に忍容するだけでなく、進んで受け入れることであった。[14]

心の一致

リチャードと私の面談において、私たちがときにためらいながら、またあるときには直接的に至った状態を、私は〝心の一致〟と呼んでいる。[15] 私たちが共有した〝心〟は私のものでも彼のものでもないが、そうした〝心〟について語られるのは、もはやSF作品の中にとどまらない。第五章で述べたように、心の一致は社会脳科学研究の最前線にある。今や社会脳科学により、二つの心がいかに協働しているか、いかに考え・感情・知覚が周囲との関係によって形成されるかや、もはや思考は二人で一つの共同作業と言っても過言ではないことを説明可能である。例えば〝ハイパースキャニング研究（hyperscanning research）〟（二人の被験者に同じタスクに取り組んでもらい、考えたり互いにコミュニケーションをとったりする間に脳を検査する）により、両者の脳で同じ部位が活性化されることが示されているが、その一致率は驚異的なほど高い。[16]

私がこうした脳画像研究を刺激的だと思うのは、それが個人間の双方向性のマインドフルネスという概念の前提となり得るからである。個人〝内〟のマインドフルネスが自分自身のマインド（意図、願望、目標、短所など）を知ることであるのと同じように、個人〝間〟の双方向性のマインドフルネスとは他者のマインドを知ることである。あらゆる人間関係において、私たちは互いの意図・感情・思考を〝読んで〟いる。それは医師も患者も例外ではない。しかし、心を読むのはなかなか難しい。

私たちは意識的に見聞きすることだけでなく、日常意識の外にあることによっても他者の考えを推察している。微笑もうとする瞬間の表情・声のトーン・軽く逸らした視線が、関係を構築することもあれば、破壊することすらある。もし疑うのであれば、オースティンやプルーストを読んでほしい。さらに、人々は互いのフェロモン（無意識のうちに私たちが発する誘引・不安・怒りなどのシグナルとなる匂い）を〝読み〟、それに反応している。[17] 嗅覚の神経伝導路は、鼻から脳の感情を感じる部分（特に扁桃体）に直結するが、この部位は、私たちの気分や決定にも影響しているようだ。この神経伝達物質のスープのなかで、複合的な問題と強い感情に直面しながら一緒に何かを決定するには、一つのマインドだけでは足りない。リチャードが決定に達するには、ほかの誰かからの助けが必要だった。この件については、二つのマインドが一つのマインドに勝っていたわけである。[*1]

硬い首

凍えるような一月の真夜中、私が小児救急でインターンとして働いていたときのことである。高熱の幼い患児が、当然のことながら両親に心配され連れられてきた。その頃は呼吸器系ウイルスが流行しており、私は原因がそれだけであるよう願っていた。診察してみると、機嫌が悪く泣き続けている。私は「機嫌が悪くあやしても泣き止まない」[18]は入院を意味すると教わっていたので、母親があやして数分で患児が落ち着いたときにはホッとした。

患児は触れると熱感があり、三九・五℃の熱があった。こうした場合のプロトコルでは、まず熱を説明する所見の特定に重きを置いた注意深い身体診察を行い、原因が特定できなければ腰椎穿刺（背中から針で髄液を採取すること）を行う必要があった。鼓膜は少し赤かったが、泣いたことによるものので感染ではなさそうだったし、咳はしていたが肺炎の徴候はなかった。その他の診察所見に問題はなかった。

次に私は首を診察し、硬いか柔らかいかを評価した。彼は母親から離されるのを嫌がり、私がそっと首を曲げると、泣き出し母親にしがみつこうとした。彼を母親の膝に乗せてもう一度試みると、少しうまくいった。彼の首は硬くなかった（少なくとも〝硬直〟と言えるほど硬くはなかった）。しかし、そこまで柔らかくもなかった。私はもう一度彼の首を曲げ、彼が両足を屈曲させないことを確認した（もし屈曲させていたら、髄膜炎の典型的な徴候であった）。私は少しホッとしたが、完全には安心できなかった。この子が大丈夫であろうと思える安心材料がまだ必要だった。私は採血して検査に出した。数分後に出た結果では、白血球数は正常であり、それが決め手になった。これにより、私は髄液を採取しないことを正当化できた。私は患児を帰宅させ、ほんの数時間後であるが、翌朝に彼をかかりつけの外来に受診させるよう両親に指示した。

私は当直室に戻ったが、なかなか寝つけなかった。それは、未解決の問題が残っていると自分が感じている証拠だった。振り返ってみれば、私はそうでない可能性もあったのに無理やり状況を「大丈夫」だと結論したことに気づいていた。この一件が午前四時に起きたということが、状況を一変させ

＊1＝two heads are better than one という、「三人寄れば文殊の知恵」に似た英語のことわざを意識した表現。

ていた。腰椎穿刺を行うためには、私は自分の世話役の研修医を起こす必要があった。その研修医は少し無愛想だった。彼は夜中に起こされても「構わない」と言っていたが、私を含めた周囲の人たちは彼がそうは思っていないことを知っていた。それで私は彼を起こさなかったのだ。これが午前四時ではなく午後四時であったなら、私は腰椎穿刺をしていただろう。幸い、その子の病状は数時間後には改善した。しかし、自分が傷つく可能性を直視したくないというだけの理由で腰椎穿刺をしなかったのは、間違った選択であった。このときの私は（患児も）、ラッキーだった。全く同じ症状と検査結果でも、別の患児であれば髄膜炎だったかもしれない。間一髪の危ないところだった。次回以降はそこまでラッキーではないかもしれない。

話を広い視点から見直すと、これは私だけの問題ではない。腫瘍内科医ランジャナ・スリヴァスタヴァは近年発表した論文の中で[19]、肺腫瘍の予定手術の安全性について声を上げられなかったときの様子について書き記している。彼女の直観は外科医に連絡せよと告げていたが、彼女は「著名で尊敬されていた」外科医のすることだから間違いないだろうと考え、連絡しなかった。実際には彼女が正しく外科医は間違っており、患者は死亡した。後になって、ほかに三人の医師たちが、疑問を持っていたものの自分のほうが間違っているのかもしれないと恐れ、声を上げなかったことを証言した。外科医は周囲からそんなにも怖い存在だと思われていたことを知り、戦慄した。

複合的な問題への決断が求められるのは、何も救急外来や腫瘍外科、末期の病気だけではない。プライマリ・ケア外来では、血糖コントロールがうまくいかない二型糖尿病患者で経口薬からインスリン注射に切り替えるべきかを評価しなければならないことがよくある。表面的には、これは単純な問題に見えるかもしれない。この点についてのガイドラインが〝ある〟からである。しかし、臨床診療における真の智恵とは、どのような場合にルールを破るべきかを知っていることである。私は過去数年間で何度か、糖尿病診療のルールを破った。例を挙げると、肥満だが減量が成功しつつあり、継続により糖尿病の改善が見込める男性、転移性乳がんの進行した女性、自殺未遂歴があり針のことを考えるとパニック発作を起こすホームレスの若い男性、長期の糖尿病による合併症を発症するまでの余命がないと思われる衰弱した八〇歳の女性、隔絶した場所に一人で住みインスリンの副作用が出ても助けを求めることが困難な女性などである。こうした状況はどれも、個別性の認識に基づくフロネシスを必要としていた。どれだけ多くの事実を集めても、可能性ばかり計算しても、フェイス・フィッツジェラルド医師の言う〝無形物の愚直な定量化〟[20]、すなわち、生卵をよく切れるナイフで切り分けようとすることにしかならない。ナイフそのものは良い道具だが、ここでは役に立たない。

しかしながら、医師たちはその愚直な定量化によって評価される。もし私がインスリンを処方せず、患者の血糖コントロールが少しでも悪くなれば、たとえ厳格なコントロールによって患者の健康がそれ以上に損なわれていた可能性があったとしても、私のケアは不適切ということになる[21]。その場合、患者は〝コントロール不良の糖尿病〟を持つとみなされ、外来の医療助手はカルテに特別な注意を喚起するフラグを立て、保険会社はそれを欠点とみなし、〝質〟に基づく医療報酬加算の却下を正当化する根拠にする。

グルーバーマンとジマーマンは、複合的な問題に対処するのは、子育てのようなものだと指摘する。目標は健康な結果であり、必ずしも予想されたものやほかと同じものである必要はない。もしあなたに子供が二人以上いたとして、たとえ同じ愛情・養育・指導・世話・根気で接したとしても、それぞれ違う育ち方をするだろう。もしあなたがラッキーなら、どの子供も充実した人生を送るだろうが、どんな生き方になるかは一人ひとり違うし、予想もできない。育児本やアドバイスは有用だが、ある程度まででしかない。そこから先は自分で試行錯誤しなければならない。習熟したと感じても、すぐさま不慣れな新しい局面が現れる。はっきりした道はなく、ときには地図さえない。

意思決定の科学

一九六〇年代のいつからか、医療において、意思決定は直観や経験の領域から、現在では意思決定科学と呼ばれる学問に格上げされた。一九七〇年代までには、医療上の決定を臨床エビデンスに基づいて行うことが専門家たちから提案された。[22] 臨床的な問題は、「心房細動（血栓や脳梗塞を起こすことのある不整脈）を持つ患者が一〇〇人いるとする。脳梗塞の発症リスクが年に約五パーセントとすると、脳梗塞リスクを二パーセントに減らすためには何人の患者を抗凝固薬で治療する必要があるか？」といった定量的な問題に変換された。誰も脳梗塞にはなりたくないが、抗凝固薬にはマイナス面もある（出血だけでなく、用量調節のために一～二週に一度採血される煩わしさもある）。問題は、両者のバランスである。それを解決するため、研究者たちは〝功利性[†3]（utility）〟の概念を提唱した。小さな脳梗塞になった生活にはどれくらいの生き甲斐があり、抗凝固薬の内服・頻回な採血・出血可能性により低下する生活の質はどの程度かを定量化したのである。この手法は複数の枝からなるディシジョン・ツリーを提示することが多く、それぞれの枝を通じて、個々の状況における患者のリスクレベルに応じた〝正しい〟決定に至れるようになっている。

しかし、こうした決定アルゴリズムは実地ではまれにしか採用されず、提案した研究者たちを困惑させた。調べてみると、医療者も患者も、そのようには考えず、むしろ考えたくもないということがわかった。特に厚かましく感じられたのは、一人ひとりの患者は集団全体とは異なる価値観や好みを持っているはずなのに、どの患者の〝功利性〟も同じだろうとみなしたことだった。[23] 複合的な問題に直面した一人ひとりの患者が持つ、ときに不安定な好みを数理モデルに当てはめようとすれば、たちまち統計的な悪夢に陥る。彼らの用いたモデルがよく前提にしたのは、人間は理性的に決定を行うという、魅力的かつ馬鹿げた命題であった。ある決定が、背景となる価値観を反映している可能性を高めることになる点では魅力的だが、私たちの選択には多くの非理性的な要因が影響している。例えば、心理学者のダニエル・カーネマンとエイモス・トベルスキーは、損失を回避したいと考えるか、利得の好機だと考えるかによって、いかに異なる選択がなされるかを示した。[24] 彼らの実験は、たとえ論理的に行動しているようでも、人間は完全に理性的ではないことと、決定に導くバイアスや経験則に基づく直観が、しばしば無意識レベルにあることを明らかにした。もしあなたの親友に、ある薬の合併症が起きていたら、たとえ合併症が起きる確率が一〇〇万回に一回だと知っていても、あなたはその薬を飲むことを少し躊躇するのではないだろうか？　そして、もしあなたがその友人の医師であったとしても、やはりその薬の処方を躊躇するのではないだろうか？　たとえ同じことが二度起きる確率はゼロに近いほど小さいと知っていても。ほかの誰もがそうであるように、患者も医師も意識下のバイアスに引っ掛かりやすいことを認め、意思決定科学の研究者たちは〝限定合理性（bounded rationality）〟モデルを好んで採用するようになった。[25] しかし、もし私たちが完全に合理的な存在ではなく、バイアスが無意識のレベルにあるとしたら、それらをモニターする方法などあるのだろうか？ そこで登場するのが、メタ認知である。メタ認知とは文字通り、自分自身の考え方や感じ方に注意を向け、自分の内面オペレーティングシステムを管理・調整すること、すなわち、救急医パトリック・クロスケリーの言葉を借りれば、自分自身の〝マインドウェア[†4]（mindware）〟を調整することである。[26]

クロスケリーが指摘するように、良い決断ができるようになるためには、大部分の医療者たちが受けたことのない種類の教育、すなわち自分自身の頭と心が働く仕組みを知るための教育が必要である。これは自分自身のバイアスを評価し、それらを修正する対策を立てることを助けるものであり、単に脳心理学の本を読む以上のものである。バイアスから脱却するには、物事を観察する際に、前もった想定・勝手な解釈・早合点が起こらないようにしなければならないと彼は主張する。良い決定には精神的安定・感情制御・目的明確化、すなわちマインドフルネスが必要となるということである。

現在、注意や思いやりのトレーニングによっていかに自分自身のバイアスに対する意識を高め、それが意思決定に与える影響を減らせるかについての研究が進められている。[27] トレーニングを積むと、バイアスを含む意識下の心の働きを意識しやすくなる。そして、反応する前に一瞬思案するようになり、状況を見極め、こうだろうという想定からありのままの観察を切り離せるようになる。もう一度考え直すこともできるようになる。

直観

医学部にいた頃、私たちは皮膚症状を診断するためのプロトコルを教わった。私たちはまず、病変の場所、色、辺縁は明瞭か曖昧か、表面はスベスベかカサカサか、膨隆か平坦かを言葉で表現した。そして、それらの特徴をもとに、可能性のある診断を確率の高い順に並べ、最もありそうなものを選ぶよう教わった。割と単純そうだが、熟練した皮膚科医が実際に皮膚病変を診断するときにはこの方法を使わない。熟練した皮膚科医が医学生のプロトコルに従おうとするとうまく行かないのだ。その代わりに彼らが頼りにしているのは、第一印象である[28]。同じように、熟練した医師は患者の話が〝しっくりこない〟、何かがどことなく〝おかしい〟ことを見抜く。

意思決定科学の研究者たちは当初、〝臨床医の直観〟という言葉にまつわる神話の嘘を暴こうとした。彼らがそう考えたのは理解できる。なぜなら研究者たちは、一世代前の医師たちが傲慢にも自分のケアが同僚たちより優れていると信じながら、その根拠に武勇伝しか持たない状況を、なんとか正したいと考えていたからである。しかし、彼らはそうした動機に基づく研究に夢中になるあまり、意思決定が完全に分析的思考に支配されてしまうと医師は別の種類のトラブルに陥るという、逆の問題には目を向けてこなかった。問題は、意思決定過程に有用だが、過程を完全に支配することはない、情報に基づく適度な〝直観〟をいかに培うかである。

直観はあやふや・本能的・印象的・非合理的なため、言葉で表すことや研究対象にすることが難しい。しかし、複合的な問題への対処を検討するには、直観が不可欠である。現代の意思決定科学の研究者たちは直観を重視しているが、彼らもいまだにその本質と働きを容易に説明することはできていない。その理由の一つには、直観が単一のものではなく、異なった名前（虫の知らせ、速い思考、曖昧な痕跡、システム1過程など）で呼ばれ、それぞれの定義が思考・感情・本能的な知覚・記憶などについての微妙に異なる意味付けの上に成り立っていることが挙げられる。[29] 皮膚科医のパターン認識のように、熟知した問題の対処に用いられる直観もあれば、過去の状況との類似性や相似性を見やすくすることで新しい状況への先導的役割を果たす直観や、感情的・社会的知性（どのように他者を知り他者とやり取りするか）に関する直観もある。

二〇世紀末の数十年間で、脳神経科学者のアントニオ・ダマシオは、革命的な著書において、賢明な選択ができるかは自分自身と他者の感情への気づき次第であると主張した。それまでの心理学研究者や認知科学者からすれば、型破りな見方である。ダマシオは著書 *Descartes' Error* [*2] の中で、フィニアス・ゲージという、一八四八年に重症の脳損傷により前頭前皮質（意識を司り感情を制御する脳部位）の片方が障害された不運な男の事例を論じている。ゲージは損傷後も生存し、損傷部位以外の脳は驚くほど無傷であった。記憶や抽象的な論理思考に問題はなく、普通に会話することもできた。仕事も、少なくともしばらくは続けることができた。しかし、当時の主治医によれば、ゲージの人格は変わっていた。彼は「同輩たちにほとんど敬意を示さず、彼の望みに反する制限や忠告に我慢できず、しばしば頑固である一方、気まぐれで優柔不断で、将来の計画を数多く考案するが、それらは取りかかったかと思う間もなく破棄され、ほかのより実行可能そうなものに替えられた」[30]。前頭前皮質を喪失した彼は、自分の感情を認識・制御する力、行動の帰結を予測する力、間違いから学ぶ力を失った。その結果、彼が自分で決めた決定の多くは大失敗に終わった。

感情と直観が人生の選択に重要なことは納得しやすい。そうでなかったらどうなるか、想像してみよう。人生のパートナーを選ぶのに、まず求める属性のリストを作り、候補者一人ひとりとそのチェックリストを突き合わせ、最も得点の高い相手を選ぶ人はまずいないだろう。ほとんどの人は、パートナー候補の属性リストを考慮しつつ、心の声や腹の奥底の声（後になって初めて、恋に落ちるきっかけの一つだったとわかるような、身体からのメッセージ）にも耳を傾ける。これは複合的な医療上の決定についても同じように当てはまる。臨床エビデンスが解決できることには限度があり、そこから先は心と腹にも語らせなければならない[31]。

感情・社会認知・直観が意思決定に不可欠だとしたら、どうすればそれらを培うことができるだろうか？　それらの訓練に必要とされる内的な作業に取り組もうとする医療者が行うべき課題は二つある。分裂した心から一体的な心に至ることと、個人の心から他者との心の一致に至ることである。誰もが生まれつき一体的な心や、他者との心の一致に至る素地を持っていることが研究によって示されている。しかし、医師の職業訓練ではこうした能力の養成が不十分である。

＊2＝邦訳に『デカルトの誤り』（田中三彦訳、二〇一〇年、筑摩書房）がある。

「ノー」と言うこと

同僚の一人ストゥー・ファーバーは、急性骨髄性白血病により六七歳で死去した。ストゥーは緩和ケア医であるが、彼に与えられた診断名は、五年間生存する患者が四分の一しかおらず、治癒する患者はもっと少ない、難治性でまれな疾患だった。亡くなる少し前に書いた論文の中で、彼は肺炎で入院したときのエピソードを記している[32]。化学療法により、彼の免疫システムは予想通り抑制されていた。感染症科コンサルタントは、ストゥーの肺炎はおそらくウイルス性で、それならば自然軽快するだろうが、より致死率の高いニューモシスチス（ＡＩＤＳが流行し始めた頃に死因の大半を占めていた病原体）が原因の可能性もあると説明した。ウイルスかニューモシスチスかの鑑別には鎮静下の侵襲的な肺生検が必要だったが、ストゥーの全身状態を考えると、手技は合併症リスクが高く、順調に行っても回復に数日はかかると思われた。

ストゥーは自分が死への過程にあることを知っていたが、もし肺炎の原因がニューモシスチスなら治療によって命が延びる可能性があった。彼の担当医たちは、手技を受けないことなど考えられないと暗に伝えたが、呼吸器内科医はそれでも「あなたはどうしたいですか？」と尋ねた。ストゥーは二つの世界、つまり医師としての身近な世界と、患者という新しく慣れない世界の間に挟まれた。幸いストゥーは、現状に満足しておりじたばたするつもりはないと言えるだけのプレゼンスを持っており、生検を希望せず、ニューモシスチスでない可能性に賭けたいと伝えた。すると驚いたことに、それを聞いた呼吸器内科医は「私でも同じ選択をするでしょう」と答えた。

この話が衝撃的なのは（類似する話はほかにもたくさんあるが）、医師が自分自身のケアについて行う選択は、患者に勧めるものと大きく異なるということである。[33] 医師は、たとえそれが苦しみや障害を増やすとしても、患者には最も積極的な治療を勧める傾向がある。しかし、自分自身が（不本意ながら）〝病者族〟に加わると、彼らは積極的な延命治療をあまり望まず、安楽や尊厳をより重視するようになる。

どうしてこのようなことが起きるのか？　死の数週間前にもかかわらず、ストゥーの洞察力は明晰で、医師たちがなかなか彼の立場になって考えられずにいる中でも、プロトコルや冷たい論理を離れて患者の視点を理解することが、担当医たちに可能なことを見抜いていた。しかしそれは、特別に先見性と知識を持った患者からの働きかけがあって初めて可能になった。このときストゥーの担当医たちは（ほかの多くの医師たちがそうであるように）、ストゥーが侵襲的な治療を見送り安楽に集中することを選んだとき、安堵のため息をついた。決断しなければならない重荷から解放されたのである。しかし、医師の推奨に疑問を持てるだけの知識と明晰さのある患者は少ない上、医師が一見自明に思える決定にも初心《ビギナーズ・マインド》を適用しようとすることもそう多くはないだろう。

患者でもあり、医師でもあること

私が腎結石の発作から回復しつつあったとき、私の担当医は残存する結石がないかを確かめるために腎臓の超音波検査をオーダーした。私はそれまでにも何度か結石ができたことがあり、私のカルテには多くの超音波検査やＣＴ検査のレポートが記録されている。超音波検査技師は親しみやすく話好きで、私は彼女が結石があった左腎、続いて右腎を検査する間、画面に映し出されているいくつかの画像を見て、解剖学的な構造を同定しながらその時間を楽しんだ。彼女は特に右側に時間をかけ、画面をたくさん記録しているようだった。そのうち、彼女は話をやめた。私は彼女の注意が腎臓・尿管・膀胱から少し頭側の方に留まっているのに気づいた。私たちが見ていたのは肝臓領域だった。ひょっとして、胆石でも見つけたのだろうか。

私はどうなっているか尋ねた。一般に検査技師は放射線科医が結果を確認するまで所見を明かさないことになっているが、彼女は私が医師であることも画面を見ていることも知っていた。彼女の口は重かったが、やがて「興味深いことがあって、放射線科医に確認する必要があります」と答えた。医療用語で〝興味深い〟が良い意味なことは決してない。放射線科医は「尿路を見た超音波検査技師が、肝臓にも何かが起きていることに気づきました」と説明した。彼女が見つけたのは偶発腫（incidentaloma）で、野球ボール大で正体不明の何かであったが、それまで誰も気づかなかったらしい。私はそれが自分の偶発腫であると認めたくはなかった。それは招かれざる客であった。

私は過去二〇年間で、医師としていくつもの偶発腫の症例と遭遇した。医療スラングでは、偶発腫は想定外のもの、つまり定期診察やＸ線、ＣＴや超音波などの画像検査、手術の途中で偶然見つかった腫瘤・病変などを意味する。本来は副腎の全く無害な良性腫瘍を指す言葉だが、現在では見つけるつもりのなかった腫瘤全般に対して使われている。偶発腫は〝単純〟な状況を〝複合的〟な状況にする。臨床的意義のないことがほとんどであるが、必ずしもそうとは限らない。ときには、がんのこともある。

仕事熱心な放射線科医は、七年前のCT画像（やはり腎結石の後に撮られたもの）を見直した。すると、腫瘤はそこにもあった。探さなかったので、誰も気づかなかったのである。彼らに肝臓に腫瘤がないかを探す理由はなかった。だが、トレーニングを積んでいない私の目でもその微妙な陰影を見つけることができた。放射線科医の計測では、腫瘤は七年前のCT検査から直径にして一ミリ増大していた。彼は、検査結果は正確であり、腫瘤は確かに成長していると言った。腫瘍は良性結節性過形成（CT検査が洗練され、超音波検査技師の技術が向上するまで見つかることのなかった、無害で病気とは言えないようなもの）ではないかというのが、彼の印象だった。私はとっさに計算した。一ミリはさほど大きくは感じられないが、容積で言えば一〇パーセント（円形か不整形かによってはもっと）の増大かもしれない。それでもかなりゆっくりである。当時の私は五二歳であり、その成長速度であれば九〇歳になっても肝臓の少なくとも一部は腫瘤に侵されずに残っているだろう。しかし、それも大した慰めにはならなかった。

選択肢は、そのままにして何も起きないことを祈るか、出血と感染のリスクはあるが生検して診断を確定するか、定期的なMRI検査により増大傾向の有無を確認するかだった。しかし、七年ごとに一ミリの速度では長期間にわたって何度も検査しなければならない。それはそれで、お金がかかり、不快で、不安を掻き立てる選択肢であった。

患者の難しい決断を助けることが仕事の大部分を占める私は、自分にはたいていの難しい決断は造作なくできると思っていた。しかし、そう思っていただけだとわかったのは、ほんの数か月前にリチャード・グレイソンが私にしたのと同じ、「あなたが私の立場だったらどうしますか？」という質問を、私が自分の担当医に尋ねることになったときだった。そのとき私は、すべての情報を得ていながら何も決定できないという感覚、聴診器を当てられる側と当てる側との違いを理解した。私の中で、合理的な頭と感情的な心が戦っていた。私の理性は、よくよく探せば人口の三分の一に何らかの偶発腫が見つかること、それらの九〇パーセント以上は良性なこと、そして私の腫瘤には良性腫瘍が持つすべての特徴が当てはまることを知っていた。しかし私の偶発腫はあくまで〝私のもの〟であり、他人の偶発腫についての話を聞いたところで助けにはならなかった。私は不確実さを抱えていたが、それはほかの誰のものとも違う不確実さだった。

想像力が豊かなことが、却って仇となった。私は自分の腫瘤が最悪なタイプの肝臓がんだと思い込んだ。とにかくそれが何であれ、取ってしまいたかった。私は肝移植を受けるならロチェスターにするか、より経験豊富なピッツバーグやクリーブランドのほうがよいか考えた。そうかと思えば、クリニックの受診予約をキャンセルして、いっそすべてを忘れてしまおうかと考えた。

幸い私の担当医は優れた聴き手だった。彼は私の恐れを批判せずに、辛抱強く話を聴いた。そして、しばらく沈黙した後で、私に胸の内を尋ねた。私は腫瘤のことを忘れたいと言った。彼も私と同じように心配していたと言った。それで数人の同僚にこの件を相談したが、見なかったことにするのは賢明な考えではないだろうというのが彼らの意見だった。しかし、私が聞きたかったのはそんなことではなかった。私は生検を受ける考えに反対だった。彼も反対だった。そこで私たちはあいだを取って、四か月おきに一年間画像検査を受けることにした。私はその選択肢も気に食わなかった（何か月も不確実さを長引かせることになり、重大な何かが見つかる確率は小さいと知りながらも検査のたびに心配になるだろうから）。しかし、決定と心配が担当医と共有されているという認識には慰められた。リチャード・グレイソンと同様、私が求めていたのは単なるアドバイスや情報ではなく、心の一致であった。

それから八年になるが、こうして座って自分の偶発腫について執筆しているのだから、それはおそらくがんではないのだろう。しかし、その可能性はゼロではない。偶発腫の発見から数週後のＭＲＩ検査レポートにもう一個の肝臓偶発腫（最も疑われるのは血管のもつれ）と右腎の「完全に単純ではない！」嚢胞（以前の検査でも同様に説明されていた）が指摘されていたのを見て、私は思わず笑ってしまった。その後二回のＭＲＩでは、肝臓偶発腫もその〝仲間たち〟も成長はしていなかった。私の招かれざる客たちは永住する同居人となり、私は彼らと和解するしかなかった。

第7章

苦悩に応える

Responding to Suffering

〝苦悩〟という言葉を患者‐医師間の会話で耳にすることは、驚くほど少ない[1]。医師は、痛み・障害・ストレス・コーピング（ストレスへの対処法）・生活の質（quality of life：ＱＯＬ）についてはよく話す。私が身を置く研究の世界では、研究者の同僚たちが〝健康関連ＱＯＬ〟の低下や〝質調整生存年（quality-adjusted life year：ＱＡＬＹ）〟の減少について議論する。しかしこうした言葉はどれも〝苦悩〟とは意味合いが微妙に異なる。**苦悩とは、もっと個人的で広汎な苦しみを包含し、その人のアイデンティティ（自分自身でいる力と世界に居場所を持つ力）に影響するものである。苦悩は、症状のチェックリストや「痛みの程度を一から一〇の間で教えてください」といった質問以上のものである。**

医師たちが苦悩の意味を知らないわけではない。人が医学の道を志すのは、自分自身や親しい家族・友人の苦悩の結果であることが多い。壮絶さや生命の危険はないかもしれないが、たいていそれらの苦悩は無常さを意識させる。私にとってのそれは、小児喘息であった。私は自分に何が起きているのか、なぜ息が切れて数メートル以上走れないのか、なぜ私はほかの子供たちと違うのか、どんな将来が待ち受けているのかを理解したくなった。もし私が数十年後に生まれていたら、喘息についてインターネット上で探せるあらゆる情報を調べていたことだろう。その代わり、私は家庭百科事典にあたり、喘息について書かれたすべて、そしてその後は、人体やそれを侵すさまざまな病気について学んだ。

しかし、音楽家（musician）になりたかった私が人生の進路を変えて医師（physician）になる決断をしたのは、大学に入って二年後のことだった。その頃、音楽を学ぶためにアムステルダムにいた私は、一か月の休暇を取り、フルブライト奨学生としてバラナシ（ガンジス河畔にあるヒンドゥー教の聖地）にいた仲の良い友人のもとを訪れていた。そこには、苦しみがまざまざと溢れていた。暑さ・騒がしさ・汚さ・徘徊する牛たちの中で私が目にしたのは、上肢や下肢のない物乞いたち・トラコーマにより失明し、結核により脊柱の変形した老人たち・口蓋裂を放置された子供たち・飢え以外に何も知らない家族たちだった。時々、窓ガラスの着色された黒いセダンが人と動物の塊をよけながら進み、物質的に満たされた人々を、街の雑踏とは対照的な静かで整った地域から、また別の静かな地域へと運んでいた。

バラナシに着いて数日後、私は自転車を借りて、ブッダが初めて苦しみについての[†1]説法を行ったサールナートの鹿野苑まで八マイルの道を乗って行った。到着する頃には、私は日照りや埃にまみれ、喉が渇いていた。見ると、鹿野苑の入り口でオレンジジュース売りがオレンジを絞っている。ジュースは実に冷えており、甘くて美味しかった。

翌朝、私は発熱と腹痛で目覚めた。腹が張って力が抜け、動く気力もなかった。私はジュース売りが果汁を絞るのを（果汁だけで水は混ぜていないのを）見た。しかし、そう思っただけかもしれない。後にわかったことだが、オレンジジュース売りはこっそりジュースを（汚染されている恐れのある）水で割ることで有名だった。そしてそこは、腸チフスの流行地域だった。

私は検査を受ける必要があった。私は自転車タクシーで一マイル離れたクリニックに運ばれた。待合の場所に着くと、うだるように暑くて狭い空間に何百人もの人々が押し込まれ、路上にまで溢れていた。悲惨さと喪失に声を上げて泣く者もあれば、折れた骨が露出した者もあった。血液と尿と吐物の匂いがした。私はこれらすべてに圧倒され、自分の状況を考えて心が凍りついた。腸チフスが死ぬこともある病気だと知っていたからである。

看護師が私を小さな部屋に案内した。医師は染み一つないパリッとした白のチュニクを着ていた。彼は私の症状を真剣に受け止め、注意深く診察を行った。彼は私に、入院する必要はないが、血液検査をして翌朝また来るようにと言った。腸チフスの検査は陰性で、数日のうちに私は回復した。しかし、苦悩の情景は消えずに残った。しかしこのときはまだ、私はサールナートを訪れ苦悩について教訓を得るという状況の皮肉さを真に理解してはいなかった。

数週間後、アムステルダムに戻っていた私は、夜明け前に右腹部から脇腹と背中にかけての締めつける痛みで目覚めた。私は腎結石かと考えた。結石を持つ友人がおり、想像し得る最悪の痛みだと言っていたからである。彼の表現は誇張ではなかった。どの方向に動いても、痛みを和らげることはできなかった。インドにいたとき以上に、私は居ても立ってもいられなくなった。痛みを止めなければ。それも、すぐに。私は再び恐怖に襲われた。

幸いなことに、私のルームメイトは車を持っていた。彼女は私を大学病院に連れて行ってくれた。救急外来は静かだった。待合室ですら、ほかの患者を見た記憶がない。そのうち私はストレッチャーに載せられ、誰もいない、真っ白に塗られた窓のない廊下を運ばれた。医師も全身白（白のジャケットに白のパンツ）だった。彼はX線検査が必要だと言った。それきり誰もいなくなり、私はその殺風景な部屋に一人取り残され、誰の姿も見えず、身をよじり、痛みに悶え、この後どうなるかもわからなかった。看護師の一人が閉じられた扉の向こうからやって来て、動きを止め、うめき声を上げないようにと言った。それから彼女さえもいなくなった。数分が過ぎた。すべてのものが、現実離れして見えてきた。やがて誰かが点滴を始め、はかの誰かが結石を調べるためX線検査をした。何らかの点滴鎮痛薬により、私は一〜二時間のうちに痛みを感じなくなった。私は帰宅し、その晩にはコンサートに行けるまでに回復した。その意味では、私の受けたケアは優れていたことになる。あるいは、病状が自然に軽快した可能性もあった。

しかし実際には、病状は軽快していなかった。私は依然フラフラで、弱っていた。そして、X線検査で結石が見つからなかったため、不確実な状態にも置かれることになった。確定診断のないまま、私は三回の再診を受けた。そのたびに、まず少量の尿検体を採り、医師が渾身の力で直腸を診察（医学用語の〝前立腺マッサージ〟ではこの経験の全容を伝えられない！）できるよう排尿を我慢し、その後二度目の尿検体を採り、また排尿を止め、その後三度目の尿検体を採るよう指示された。さらに二回の再診でもこうした尿の曲芸を強要され、とうとう私は勇気を出して「これは何のためにするんですか？」と尋ねた。医師は事務的な口調で、私が少し前にインドにおり、検査で結石が見つからなかったため、結核などほかの病気について調べなければならないのだと説明した。彼は、前立腺液の培養結果が手がかりの一つになるかもしれないと言った。結核かもしれないと聞かされるのは、気分の良いものではなかった。だが、もし彼がそのことを最初から説明していたら、私はそれほど恥ずかしさを感じなかっただろうし、何が起きているかわからない不安も少なくて済んだかもしれない。結核の検査は陰性で、誰もがやはり腎結石だったのだろうと考えた。私はクリニックを終診となったが、医師の別れの言葉は、「もう戻ってこなくてよい、水をたくさん飲むように」だった。その後も、さらに何度か痛みが襲ってきた。しかし今となっては、私は救急外来に行っても〝薬をせがむ（依存）患者〟と勘違いされ、鎮痛薬の処方を拒否されるのではないかと不安だった。興味深いことに、どの医師も、腎結石が〝私に〟どんな影響を及ぼしたかを尋ねようなどとは考えもしなかった。

こうした病気の体験は私の人生の進路を一変させ、私は医学の道に進むことを決断した。私は決して自分の患者をこんなふうに見捨てまいと心に誓った。私が身をもって学んだのは、医師は治療によってだけでなく、どう振る舞い、どう情報を共有するか（あるいは、しないか）によっても、患者の苦しみを与奪できるということだった。私の思い描いた医師の仕事は、単に治療を処方するだけでなく、情報を共有し、〝いま・ここ〟への意識の集中と親身な態度によって患者を癒すことだった。しかし当時の私は、それがどんなに難しいことかを知る由もなかった。

苦悩についての不都合な真実

苦悩にはいくつかの不都合な真実がある。一つ目は、苦悩は病気が〝治癒した〟と考えられた後にも続くことがあるということである。最近私は、熟練した機械工として働いていた若い男性を診療した。彼の白血病は、骨髄移植により治癒していた。明らかに祝福すべきことであるが、その一方で彼は、移植された白血球（彼の身体の新しい免疫システム）が彼自身の腸管や皮膚の宿主細胞を拒絶する病態、移植片対宿主病からの慢性的な痛みに苛まれていた。彼は腹痛と悪心のためほとんど食事をとることができず、めくれた皮膚はしばしば感染を起こした。慢性で治療の効かない感染が骨にまで達したため、彼は三五歳にして、両足切断の危機に瀕していた。生活の半分以上を病院で過ごし、残りは家で療養したが、病気のため社会的に孤立し困窮していた。また、ほとんどベッドから離れられず、痛みのために高用量の麻薬性鎮痛薬を必要とした。この状況は家族と診療チームの心を深く抉《えぐ》った。彼は〝生還者〟のはずだが、どの医学的な〝成功〟も彼の苦悩を強めているようにしか見えなかった。私は医療スタッフが彼の診察室に嫌々入って行くのに気づいた。彼は、私たちの失敗の生き証人であった。

全く症状のない病気も、苦悩をもたらすことがある。先日、私の患者（医師でもある）が高血圧と診断された。俗に〝サイレント・キラー〟とも呼ばれる病気である。しかし彼は、高血圧ではなく〝白衣高血圧〟（患者の血圧が、医師の前にいるとき以外は正常なこと）だと自分自身（と私）を納得させようとした。確認するため、私は彼に二四時間の計測が可能な血圧モニターを着けてもらった。数日後に彼と結果を話し合ったが、値が正常範囲にあったのはおもに睡眠中のほんのわずかな時間であったにもかかわらず、彼は私に「私は高血圧ではない、血圧がたまに高いだけだ」と言った。医師として日頃から患者に降圧薬を当たり前のように処方している彼の言葉だけに、私は驚いた。

私はこの医師兼患者とのやり取りにより、受診を避ける患者がいる理由や、薬をいよいよ必要な感じのするときしか飲まない、あるいは全く飲まない患者がいる理由をよく理解することができた。診断がつくと、自分自身に対する感じ方は変わる。〝一般市民〟から、なりたくもない〝患者〟になるのである。健康を害したと感じる人もいれば、単に欠陥のある、壊れた、不完全な存在になったと感じる人もいる。たとえ症状のない病気であっても、彼らの欠勤日数は増えることが研究で示されている。[2] 彼に、なぜ薬を飲む気にならないのかを尋ねると、彼は自分を落伍者のように感じるからだと答えた。健康的な食事・瞑想・運動を取り入れた生活を送ってきた彼は、そうした美徳によってＤＮＡを書き換えられるとばかりに、遺伝的素因があっても何とか高血圧にならずに済むと考えていた。私は「遺伝には逆らえませんね」と言った。彼も私も、事態がこうでなかったら良かったのにと思っていた。彼は最終的に薬を飲むことを希望したが、それは彼の血圧を下げることはあっても、〝落伍者となった感覚〟を和らげることはないはずだ。しかし、尋ねなければ、私がこうした彼の思いについて知ることはなかっただろう。

社会学者アーサー・フランクは、痛み・症状・病気がないにもかかわらず、激しい健康関連の苦悩を味わった経験について述懐している。彼の精巣がんは治癒したはずなのに、その数年後にＸ線検査で〝疑わしい影〟が見つかったのである。[3] 彼は、精巣がんが再発したら治癒は不可能であることを嫌というほど知っていた。苛烈な化学療法と不確実な将来について考えると、彼は不安のあまり何もできなくなった。結局のところ精密検査は陰性で、その後もがんのない状態は続いているが、彼は自分が検査を待つ間に味わった苦悩があまりにも顧みられていないことに衝撃を受け、〝ルーチンな〟診断検査が患者にとってルーチンであることはまれだと医師たちに警告するため、この体験を発表した。

医師は、自分が患者になったときにはフランクと同じ不安を経験するが、医師の立場にあるときには、診断検査を軽々しくオーダーしてしまいがちである。それは、ＨＩＶ感染症・ループス・がんなど、治癒しない病気の検査さえも同じである。私が検査オーダーのためにマウスをクリックする一連の動作を実行するとき、患者は自らの死について思い悩んでいるかもしれないことを、私は忘れることがある。通常、診療の場で話される内容ではないと考えるためか、患者がこうした種類の苦悩について打ち明けることはまれである。**苦悩に気づきそれを受け止めるには、「結果が出るまで数日かかりますが、わかったら電話します。このことについて、感じていることや言っておきたいことはありますか？」と尋ねるだけでよい。それにはほんの少しの時間しかかからない。**

名前のつけられないもの

苦悩についての議論は、一九六〇年代からの医療技術が目覚ましく進歩した時期には冬眠状態だった。病態の理解が向上し、新たな治療法への期待が高まると同時に生まれた威勢の良い楽観主義が、こうした進歩だけでは人々が抱える苦悩を消し去ることはできないという現実を見えにくくしていたのだろう。実際、米国国立がん研究所のスローガンは、二〇〇〇年代初頭まで、「二〇一五年までにがんによるすべての死と苦悩を撲滅させる」という過度に楽観的なものだった。

一九八〇年代になってやっと、ニューヨーク市の内科医エリック・キャセルによって、苦しみの本質や医療の目的についての真剣な議論が再開された。キャセル医師は、患者‐医師間コミュニケーションを理解することに心血を注いだ（うまく行ったときも、うまく行かなかったときも）。病気の持つ人間的な体験という側面を重視する医療の新しい潮流において、今でも彼は第一人者の一人である。

キャセル医師はまず、苦悩を「個人の完全さを脅かす事態に関係する重度の苦しみがあるときの包括的な経験」と表現した。この定義は、それまでの考えを根底から覆すものであった。自分自身の診療を改めて振り返り、さらに診察中の患者と医師の会話を録音・分析することで、彼は医師たちがしばしば的外れで、患者の苦悩を見ていないことに気づいた。彼は一九八二年のニューイングランド・ジャーナル・オブ・メディシン（ＮＥＪＭ）に発表された影響力の大きな論文の中で[4]、**〝癒し手《ヒーラー》（healer）〟の本来的な義務は、単に病気を根治することや痛みを緩和することではなく、苦悩に向き合うことだということを医療界に再確認させた。**彼は、苦悩が痛みと大まかにしか相関しないこと、苦悩そのものに意味があり、その意味は一人ひとりが感じる過酷さの程度と質、捉え方に影響することを示した。要は、分娩時の痛みは心臓発作の痛みより激しいこともあるが、全体としての経験は両者で異なるということである（喜びに満ちた結末が期待されるか？　将来への恐れを感じるか？）。

キャセル医師は、苦しみは単に身体の一部（肺、腎臓、脳など）が病気であるという以上のものであることを示した。彼は、苦悩とは個人の全存在によって経験されるものだと説いた。身体的な症状よりも、心理・実存・精神・経済・社会的な苦しみという、ほかの領域の苦悩のほうが苛烈であることは多い。私は、慢性の病気を持つ末期患者の多くが、この状況の中で最も耐え難いのは、病気そのものではなく、病気により家族が困窮したり、負担を強いられたりすることだと言うのをよく耳にする。キャセル医師もまた、**医療システムとの関わりが患者の苦悩を悪化させ得ることをよく知っており、「もし私たちが解決の一部でないのなら、私たちは問題の一部になってしまっているのだ」と述べている**[5]。

キャセル医師の論文が出てからの三〇年間、看護学の研究者・医療倫理学者・ホスピスや緩和ケアの関係者たちが、患者の心に仕舞い込まれていた苦悩に目を向け、特に終末期ケア領域で議論するようになった。それでも、医師が苦悩について尋ねる機会の少なさには目を見張るものがある。「今日の調子はどうですか？」だけでは、苦悩に触れることはできない。医師たちは往々にして、個々の患者が何に最も苦しんでいるかをわかったつもりでいる。しかし現実には、私たちはほとんどわかっていない。

それどころか、〝苦悩〟という言葉は患者に被害者役を押しつけ、患者の行為の主体性と人格を否定する恐れがあるとして、医師たちはこれを〝使わない〟よう注意されている。しかし、これは行き過ぎとなる恐れがある。以前、私は米国国立がん研究所の依頼で、患者-医師間コミュニケーションの質向上についての研究レポートを準備した。レポートの副題は、〝癒しの増進と苦悩の低減〟だった。しかし、席上でレポートを批評した研究者と医療者のうち、多くの者は題名とアプローチに支持的であった一方、一部の者たちは困惑していた。しかし困惑する彼らも、身体や精神の健康（身体的・感情的・社会的・実存的な生活の質、痛みやその他の症状、ストレスとコーピング）を計測する方法なら知っていた。そして、彼らのほとんどは直観的に、健康が単に病気がないだけの状態ではないように、苦悩もまた単に測定可能な痛みや苦悩のある状態ではないことに気づいていた。しかし、癒しと苦悩は彼らのがんマップの辺境に位置していた。

私は最近、米国内にある三〇の医療機関のミッション・ステートメント[*1]を見直した。その多くは目を見張るほど長文で事細かに書かれていた。しかし、〝苦悩〟に言及したものは一つもなかった。その代わりに「患者様の期待を上回る」、「がんを撲滅」、「最上位」、「最高医療の提供」、「信頼のパートナー」などのフレーズが含まれていた。ある病院のミッション・ステートメントに至っては、医師たちは「身体を治療」し、心や精神のケアはほかに任せることを暗示していた。

続いて私は、医療費の支払請求・医療の質の評価尺度・保健統計の基礎となる、一七万個のICD－10（国際疾病分類）診断コードに、〝苦悩〟の語を含むものがないか調べてみた。しかし、ただの一つもなかった。私はここ数か月の間、医師がどうすれば苦悩に応えることができるか、どのように苦悩に応えるべきかを探究した論文を求めて、医学文献を系統的に検索してきた。しかし、見つかった研究は六つだけだった。苦悩の〝描写〟や、苦悩に対する医師や看護師の〝態度〟について書かれた思慮深く省察的なエッセイは相当数あったが、ほとんどが終末期ケア領域に対象を限定していた。苦悩が生まれるその他の状況に触れたものはほとんどなく、それらにどう応えればよいかを提案したものはさらに少なかった。おそらく、苦悩が全人的な経験であるため、医師や研究者が通常用いる方法論にぴったり当てはまらないのであろう。名前のつけられないものを認識し、対処するのは難しい[6]。

どんな名前の苦悩でも[†2]

私が初めてカレン・ヴォークに会ったとき、彼女は三〇代後半であった（今は五三歳である）。カレンはソーシャルワーカーとしての教育を受けており、二人の子供がいた。彼女は虐待的な関係にあった相手と別れ、少し前に再婚していた。何年も前から慢性の疲労感に悩まされていたが、慢性疲労の原因となり得るライム病、貧血、ループス、甲状腺の病気などのマーカーも含め、血液検査はすべて正常だった。また、移動性の関節の痛みと腫脹を訴えていたが、診察しても異常所見はほとんどなかった。両肩と背中に多数の圧痛点があってよく眠れず、これらの圧痛点はどれも線維筋痛症（軽度の痛みで済む患者もいれば、普通の生活ができなくなる患者もいる、全身の痛みを伴う原因不明の病気）に特徴的だった。さらに、間質性膀胱炎（つらい痛みのある、原因不明な膀胱の病気）の診断も受けていた。しかし、複数部位の慢性疼痛・疲労感・抑うつ・虐待が併存することはよくあり、医療者にとっては見慣れた臨床像である。[7] 彼女の気分はジェットコースターのように乱高下したが、症状のほうは必ずしも精神状態やストレスレベルによって変動しなかった。数年前、彼女は慢性疼痛の治療中に麻薬性鎮痛薬依存となった。薬を漸減中止して依存から離脱した彼女は、再び依存になる危険を冒したいとは思わなかった。

カレンは私の外来に、数週おきに痛みを抱えてやってきた。私は痛み・抑うつ・炎症・不眠に対する薬を処方した。効果のあるものもあったが、全体的に見てカレンの病状は悪化し、三年経った頃には歩くこともままならず、仕事もできなくなった。動けなくなるにつれて彼女の体重は増え続け、その増加量は約二二キロにもなった。その間も、彼女の痛みは執拗に続いていた。当初、私たちは麻薬性鎮痛薬を避けようとしたが、非麻薬性鎮痛薬はどうしても彼女に効果がなかった。彼女は麻薬性鎮

＊1＝会社や団体などの使命を明文化したもの。

痛薬への耐性が高く、相当な用量を処方したにもかかわらず、ひどい痛みはびくともしなかった。唯一の選択肢は用量を上げることであったが、彼女も私もそれには不安を感じていた。

私がカレンに会う前から、彼女のカルテは感染症科専門医、整形外科医、脳神経内科医、睡眠専門医、リウマチ内科医、皮膚科医、婦人科・泌尿器科医、足治療師、メンタルヘルス専門職からのコンサルテーション記録によって分厚くなっていた。彼らの中には、不確実さを受け入れて対処するのではなく、わかったつもりになったり、コントロール幻想[†3]を抱いたりして、線維筋痛症、片頭痛、筋膜性疼痛症候群、身体化障害、入眠障害といった〝機能的な〟診断を提案する者もいたが、そうした診断はどれも、原因ではなく症状を記述したものに過ぎなかった。誰一人、個々の臨床像をまとめて、一元的な全体像を描くことはできなかった[8]。カレンは自分が真剣に扱われておらず、誰も状況を把握していないと感じた。医師たちが彼女の症状は〝ストレス〟によるものだと告げると、彼女は一層打ちひしがれ、自分の苦悩に対する自責の念に駆られた[9]。その間に医師たちは、外来スケジュールに彼女の名前を見つけると、うんざりした声を上げるようになった。「六か月後に再診予約を取ってください」などと言って彼女から距離をとる者もいれば、彼女の訴えの信憑性を疑う者もいた。

そんなある日、X線検査で写ったカレンの左足首に、それまでなかった変化がみられた。彼女の足関節には、関節リウマチ患者に典型的な、炎症の徴候と軟骨の破壊が見られていた。今やカレンの病気は、病理変化を伴った目に見えるものとなった……と言いたいところだが、そうでもなかった。血液検査は正常のままで、彼女の関節破壊を説明し得る既知のリウマチ内科疾患のうちで、診断根拠のあるものは一つもなかった。彼女は再び宙ぶらりんの状態に置かれた。そして、段階的により強力な、毒性も懸念されるような薬を試みていった。[10]病状は改善したが、重症の副作用も起きた。あるとき、彼女の右足首に潰瘍ができ、抗生物質に耐性の感染を起こして排膿が続いた。そのうちに、両膝と右股関節に人工関節が入り、両手首・肘・肩の手術が行われた。手術後も、彼女は足を引き摺って歩き、約四・五キロ以上重いものは何も持ち上げられなかった。麻薬性鎮痛薬・リハビリ・鍼・漢方などの植物薬・栄養サプリメント・瞑想・心理療法などは、どれも多少は役立ったが、全体として経過は悪化の一途をたどった。彼女は落胆し、絶望的になった。彼女の結婚生活は崩壊した。あるとき、足首の潰瘍を生検した際、帰宅中に生検したところが出血し始めたことがあった。彼女は私の外来に戻ってきて、泣きながら「もう耐えられない」と言った。圧迫し、下肢を挙上させ、もう一針縫うことで出血は止まった。その部分は、簡単であった。しかし、傷を治したところで、彼女の苦悩の片鱗に触れることすらできなかった。

カレンのような患者は、医療者に無力感を抱かせる。彼女には確定した診断がなかった。どういうわけか、彼女には治療によって起こり得るすべての合併症が起き、ほかの患者と同じようには治癒しなかった。複雑に絡み合った彼女の障害と苦悩の原因が、どの程度まで身体的・心理的・社会的であるかを解きほぐして理解することは、誰にもできなかった。唯一確かなのは、彼女の苦しみが苛烈だということであった。状態が下落するたび、カレンの病気は私個人にも影響を及ぼした。彼女が不調となり落ち込むほどに、私は無力さを感じた。私は、彼女が受診してくることを恐れ始めた。

無力感の先にあるもの

そうするうちに、いまだにどう変わったのかを完全には説明できずにいるのだが、私の中で何かが変わった。私は、自分を無力に感じさせていたのがカレンそのものではないことに気づいた。そうではなくて、私の無力感は、自分自身への期待、何とかして何かしらは治せるはずだ、そして苦しみを和らげることができるはずだ、という期待に根ざしていた。治せるものがないとき、私は途方に暮れ、落ち着かなかった。しかし**マインドフルであろうとする瞬間には、私は無力さを〝感じる〟ことを素直に自分に許し、その不快な感情を無理に排除しないように心がけることができた。**

自分と彼女の悲惨さとの間に壁を作ろうとしても無駄であり、自分やほかの誰かを責めても同じことである。私は、新しい見方を取り入れ、初心《ビギナーズ・マインド》を用いる必要性があると気づかせてくれるものとしてならば、無力さを〝感じて〟もよいことに気づいた。[†4] そこで私は、自分自身にいくつかの質問を始めた。私が見落としているものはないか? 別の見方はできないか? 彼女の絶望に心を奪われずに、もっと彼女とプレゼンスを共有することはできないか? ときには〝すべきこと〟が、安心させようとするのでも治そうとするのでもなく、〝何もしない〟ことである場合もあった。**治さなければならないという欲求を一旦脇に置くことで、私は彼女の苦しみを見つめ、彼女の抱える不確実さ・矛盾する気持ち・希望を共有することができた。**受診のたびに行う身体診察は、単なる病因の探索ではなく、彼女との一体感を感じるための行為ともなった。

医師の心が最も落ち着くのは何かを治すときであり、私もその例外ではない。私たちはまず異常な事態、例えば、痛み・不安・実存的なつらさまでも含めた症状から、高血圧など症状のない病気に至るまで、問題となっているものを同定し、次に薬・手術・行動的な手段などを用いて患者を以前の健康状態に戻す努力をするよう訓練を受けている。しかし、カレンの問題の中には、どうにも治しようのないものもあった。手術したところで、彼女の関節が二〇年前の関節炎になる前の状態に戻るわけはなかった。その他の治療も、副作用を上回る効果はなく、裏目に出ただけだった。

医師が自分にうまく治療できそうな健康上の問題にばかり注目するのも、無理からぬことではある。しかし、〝診断して治療する〟という対処法以外のツールを持たない医師には、患者の苦悩の全容が見えていない恐れがある。そうした医師はしばしば、患者を全人的に見ずに、認識・診断・治療可能な問題の集合とみなしてしまう。

数か月後、カレンの病状は改善し始めた。皮膚感染は消退し、潰瘍は治癒し、増えた体重はほとんどもとに戻った。左股関節の置換術は目立った合併症もなく終わり、数年ぶりに足を引き摺らずに歩けるようになった。二か月ぶりの再診に来た彼女は、喜びに満ち、見るからに幸せそうで、表情から絶望の影はすっかり消えていた。彼女は控えめで上品な装いで、自作のジュエリーを身に着けていた。私は雷に打たれたような衝撃を受けた。彼女を診察してきた何年もの間、こんなにエネルギーと希望に満ちた姿を見たことは一度としてなかった。

痛み・抑うつ・不眠の薬はほとんどすべて飲んでいない、と彼女は堂々と言った。彼女は（二番目の）夫と別れることに決め、そうできたことに自己への信頼感を抱いていた。彼女は自分の人生に責任を持ち、生きることに意味を見出していた。私は「何が変わったんですか?」と尋ねた。彼女が、自分が立ち直れたのはおもに、私と外来スタッフから受けたサポートのおかげだと言ったとき、私は興味を引かれた。どうしてそう言ったのかわからず、質問を繰り返したところ、どんな個々の治療よりも大事だったのは、見ていてくれる、寄り添ってくれる存在(私や診療チームのスタッフたち)がいると感じられたことだと、彼女は言った。彼女は、決して一人ではないと感じていた。私はそれをお世辞として受け取ることなく、さらに理由を見極めようと努力した。私は一歩踏み込んで、彼女の経験をより明瞭に表現してもらった。一つには、彼女の回復は、私が彼女の意向と目標を認識し、彼女が自分の持つエネルギーの焦点を合わせ直し、症状が最もひどかったときでさえも、まだ彼女の中に残されていたものを取り戻せるようサポートしたことに関係していた。彼女の「焦点を合わせ直す」と「取り戻す」という言葉は、私に強い印象を与えた。[11]「あなたが現実的なのも、いいと思う」と彼女は言った。「あなたは私の病気について本当のことを言うけれど、それでもなお希望を持てる理由を教えてくれる」。彼女が自分のケアについて意見を言うたび、私がそれを真剣に考慮したことも、彼女は評価していた。しかし、おそらく私が最も驚いたのは、私が「わかりません」と言ったとき、彼女は「恐れる〝だけでなく〟安心していた」という一言だった。「少なくとも、あなたが正直でいてくれているのはわかったから」と彼女は言った。

短い、ゆっくりした歩み

トニー・バックは、シアトルで腫瘍内科・緩和ケア科医をしている[12]。私たちは一緒に、医師が苦悩により良く応えるにはどうすればよいかを探究してきた。彼が最近調べているのは、医師が無力さを感じるときに起きる変化である。無力感は〝診断して治療する〟アプローチの裏側にある暗黒面である。心は沈み、自分が落伍者に思えてくる。

トニーは、無力感は苦悩を生み出すが、有益なものにもなり得ると指摘する[13]。**自分に治せないものから目を背け、無視したいという気持ちは、警告のサインにもなり得る。すなわち、「一旦落ち着け。何か変だぞ。この状況には別のアプローチが必要だ。苦悩から目を背けるのではなく、目を向けよう。患者を理解し寄り添えるよう、そして患者に理解されたと感じてもらえるよう、深く傾聴しよう」という警告である**[14]。小説家のヘンリー・ジェイムズはそれを、自分と患者の間に〝空の注意のコップを置くこと（placing an empty cup of attention）だと言う[15]。医師であり詩人でもあるジャック・クーレハンはそれを〝思いやりのある一体感（compassionate solidarity）〟と呼ぶ[16]。実際の診療においてそれは、「感じていることを私に教えてください」と言うことであり、重要なのは、患者の様子をうかがうことである。医師たちに伝えたいのは、絶望・混乱・怒り・恐怖も含めたネガティブな感情には、自分を苛立たせるものを掘り下げ、できれば避けたいと思うことも深く調べるよう促す働きがあるということである。誰も無力さを感じたくはない。しかし、こうした不快な感情を締め出すのではなく、それらに目を向けることで、私はより医師として役に立ち、人間としても活気を保つことができている。

　このようにサポートされたと感じた患者は、どんなに切迫した状況でも、行っている治療に効果があるかないかに関わらず、苦悩を感じている患者と向き合い、全人的なつながりを持つ意思と態度が私にあることを理解してくれる。しかし、私がそのためにすべきことは必ずしも多くない。例えば、歩くのが不自由な患者や痛みを訴える患者を診た後、私は診察室から受付デスクまでの九メートルほどを一緒に歩くことにしている。彼らに寄り添うのである。確かに、数秒は余計にかかるので、それだけ身体診察や検査オーダーに費やす時間は減る。しかし、私は暗然のうちに、理解している・見捨てない・投げ出さないというメッセージを伝えるようにしている。患者は、たとえゆっくりしか歩けなくても、自分の医師はこんな風に寄り添ってくれるのだと知り、安心できる。私にとっては、その短いゆっくりした歩みは、禅の修錬で坐禅の合間に行う歩く瞑想（経行）[†5]に似ていなくもない。そうすることで、患者たちの苦悩を共感的に見つめることが可能になる。

　苦しみに目を向けるとは、それぞれの患者を一人の人間として見ることである。それにより、患者の個性・持っている強さ・病気と闘い続ける理由・麻薬性鎮痛薬の依存傾向の背景にあるものなどがわかってくる。苦しみに目を向けるとは、単に病気の部位やコンピュータ画面を見るのではなく、〝患者の瞳の奥を見つめる〟[17]ことであり、冷静な観察者でいるのではなく患者の苦悩の風景に入ることである。実際の診療では、私は患者に、一日の中で何ができて何ができないか、何に子供たちの助けを必要とするかを尋ねる。こうした質問により、さほど時間をかけずに、生活の様子や、彼らにとって最も大切なことを垣間見ることができる。そして、診断の手がかりや私に介入できることが見つかることも多い。

私たち医師は、患者が、苦しいときには苦しいと伝え、どんな苦しみかを教えてくれるはずだと期待する。しかし、患者の多くはそうしない。その代わり彼らは、大事な話なら医師のほうから尋ねるはずだ、医師は聞きたくないだろう、文句や要求ばかり言う患者だと思われるのではないか、などと早合点する。こうした患者の遠慮に対してマインドフルでいるために、ロチェスターにいる私の同僚でメンターでもあるティム・クイルは、患者に「いまあるすべてのなかで、最悪のことは何ですか?」と習慣的に尋ねるよう医療者たちに教えている。彼は、おこがましくも理解しているつもりになるのではなく、ときには「私には想像することしかできませんが……」と前置きし、その上でより詳しく尋ねる。言葉にできないことがあること、しかしそれらも共有されていることを患者に知らせるために、あえて黙っていることもある[18]。ティムは現実的で、開放的で、好奇心がある。彼の積極的に尋ねる姿勢は、患者の苦しみは直接尋ねなければわからないということと、質問に応じて患者が話したどのような内容も、彼にはじっくりと聴く用意があることを示している。

診断者という慣れた役目から抜け出して、患者にこんな風に寄り添えるようになるためのトレーニングを、医師はほとんど受けない。寄り添うことが特に重要となるのは、私に理解できない患者や、怒鳴る、真実を伝えない、不平は言うが支援の申し出は拒絶するなど表面的には余り好きになれない患者と接するときである。ほかの誰もがそうであるように、私も怒りや不満を感じることはあるが、患者をより深く理解しようと努力する(本当の意味で彼らを見る)と、多くの場合、彼らをケアすることはそれほど困難ではなくなる。**マインドフルでいると、自分が感じる苛立ちのいくらかは、彼ら**

（あるいは私自身）を十分に理解できていない証拠でもあることに気づく。どんな患者の苦しみであれ、それに私がどこまで応えられるかは、私がこんなものだろうと想定する患者の経験はあくまで想定であって、それ以上のものではないということをどれだけ認識できるかにかかっている。

私がこうした想定について初めて知ったのは、研修医時代にＩＣＵで人工呼吸器につながれた一九歳の患者を診ていたときだった。彼は髄膜炎の診断を受け、肺炎や呼吸不全も合併しており、死亡率は約五〇パーセントという状況だったが、次第に回復してきた。意識状態が改善し、そのうち人工呼吸器から離脱し、筆談できるようになった。彼は頻回の採血・吸引・プライバシーの侵害にもよく耐えているように見え、素敵な笑顔で医師・看護師スタッフたちの心をつかんだ。彼は私の心もとらえた。私は彼が順調な日はいつでも元気をもらい、不調なときはがっかりした。夜には、彼の夢を見た。不安な夢（「しまった！　彼のカリウムを検査するのを忘れた……」）もあれば、報われた夢（病気の影が一切ない彼が、サッカーをしているところを想像するなど）もあった。

気管内チューブが抜けると、彼はまた話せるようになった。素敵な笑顔は相変わらずであったが、彼は私の想像していたような人ではなかった。彼は未熟で、要求ばかりで、恩知らずで、両親にもスタッフにも無愛想だった。彼は麻薬性鎮痛薬をどんどん要求し、おそらくそれによる短時間のハイな気分を楽しんでいた。彼は絶え間なく食事についての文句を言っていた（これには、私も少しは同情したが）。私は幻滅した。彼は〝脚本〟に沿わないように思えた。彼は私が想像していたような、親切で感謝の念に満ちた思慮深い子供ではなかった。

しかしそのとき、私は彼のアイデンティティを勝手に作り上げていたことに気づき、狼狽した。そんな幻想に当てはまる一九歳など、滅多にいるはずがない。私は入れ込み過ぎていた。どうしてそうなったのかと自問し、偽のイメージを作り上げることで心の奥底にある恐れを見えにくくしていたのだとわかった。彼と私はさほど年齢が離れておらず、彼の臨死経験は私に命の儚さや健康の脆さを思い出させた。私はありもしない物語を作り出し、彼の、あるいは私自身の弱さを見なくて済むようにしていたのだった。

焦点を合わせ直し、取り戻すこと

病気を持つ人々は、自分の経験に意味を求める。人生の終末期になると、家族と疎遠だった人々も、しばしば関係を修復することを望む。多くの場合、プライド・金・業績はそれほど重要ではなくなる。人々はしばしば、病気であったことに価値や名誉を与えるようなストーリーを作り上げる[19]。慢性、消耗性、または説明困難な病気になった患者の中には、意味や一貫性を求める者もいる（全員ではないが）。こうした患者たちが衰弱してゆく恐怖の中で望むのは、単なるコーピングなどではない。たとえ自分の病気が残忍で予測不能でも、彼らは力強く生きようとする。病気にかかったことに感謝する患者はまずいないだろうが、病気の与えた教訓と勇気に感謝する患者はいる。彼らは、成長を実感するのである。こうしたことが実現するのを目の当たりにするとき、私は思わず目頭が熱くなる。患者が自分たちの人生に焦点を合わせ直し、人生を取り戻すのを見られることを特権だと感じるのである。

すべての患者が焦点を合わせ直したり、取り戻したりしたいと思うわけではない。しかし、こうしたことを何度も目にした私は、その重要性を認識し、可能な場合はそっと後押しする必要性を確信するに至った。そうすることで、癒しは共有されたプロジェクトとなる。ただし、病気に対してこのようにアプローチしたいと願う患者はまれであり、強制できるものではない。医療者や家族が、病気と〝戦う〟こと（まるで患者が悪との聖戦に参加しているかのように）や、病気を神に近づく機会とみなすことを患者に熱心に勧めるのを、私は何度も耳にしてきた。また、患者の周囲にいる人が、患者に病気を早く〝受容〟するよう催促することもある。まるで、エリザベス・キューブラー＝ロスが提唱した死にゆく患者が経験する五段階のうちの最終段階である受容が、普遍的で共有された価値観であるかのように。[20] しかし、実際にはそんなことはない。根治的治療から緩和ケアへと円滑にシフトする患者もいれば、〝消えゆく光に対して〟怒ることに意味を見出す患者もいる。[21] 患者は何とかして病気の体験を越えていくべきだという期待は、ただでさえ病気に苦しめられている患者に、道徳的な呵責感まで負わせることにもなりかねない。

よく聴けるようになるには

家庭医の同僚であるルーシー・キャンディブは、そのキャリアのすべてをマサチューセッツ州ウースターの貧困層や労働者階級に捧げてきた。彼らの多くは虐待・暴力・困窮を経験していた。彼女はおぞましい経験を聞き、傷だらけの身体を診察し、見聞きした内容が二度とその人にだけでなく、ほかの誰にも起こらないことを願い、それらを記録し続けている。彼女は社会の中で声を持たない人々、特に人生を左右する重大なトラウマの後で医療機関にやってくる人々の熱心な代弁者である。キャンディブ医師は、医療者は「患者の経験を証言として扱い[22]」、患者一人ひとりのストーリーが持つ個人的な（たとえ絶対的ではなくとも）真実を確かめ、その正当性を認めるべきだと信じている。苦悩とは個人的なものであり、経験の仕方は人それぞれである。何の検査・基準・尺度もない。患者の経験を証言として扱うことは、（ほかの誰でもない、患者自身が話すままに）聴いてほしいという患者の望みを尊重することである。そしてそれは、思いやりが出現するための条件でもあるため、私も彼女と同感である。

第8章

思いやりの心が揺らぐとき

The Shaky State of Compassion

医学部三年生になって間もない頃、私はジョージ・エンゲル医師の著作を知った。第一章でも述べたように、エンゲル医師は優れた内科医・精神分析家で、ケアの〝生物心理社会的アプローチ〟を考案していた。[1] 私は彼に、医学生として自分が感じる不満について書いた手紙を送った。すると彼は、医療機関は技術革新を偏重し、人間的な次元を医療の端に追いやっているという自説を共有してくれた。それはまさに、私の経験していることだった。エンゲル医師は私に、組織風土の違うロチェスターに来てはどうかと提案した。家庭医学のトレーニングと、それに続くフェローシップの中で、エンゲル医師とその弟子たちは私に、彼の言う「人間的な領域の中で科学的でいる」という態度を体得する道を示してくれた。[2]

エンゲル医師には、他者とつながり、相手のことを知るという優れた能力があった。彼に会う患者たちは、初対面であっても自分のことを打ち明け、そこから医学的な診断の手かがりが見つかったり、人間的な絆が生まれたりするのだった。彼はもの問いたげな視線を向け、〝見るからに〟好奇心のある様子だった。彼は「その後どうなりましたか？」、「それをしたとき、あなたは何を考えていましたか？」、「娘さんの話が出ましたね。彼女はどうすべきだと言っていましたか？　それは助けになりましたか？」、「症状が出始めたとき、彼らは何をしていましたか？」などと尋ねた。彼は、患者の家庭環境・家族・習慣や、患者自身が状況をどう考えているかを、頭の中に完全にイメージできるまで質問を続けた。彼はよく「もしかして……（I wonder）」と言い、それを聞いた患者は驚嘆の念（sense of wonder）を覚えた。患者たちは、理解されたと感じたのである。

エンゲル医師のアプローチは、私たちのほとんどがしている通常の社交的な会話方法とは根本的に異なるものだった。通常の会話では、あなたが経験した出来事や感じたこと（「ぎっくり腰になったときの痛みは、私が生きてきた中で最悪の痛みだった」など）を述べた後、あなたの友人はコメント・解釈・質問などで応じたり、あなたの経験に近いと思われる個人的な状況（「そう。私は去年胆石発作で入院したけど、あの痛みも最悪だった」など）について話したりするだろう。こうしたやり取りによって、「そうか、彼女も痛みには詳しいんだな」という、経験を共有した感覚が植え付けられることもある。しかし、うまく行かないこともある。心に響かない場合や、理解されていないと感じると、他者のストーリーによって機嫌を損ね、口をつぐんでしまうことにもなる。「椎間板の滑りを胆石発作と比べるとは何事か？」と考え、苛立つのである。

エンゲル医師は、患者が何よりも求めているのは、自分に何が起きているかを知って理解することと、相手に知って理解してもらえたと感じることだとよく言っていた。知ってもらいたいのであって、価値判断を下されたいのではない。深い傾聴は、思いやりへの第一歩である。しかし、深い傾聴が大切な理由はほかにもある。それは、診療におけるミスコミュニケーションや過誤を避けるためにも不可欠である。時折不可解な状況や困難な状況に置かれると、エンゲル医師が、彼自身がそうしていたように、より深く聴き、患者への関心を前面に出した好奇心に溢れた笑顔を取り入れるように諭す声が私の頭の中で聞こえそうになる。

深い傾聴は瞑想的訓練の一種であり、教えることも学ぶこともできる。例えば、私はワークショップで、医師たちにストーリーを書いて共有してもらう。まず、私は彼らに、医師生活で経験した重要な出来事（つながりを感じた瞬間でも良いし、物事がうまく行かなかったときでも良い）を選んでもらう。そして、その出来事について数分間で書いてまとめてもらう（起きたこと、そこにいた人物、忘れられない理由、状況を好転させることができたかなど）。参加者はペアに分かれて自分たちのストーリーを語る（または、書いたものを読む）が、相手のほうは意識的な聴き手となり、解釈・助言・評価を与えたり自分自身の経験を話したりしたくなる衝動を自覚する（がそうしないようにする）よう指示されている。その代わり、聴く側に貢献できることは、語り手が詳しく話せるよう励まし、不明な点を確認したり、語り手が感じたことを振り返らせる質問を行ったりして、語り手の経験についての理解を深めることだけである。

この種の傾聴は単純そうに聞こえるが、実際には単純ではない。診療中の会話において支配的な役割を果たすべきだ、という社会規範に染まった医師にとっては尚更である（医師の話は外来中の会話の六〇～八〇パーセントを占める）[3]。傾聴できるようになるためには、訓練が必要なのだ。傾聴を実行するのは難しいが、ほとんどの人は、（深く、評価なしに）聴いてもらったという実感を持つと、自分をわかってもらえたと感じる。

苦悩を共有すること

思いやり（compassion）――苦悩を共有すること[†1]――は、従来から医療者にとっての（医療者以外の誰にとっても）〝徳〟とされてきたが、そのような能力をどのように培えばよいかについては、今までほとんど書かれてこなかった。思いやりは生得的なもので、あるなら良いがないのなら仕方ないと考える者もいる。しかし私たちは皆、ある状況では思いやりを発揮するが、ほかの状況ではしないという人を見たことがあるだろう。[4] 私が見てきた学生や同僚の中にも、キャリアの中で思いやりが成長したり衰退したりする人が何人かいる。

思いやりは品薄状態にある。ハーバード大学のマウント・オーバーン病院の内科医で、思いやりある医療のためのシュワルツ・センター[†2]（Schwartz Center for Compassionate Healthcare）のメディカル・ディレクターでもあるベス・ロウンは、二〇一一年に八〇〇人の入院患者と五一〇人の医師に聞き取り調査を行った。それによると、患者の八五パーセントと医師の七六パーセントが、思いやりは内科的治療の成功にとって「非常に重要」だと答えたのに対して、医療システムが概ね思いやりのある診療を提供していると答えたのは、患者の五三パーセントと医師の五八パーセントに過ぎなかった。[5] そして思いやりは、プレゼンスと同じく、公平に分配されてはいない。ほとんどの人がそうであるように、医師は自分が正当だとみなす病気の患者には思いやりを示すが、（喫煙・肥満・高リスクの性行動など）自己責任による状態の悪化とみなした患者にはあまり思いやりを示さない傾向がある。医師が思いやりを、あるいは、思いやりを表現する能力を欠くとき、彼らは無意識のうちに患者の負う苦しみを増している。

心理学者スタンレー・ミルグラムは、権威への服従についての著名な実験のなかで、思いやりがいかに脆弱になり得るかを示した。[6] 実験の一つでは、権威がありそうに見える人物が研究の参加者に、〝学習についての実験〟の一環として〝学生〟に電気ショックを与え、その強度を徐々に強めていくよう指示した。参加者には知らされなかったが、これらの電気ショックは偽物で、〝学生〟は訓練された俳優だった。ミルグラムが発見したのは、たとえショックを与えることに明らかな苦悩を感じていても、参加者の多くは服従し続けるという結果だった。彼らの多くは〝致死的な〟範囲のショックを指示されるとその量のショックを与え、〝学生〟が繰り返し中止を求めても実験を継続した。参加者たちは実験後に感想を求められたが、明らかに自分の行為に困惑していた。[7] 彼らは余りにもすんなりと、思いやりの優先度を下げてしまったのである。

思いやりのある行いを最も切望する人でさえ、そうするのは一定条件下においてだけである。今では有名な、一九七三年にダーリーとバトソンが行った〝エルサレムからエリコへの道〟実験では、神学生たちが聖書にある善きサマリア人[†3]（殴られ半死半生で道端に倒れていた見知らぬ人を援助することを選んだ、有徳の人）のたとえについての説教を準備するよう指示された。[8] 実験者は、学生たちがキャンパス内を講堂まで移動する道端に、みすぼらしい服を着て倒れた（明らかに助けを必要としている[†4]）人を配置した。そして、学生たちの半分には十分な時間があると伝え、もう半分には急がないと遅れてしまうと伝えた。すると、急がされたグループでは、助けの必要な人を援助するために立ち止まる割合が極めて低かった。

医学雑誌には、（〝エルサレムからエリコへの道〟実験の神学生のように自分には思いやりがあると思っている）医師たちが思いやりのない行動をとってしまい、そのことに後から気づいて苦悩したというエピソードがしばしば出てくる。例えば、患者に苦痛を与えてしまった、苦悩する患者家族のために余分に時間を割かなかった、扱いにくい患者に対して失礼な態度を取った、などのエピソードである。最近私が読んだ医学雑誌に載っていたひどく正直な話では、普段は良心的な医師が、午後の外来が時間通りに終わるよう患者の話を早々に切り上げてしまったとのことだった。後になって、彼はそれが、その日彼が行う予定だった名誉ある講演の会場に、さっぱりとリラックスした状態で到着するためだったことに気づいた。[9]なお、著者はリウマチ内科医であるが、医療における効果的なコミュニケーションの必要性を情熱的に訴え、ケアの質についての研究を行っている。皮肉にも、私にも全く同じ経験があることに気づいた。例えば、医療におけるヒューマニズムを推進する客員教授と一緒に参加する予定の夕食会の前に。

思いやりを培う

今に至るまで、どうすれば思いやりの心が揺らいでしまうのを防ぐことができるか、はっきりとはわかっていない。思いやりを持つよう熱心に勧めても効果はない。思いやりは〝筋肉〟のように、患者をケアすることで確実に発達するものではない。医師の中には、より冷笑的で薄情になる者もいる。

人類学者で禅師でもあるジョアン・ハリファクス老師は、死に臨む人、服役中の人、極限で生活を送る人たちとともに活動してきた。彼女は、思いやりがいかに「偶発的で突発的」かについて述べている。[10]彼女のいう偶発的とは、思いやりは一定条件下にある各人のうちに発現する（いつでも本性的に思いやりのある人などいない）という意味である。思いやりが発露するためには、適切な条件を作り出さなければならない。こうした条件には、私たちの内的風景（自分自身の生活の感情的な側面・態度・自己覚知など）と、働く施設などの外的環境が関係する。彼女は、思いやりは培われるもので、工業的に生産される製品ではないと指摘する。良い庭師であっても、植物を成長させることはできない。できるのは、土を耕し、栄養と水を与えることにより、植物が成長し、繁茂するよう促すことだけである。同じように、思いやりは勝手に地面から飛び出てくるものではなく、チェックリストや医療の工業的なモデルによって簡単に生まれるものでもない。また思いやりは、不意に予測できない方法で、言葉・小さな仕草・擁護、あるいは沈黙によってさえも発現するという意味では、突発的でもある。問題は、そういった思いやりが生じる〝可能性が最も高い〟条件を作り出しながらも、いつでも同じように思いやりが発現するとは限らない、という心構えをどう作るかである。

思いやりは何でできているか

思いやりは、〝他者の苦悩に気づくこと〟、〝彼らの苦悩に何らかの方法で共振すること〟、そして他者のために〝行動すること〟の三つからなる。研究により、自分自身の心の状態を自覚することが、他者の心の状態を認識する助けになることが示唆されている。[11]他者の痛みを目の当たりにするとき、自分の痛みを経験するときには、同じ神経回路が活性化される。[12]苦しいとき、私たちはそれをまず身体で感じる。他者の苦悩を感じとるときにも同じことをしており、私たちは脳内で彼らの経験を自分自身の経験に置き換え、彼らの苦痛を追体験によって感じている。[13]

しかし、患者が私の中に引き起こす感情や感覚は、患者の経験しているものと同じではない。私は患者の苦痛に共振するが、私が感じるものは患者の苦痛とは別物である。この〝共振〟が、思いやりの二つ目の成分である。境界は曖昧になり、自分も苦しむ。しかし、もし私が自分の感じているものが患者の感じているものと全く同じだと思い込むなら、その認識はたいていは間違っているだろう。私は、腎結石後の患者に自分も腎結石の経験者だと伝えるという過ちを犯したことがある。これを共感的な言動と受け止め、経験を共有した感覚につながった患者も中にはいるが、私の自己開示は失敗に終わることのほうが多い。**患者が私に理解してほしいのは、ほかの誰でもない〝彼らの〟経験である。**彼らは〝彼らの〟腎結石に関心があり、私の腎結石には特に関心がない。私は彼らの苦痛を理解したつもりでいるかもしれないが、私の推測が的外れなことは、私の打ち明けに対する彼らの素っ気ない反応からも明らかである。自分のことを話す時間があったら、苦痛が彼らにとってどんなものであったかを尋ねるほうがよい[14]。

思いやりの三つ目の成分は、他者の苦しみを減らすための〝行動〟である。ほとんどの人（特に、苦しむ人を助ける職業の人）がそうであるように、医師は他者の役に立つ何かをしているときにやりがいや目的を実感するものである。そして、思いやりは癒す心を育む。思いやりのある行動をとると、内因性オピオイド（私たち自身の苦痛を低減させる）・ドーパミン（報酬系を活性化させる）・オキシトシン（配慮・つながり・一体感などを生じさせる）が分泌される[15]。医師がキャリアを通じて長時間働き、ほかの職種の人たちが退職するよりもずっと後の七〇代、八〇代まで働き続けるのには、この報酬反応が関係しているのではないかと、私は思っている。

しかし、もし思いやりそれ自体が、医療者を深い達成感と充実感で満たす報酬ならば、なぜ医療において思いやりがこんなにも品薄状態なのだろうか？　その答えには、三つの成分のうちの二つ目である共振が関係している。他者の苦悩に感情的に共振するとき、私は苦悶と自分の内側からの不快感を経験する。患者の苦悶をすぐに除くためにできることがあると感じられれば、私自身の苦悶も消散する。しかし、それが不可能な場合、例えば、その技術が私にない、または解決に時間がかかる場合、人間には退避し、自衛のため身を引くという自然な性向がある。しかしそんなときでも、マインドフルネスを発揮して自分自身の感情的な反応を観察・理解・調節すれば、患者の、そして自分自身の苦悶を目の前にしても確実にプレゼンスを持続させることができる。

共感のパラドクス

現在では、北米にあるどの医学部にもコミュニケーション・スキルのコースがある。そこでは通常、苦悩する患者を演じるよう訓練を受けた俳優との実技練習を通じて、学生の共感能力が評価される。しかしこうした努力も、医学部の教育過程の中でどうしても起きてしまうらしい共感の不可避な低下に対して、十分な効果を上げているようには見えない[16]。

思いやりと同じように、共感にも多くの定義があるが、その根本にあるのは、他者の情緒面についての身体的・感情的・認知的な洞察である[17]。この洞察は冷静で客観的な方法で経験され伝達されることもあれば（「私の理解が正しければ、あなたはこのことで大変な思いをしていますね」）、感情の高まり（「なんてひどい」）や、心がずんとする・喉が詰まるなどの身体感覚なこともある。医学教育では、学生は他者の苦悶を自分自身のものとして経験するのではなく、それを認識し、ただ感情として指摘するよう教わる（「恐れを感じているように見えます」、「あなたは彼に激怒したということですね」、「とても心乱れていますね、不確実なことばかりですね」など）。こうした共感は正確ではあるが、得てして冷ややかなものである。

この冷静で認識的な共感を、患者がいつでも望むとは限らない。彼らが望むのは、感情的なつながりや思いやりである。彼らは、温かみがあって、自分の感じていることに同調してくれる医師を求めている。しかし、医師はそこで絶妙なバランスを取る必要がある。医師の個人的な感情を患者と共有することは、必ずしも効果的ではなく、ときには会話を患者の心配事から反らせてしまうこともある。[18] **マインドフルな医療者は、注意の焦点を患者から自分に逸らすことなく、〝いま・ここ〟に意識を集中させ、同調し、共感することができる。**

三つの〝ボール〟（他者の感情に共感的に同調すること、自分自身の感情に同調すること、他者のために行動すること）をジャグリングする仕組みは、心理学者のカール・バトソンとナンシー・アイゼンバーグが四〇年間にわたり研究してきたテーマである。[19] 研究室でのさまざまな実験によって彼らが発見したのは、他人の感情を理解し吸収すると、誰もが〝運命の分かれ道〟に立たされることだった。分かれ道の片方は徹底して〝自己を防衛する〟道であり、その道を選ぶあなたは自分自身の不安を低減させる言動をとり、自分の行動を合理化する。あなたのすることが相手の役に立つかはわからない。要するに、この場合あなたは自分自身と自分だけの感情に主眼を置いている。もう一つの道は〝他者に利益をもたらそうとする向社会的〟な行動につながる道である。ここでは患者の苦しみを取り除くために言葉・薬・手術を用いるか、あるいはただ〝いま・ここ〟に意識を集中させる。それにより、患者との心からのつながり〔医師マイケル・カーニーの言う〝極上の共感（exquisite empathy）〟[20]〕や、患者の苦悩を直に和らげる思いやりのある行為が可能になることもある。

ジュネーブ大学のオルガ・クリメッキの研究チームは、一連の実験を行い、訓練によって思いやりを高めることができるかどうかの探究に乗り出した[21]。この訓練は、バトソンとアイゼンバーグのモデルをもとに作成された。彼女はまず、参加者たちに、他者の感情を認識しそれらに共振するための訓練を行った。次に機能的ＭＲＩ装置に入って人の苦しみを描いたビデオを視聴してもらい、その後共感と個人的な苦悩を計測するアンケートに答えてもらった。そして、第二のセッションでは、自分自身と他者（友人・好きでも嫌いでもない人・付き合うのが難しい人）[†5]に対する善行・親切心・優しさを呼び起こす〝慈しみ〟の瞑想の訓練、思いやりを呼び起こすためのトレーニング方法を学んだ[22]。その上で、再び参加者にＭＲＩとアンケートを受けてもらった。結果は、バトソンとアイゼンバーグの予想を証明するものだった。他者に共振するトレーニングしか受けなかった（その共振を思いやりに変換するスキルを教わらなかった）参加者は、感情的苦悩が増大していた。彼らの脳画像検査では、苦悩や、代理痛[*1]に関連するとわかっている部位がより強く活性化していた[23]。それが、たった一日思いやりのトレーニングを受けただけで、同じ参加者の神経活動特性（シグニチャー）は別物に変化していた。彼らはエネルギーを与えられたように感じ、自己肯定感が強まっていた。思いやりのトレーニングを受けた参加者の脳画像検査では〝報酬系[24]〟の活性化が示され、〝苦悩の経路〟はもはや活性化されていなかった。

これらは研究室内での実験であり、脳（と心）が実世界でどう働いているかを説明するモデルとしては粗雑である。しかしこれらの結果は、医師の育成に関する本質を突いている。[25] 私は、患者の感じる苦悩に配慮し共振するための訓練（良いことのはずだ）が、なぜ医師の心的疲労や燃え尽き《バーンアウト》につながるのかをようやく理解できた。実際、私が学生や研修医に行ってきた調査では、共感スコアが最高得点の者が最もひどい燃え尽きに至ることもあった。彼らは他者の苦悩を同化吸収することにより、二次的な、代理の心的外傷を経験してしまう。私は何年にもわたり、医学生・研修医・トレーニングを終えた医師たちに、「これであなたの痛みがどんなものか、もっと良く理解できました」と言うことで患者の感情を指摘し、受け止めるよう教えてきた。このアプローチは完全な誤りだったのか？　過度の共感は有害だということなのか？　私たちは学生に、気持ちを共有し患者の見方に立つよう教えてきたが、彼らの中に起こる強い感情を意識し制御するための手助けはしてこなかった。そして、傷ついた彼らの気持ちは患者から離れてゆき、冷淡な客観性を身につけ、患者との関わりを避けるようになってしまった。つまり、共感を教えるのは良いが、それだけではダメなのである。これにより、私たちは医師に思いやりを持つことも教える必要があることがはっきりした。そしてそれは、患者のためだけではない。どうやら思いやりの行為には、他者の経験を想像しようとする際に生じてしまう、感情的な緊張を和らげる力があるようだ。思いやりこそが、燃え尽きの予防薬だったのである。

　ほんの数年前であれば過激な考えとみなされていたであろうが、今では医療者に思いやりを持たせるよう教育することは可能であることがわかっている。しかし、医師が働く医療機関の大半は、こう

*1＝他者の痛みに接した際に自分自身が感じる痛みの反応。

したことに理解のある情緒的風土を持っておらず、医療者が患者に接する際に手本にできる思いやりの模範を提供しているところはほとんどない。思いやりのあるケアを提供するため、私たちは組織の風土や価値観を見直して行かなければならない。そうしなかったらどうなるか、考えてみてほしい。もし私たちが医師の感情面を無視し続けたら、そして感情制御・精神的安定・適切なタイプの平静さ（患者の感情的なニーズを受け止めながらも消耗されずにいられるような、積極的な平静さ）を習得できる環境を用意しなかったら、共感も思いやりも減退を免れないだろう。そしてそれは医師だけの問題ではない。〝共感疲労（compassion fatigue）〟は看護師やほかの医療者にとっても同じくらい大きな問題である。

思いやりのトレーニング

だが、どうすればよいのだろう？

初めてメッタ瞑想（metta meditation：慈愛の瞑想、思いやりの訓練と呼ばれることもある）について学んだとき、私にはそれが耐え難いほど〝スピリチュアル〟なものに感じられた。幻想的な声や蓮の絵、〝革命的な幸福の技法〟[26]への誘いが、冷静に現実世界を生きる医師たちの心に受け入れられるとは、私には到底思えなかった。

〝メッタ〟は、パーリ語[†6]の言葉で〝友情〟や〝慈しみ〟と訳され、他者の安楽と真の幸福を心から願うことである。メッタの実践では、例外なくすべての存在にメッタを示すことが目指され、非限定的または無条件の思いやり、とも呼ばれる。アリストテレスの〝フィリア（philia）〟、つまり〝兄弟愛〟にも通じる概念である。[27] 人間には思いやる能力があるが、歪んだものの見方がその障害になっている、という考えに立てば、瞑想的訓練によってこうした障害を取り除くことも可能となる。

　私が初めてメッタ瞑想を体験したのは、あるワークショップでのことだった。ガイド付き瞑想の間、瞑想の先生は私たちに、自分自身と自分自身が持つ肯定的な資質[†7]をイメージし、慈しみの心を自分自身、次に〝助力者（つまり友人）〟、〝好きでも嫌いでもない人〟、〝付き合うのが難しい人〟、そして最後には〝一切の存在〟にまで拡げるよう指示した。次に心の中で、一連のフレーズを声に出さずに唱えるよう指導した。まず自分に向け、「私が危険を避けられますように、私が幸せでありますように、私が健康でありますように、私が安楽に生きられますように」と唱えた。そして次は他者に向け、「彼らが危険を避けられますように、彼らが幸せでありますように、彼らが健康でありますように、彼らが安楽に生きられますように」。その後に続くフレーズも同様に繰り返された。

　思いやりの訓練が二五〇〇年以上前から続く伝統的な瞑想の一部であったことを知り、私は多少勇気づけられた。しかし、優しく、友好的になり、〝ケア〟を行えるように人を訓練することなど、本当にできるのだろうか？　それともこのエクササイズは、高い教育を受けた特権的で健康な人々を自己満足させる免罪符なのだろうか？　やや懐疑的になりつつも、私は心をオープンにしておくよう努めながらエクササイズを続けた。すると私は、慈しみを友人に向けるよりも、自分自身の幸福を祈るほうが難しいことに気づいた。このことは、医療者にとって自分自身を気遣うことがいかに難しいかを示す点で、確かに啓発的であった。そして私は、自分にとって〝助力者〟とはどんな存在か、そして自分は力になってくれた人たちがしてくれた無私の行いに、どれだけ感謝を伝えてきただろうかと考えた。それは、私が今の自分にたどり着くために、どれだけ多くの人が支えてくれたかを理解する助けになった。想像の中で〝付き合うのが難しい人〟のそばに立ち、その人の幸福を祈るよう言われた私は、難しいとみなした人たちと互いに与え合う影響に好奇心を持ち、彼らを通して有益なことを学べることに気づき始めた。私は、深い感謝（他者に対しても、自分自身に対しても）を覚えた。私もほかの人たちも、全員が肯定的なことを涵養しようと努めている室内にいると、パワーを感じられた。そこでは、目的を共有するコミュニティ意識が生まれていた。奇異に思え、仕方なく始めたエクササイズが、意味をなし始めた[28]。

それ以来、少なくとも一つの研究が、思いやりの訓練によって起きる脳内変化パターンは、ほかの瞑想とは異なることを示している。マックス・プランク研究所の心理学者タニア・シンガーは、瞑想初心者を九か月観察した研究により、思いやりの訓練が下頭頂小葉・背外側前頭前野・側坐核の活性化につながることを発見した。この結果は、脳内の〝報酬系回路〟と、他者の感情理解と共振・自己の感情制御（俗に言う感情知能：emotional intelligence）に関係する部分がリンクしていることを示すものである[29]。自分自身と他者に思いやりを持つことが善行であることを〝証明〟するのに機能的ＭＲＩは不要だが、瞑想的訓練によって人がより利他的に行動し、各自がより広範囲に思いやりを持てる可能性が示された今、この分野の研究成果に一層の期待がかかる[30]。

第9章

悪いことが起きたとき

When Bad Things Happen

アンジェラ・ブラドウスキは、約一六〇センチの体格で、体重は約一三六キロ以上あった。私は彼女に糖尿病があると診断し、それからの二年間、彼女は病気を経口薬でコントロールしていた。しかしその後、彼女の血糖は一〇〇台から二〇〇台、さらに三〇〇台へと上昇し始めた。数か月ぶりに彼女を再診したところ、血糖は五〇〇近くあった。血糖が約六〇〇以上の患者には昏睡、さらに死亡の恐れすらある。

アンジェラには、コントロールが難しい糖尿病の典型的な徴候（口渇・頻回で大量の排尿・筋力低下・視界がぼやける）がすべて出ていた。私は彼女に長時間作用型インスリンであるグラルギン（商品名ランタス）を処方した。通常のインスリン用量は一日三〇単位から八〇単位の間で、インスリン抵抗性のある患者では一〇〇単位を越えることもある。しかし、アンジェラはこうした用量に反応する様子がなく、私は受診のたびに彼女のインスリンをどんどん増やしていった。

彼女のインスリン用量が一〇〇単位一日二回を超えると、私は不安になってきた。私は医学文献を調べ、糖尿病科医に電話した。彼は一日に四〇〇単位以上必要な患者を何人か診たことがあると答え、文献には一〇〇〇単位近く使っていた症例報告もあった。勢いを得た私は、用量を増やし続け、アンジェラは四〇〇単位一日二回も打つようになったが、それでも血糖のコントロールはつかなかった。

私はアンジェラに日頃の食事・薬・運動量について尋ねたが（お決まりの質問である）、何もわからなかった。状況を説明できそうなものは何もなかった。彼女はそれほど食べてはいなかった。運動はしていなかったが、ここまで極端なインスリン抵抗性の説明にはならなかった。最もよくある説明は「インスリンを打っていない」だが、これも当てはまりそうになかった。彼女の皮膚には打った証拠の注射痕があり、空バイアルの返却と新しい分の受け取りもスケジュール通りだった。

患者の中には、製剤ごとにインスリンへの感受性が違う者もいる。それを念頭に、糖尿病科医の助言もあり、私は彼女のインスリンを長時間作用型から中間型（ＮＰＨ）に変更した。どう反応するか読めないので、まずはそれまでの五分の一に当たる、八〇単位一日二回から始めた。私は、効果発現が速い分、ＮＰＨは彼女の血糖をより効果的にコントロールできるかもしれないと期待していた。試してみる価値はあるように思われた。

翌日、彼女は脳卒中症状で入院した。彼女は自宅で意識を失っているところを発見され、救急車が到着したときの血糖はゼロだった。私が病院に着くと、彼女は意識が戻り始めたところだった。彼女はぼんやりした状態で、左半身を動かせなかった。救急外来には夫のジョージがいて、アンジェラの病状を聞こうと待っていた。そのとき初めて知ったのだが、彼は私に、彼女がどうしようもない喉の渇きを癒やそうと二リットルの砂糖入りアイスティーを毎日三本飲んでいたので、大丈夫なのかと心配していたと言った。私の心は沈んだ。これですべて説明がついた。彼女が何を食べていたにせよ、ざっと見積もって、それ以外に少なくとも二〇〇〇キロカロリーは摂っていたわけだ。

糖尿病のコントロールが不良だと、グルコースは細胞内に入らず血中に留まり、身体が糖を外に出そうとするため、何度も大量に排尿することになる。その結果、脱水になり喉が渇く。インスリンには空腹感をもたらし体重を増やす作用もある。アンジェラが陥った水分と糖の渇望を満たすことは、不可能だった。摂れば摂るほど、渇望は悪化したからである。私は彼女に何を食べているかは聞いたし、炭酸飲料などについても聞いたが、アイスティーについて聞こうとは思わなかった（彼女も自分からは話さなかった）。長時間作用型インスリンはゆっくり作用するため、彼女はそれに追いつくのに十分以上の糖を摂取することができた。要するに、私はたいていの人にとって死に至る量のインスリンを処方し、彼女は独自の回復法によって低血糖から脱し、それが今度は彼女の血糖を急上昇させていたことになる。しかしＮＰＨインスリンに切り替えたことで、この仕組みはもはや働かなくなった。ＮＰＨは長時間作用型より効果発現が速く、彼女はどれだけ速く飲んでもそれに追いつけなかった（インスリンの用量は減らしていたが）。彼女は危うく死にかけた。そしてそれは、少なくとも部分的には、私の指示に従ったことに起因していた。

大事な情報を私に伝えなかった彼女への怒りと、より徹底的な栄養評価をしなかった自分自身への怒りの間で、私の心は揺れ動いた。彼女には私に伝える機会が確かにあったはずだが、隠さねばと感じたのかもしれないし、伝えようという考えが全く起こらなかったのかもしれない。この件は私だけの責任ではなかったし、彼女だけの責任でもなかった。責任の所在は、その中間にあった。彼女はプライマリ・ケア診療チームに所属する同僚の医師たちと診療看護師の診察も受けていた。しかし、尋ねた者はいなかった。その意味では、彼女がこうなってしまったのは診療チームの問題でもある。より広い目で見れば、医療システムの問題とすら言えるだろう。彼女は多くの生活上のストレスといくつもの身体的・心理的問題を抱えていたが、彼女に割り当てられた予約枠一五分でそれらのすべてに対処することはできなかったし、できそうだったことすらなかった。彼女の保険でカバーできる栄養士との面談費用は一度きりで、彼女はそれを既に使っていた。もっと各回の受診にかけられる時間があったら、栄養士との関係を継続できていたら、私たちはアイスティーの消費を把握していたかもしれない。

アンジェラはラッキーだった。二日のうちに、彼女は見たところ麻痺が残っているかほとんどわからないまでに改善した。そもそも、彼女の命が助かったこと自体が驚異である。数日後、彼女はNPHインスリンの用量を減らした状態で退院した。もちろん、アイスティーは飲まないことにした。怖い思いをした彼女は、もう二度と今回のような目には遭いたくなかった。そのときから、彼女は糖尿病をきちんとコントロールするようになった。体重も落とした。私は彼女に、恐ろしい災難につながる用量のインスリンを処方してしまったことを申し訳なく思っていると伝えた。患者がときとして示す寛大さには、目を見張るものがある。彼女は、生きている幸運に感謝していた。

ほとぼりが冷めた後で、私は信頼する同僚にこのことを話した。私に対して支持的であろうとした彼は、私の責任を放免することに躍起となり、状況の細部をよく理解する前から、私は何も悪くない、責任は患者にあると言った。印象的だったのは、私にはトラウマに感じられたことが、彼にとっては過誤にすら思えなかったことである。実際、もし医師を対象に、キャリアの中で重大な過誤を起こしたことがあるかと尋ねたら、大半は否定し、起こしたことはないと答えるだろう。しかし、医療過誤(回避可能なものがほとんどである)によって死亡する患者は年間一〇万人にのぼり、さらに何十万人もの患者が死に至らない過誤やそれに近い状況を経験している。[1] 医療過誤の専門家なら、アンジェラのケースを〝潜在的に回避可能〟なもの、つまりニアミスと判断するだろう。

致命的な間違い

今回のように、過誤が良い結果に終わるとは限らない。私たちの心を激しく揺さぶるケースで最たるものは、投薬や手術のミスである。何年か前、私は入院患者だったキャスリン・ウォークを退院させたが、その際にメトトレキサート（膠原病の症状を抑える効果のある、強力な免疫抑制薬）を処方した。彼女は病院から介護施設に転院し、施設の医師が診療することになった。介護施設にケアが移行するどこかの時点で、誰かがキャスリンの内服を一日三錠と記載した。正しい用量（入院中に内服していた用量）は、週一回三錠であった。何か月も後に私が介護施設からの報告書を受け取って気づくまで、誤った処方はそのままになっていた。私は激怒し、状況をにわかには信じられなかった。まさかこんなことが起こるとは！　気づいたとき、彼女は既に肺線維症という、メトトレキサートの毒性による肺の不可逆的な損傷を発症していた。その数週間後、彼女は亡くなった。

キャスリンの娘も、私が診ている患者だった。私は説明しないわけにいかず、「今回のことは、私も含め、皆が申し訳なく思っています。キャスリンに出された薬の量は明らかな間違いでした。ひどいミスコミュニケーションでした」と言った。キャスリンの娘には、この説明はしっくり来なかった。「どうして誰も気づかなかったんですか？」と彼女は尋ねた。私は正直に、「記録を、少なくとも私が見られるものは詳しく調べましたが、わからないんです。退院時の内服薬一覧には、一日に三錠ではなく、一週間に三錠と書かれていました」と答えた。彼女は「このことがなければ、母は二年なり三年なり長生きできたかもしれないってことですか？　弁護士に相談すべき案件でしょうか？」と尋ねた。訴訟の脅威ほど、医師を攻撃に晒されているように、つまり評価を下され、能力がないと言われたように感じさせるものはない。

今ここで、喪失の悲しみに暮れた家族が、一連の複合的な出来事を納得いくまで理解しようとしている。彼女は出来事が起こった経緯だけでなく、私の対応の仕方にも当惑していた。私は打ちひしがれていたが、私を含めた誰の関与をほのめかす発言もしないよう助言されていた。この種の状況に置かれた人の大多数がそうであるように、キャスリンの娘が求めていたのは、いくつかの単純な質問に対する答え、すなわち「私に過失はあったのか、なかったのか？」「私は本当に申し訳なく思っているのか？」「私は謝罪すべきではないのか？」「この種の間違いはまた起きるのか？」への回答だった。[2]キャスリンの退院時書類に私が記載した処方オーダーが正しかったのは確かだった。しかし私は、自分は〝本当に〟明確にそれを伝えたか、本当は私のせいなのではないかと自問した。自分の中でさまざまな責任感が交錯し、それに囚われ過ぎるあまり私は十分にキャスリンの娘とプレゼンスを共有することができなかった。私はただ、隠れてしまいたかった。

二〇〇〇年に米国医学研究所が医療過誤についての画期的な報告書を発表し、病院で起こる過誤のほとんどは組織の問題であって、個人の問題ではないことが示唆された。[3]医療機関が過誤を避けられない仕組みになっているということは、多くの医療者にとって驚くべき発見であった。この根本的な認識の転換により、医療機関はこぞって、チェックリスト、転棟時のハンドオフ手続き、[*1]チーム・トレーニング、重要な内容の見落としを防ぐ術前のタイムアウトなど、過誤（特に、誤投薬と手術ミス）

を減らすための手法を取り入れるようになった。

メトトレキサートの災難が起きたのは何年も前のことであり、今ではそのような悲劇は起こりにくくなっているだろう。しかし、こうした事態は依然として起こるし、未来の過誤を防ぐために作られた解決策（電子カルテなど）が、全く新しい過誤の数々を生みだしている場合もある（例えば、互換性のない電子カルテを用いる医療機関に患者を転院させる際に起きる過誤など）。今回の件は、組織内、もしくは組織間のシステムがうまく機能していないことによる過誤であった。これは、各システムの穴が偶然すべて揃ったときに悪いことが起こるという〝スイスチーズモデル〟の医療における典型例であった。[4] しかし私は、誰に責任と罪があるかを決めたいわけでも、こうした状況を回避・転換するにはどうすればよかったかを提案したいわけでもない。不注意・見落とし・好奇心のなさ・オープンな心のなさ・心が〝いま・ここ〟にない状態が過誤を起こすことや、解決策がしばしば状況ごとに異なり、局地的な要因に依存することについては、既に詳しく考察してきた。ここでは、どうすれば医師が（自分に責任があってもなくても）悪い結果に対してよりマインドフルにアプローチできるかを探究してゆく。

医師は一般に、私がキャスリンの家族と会った際に取ったような、慎重に情報を開示し、後悔を伝えるのにとどめ、感情的に取り乱したり罪悪感を持ったりするのを避けるべきだと考えている。しかし、後悔の言葉に真心が感じられないと、それは患者の怒りと見捨てられた気持ちを煽るだけである。

医師は容易に謝らないが、それは恐れを感じるからである。訴訟はあくまで氷山の一角でしかない。外科系の各科で行われる〝病的状態と死（morbidity and mortality）〟のカンファレンス[*2]は、罪人をライオンの群れの前に放り出すサディスティックな儀式になりがちであり、そこには何の同情もサポートもない。たとえ訴訟にならない場合でも、医師は自分が誤りを免れないという現実を直視することを恐れる。恐れているとき、私たちは口をつぐむが、患者はコミュニケーションの欠如を思いやりの欠如と解釈するため、それにより却って事態は悪化する。ほとんどの医療訴訟は（本物の、あるいはそうとみなされた）過誤が発端となるが、過誤が訴訟にまで進展するのは、患者が、見捨てられたと感じた場合や、医師が話を聞いてくれていない、または遺憾な気持ちを伝えてくれていないと感じた場合に限られる。[5]心理学者・医師・弁護士による研究が共通して示しているように、患者が求めているのは謝罪である。謝罪はコミュニケーションを改善させ、怒りを和らげる。[6]模擬裁判まで行ったある研究では、医師が謝罪したほうが調停にまで進展する割合は低かった。[7]医師は、自分を守ろうとすることで、却って訴えられるリスクを増やしているのかもしれない。

　このことを踏まえて、ほとんどの州では謝罪法（apology law）が採択されている。医療過誤についてより十分な開示を行った医師に一定の免責を与えるものであるが、こうした法律があるところでは医療過誤に関する調停の件数が少なく、規模も小さい。[8]しかし、それでも医師は隠れるし、謝罪も適切な頻度とやり方では行われていない。

＊1＝申し送るべき重要な項目を記入した紙などを用いて行われる、引継ぎの一種。

＊2＝良くない結果に至った症例について話し合う会議（通称M and M）。米国外科医アーネスト・アモリー・コッドマンが二〇世紀初頭に始め、現在では同国のほとんどの病院で慣習となっている。医療の質を改善させることが目的で、本来は懲罰的なものではない。

二次的な犠牲者

現在、過誤についてさまざまな関心が向けられているが、物事がうまく行かないときの医師の内面（悪い結果がもたらす感情面・対人関係における影響）には誰も注目していないようだ。二〇〇七年、ワシントン大学セントルイス校の研究者、エイミー・ウォーターマンは、米国とカナダの医師三一七一人を対象に、彼らが医療過誤・ニアミス後に受けた影響について聞き取り調査を行った。すると、過誤を犯したと答えた医師たちは、そのほとんどがトラウマを感じていた。六一パーセントが将来の過誤についての不安が増したと答え、四〇パーセント以上が自信を喪失し、睡眠が困難となり、仕事の満足感が低下したと答えた。過誤だけでなく、ニアミスを経験しただけでもストレスは増大していた。調査を受けた医師のうちで、在籍する医療機関が自分や同僚が過誤を犯した後に支援を提供してくれたと答えた者が一〇パーセントに過ぎなかったことは、私にとって驚きではなかった。そして現在も、状況が当時より改善したとは思えない。[9] 医療の感情的風土は相変わらず厳しい。一般的に、医師は互いの過誤についての話を聞きたがらないし、医療機関が医療者の心理的トラウマについて認識し始めたのも、ごく最近のことである。

二〇〇〇年、内科医アルバート・ウーは時代を先取りしたエッセーの中で、医療過誤が起きた際に医師がいかに〝二次的な犠牲者〟となり得るかについて、以下のように述べている。

医療者ならほぼ誰もが、ひどい間違いを犯したときの嫌な感じがどんなものかを知っているだろう。自分だけが抜き出され晒されたように感じ、ほかに気づいた人がいないか確認する衝動に襲われる。どうすべきか、誰かに話すべきか、何を言うべきかで悩む。その後、その出来事が頭の中で何度も何度も繰り返される。自分に適性があるか自問し、ないと発覚するのを恐れる。打ち明けるべきだとわかっているが、見込まれる何かしらの罰と患者の怒りを考えて怯える。[10]

ウー医師が描写したのは、数時間前に心電図を読み間違えた研修医に対する入院診療チームの反応だった。患者は心タンポナーデで、心嚢（心臓を中に入れた嚢《ふくろ》）が液体で充満した生死に関わる事態だった。患者は真夜中に瀕死状態で手術室に担ぎこまれたが、事前に心電図が正しく読まれていれば、そのような事態にならずに済んでいたと思われた。翌朝の回診で、その研修医の同僚たちは、唖然とし無言になった。もしかすると、自分たちも同じ状況にいたら同じ間違いを犯していただろうと密かに恐れていたのかもしれない。彼らはクラスメイトの不面目に対して、思いやりの心で反応することができなかった。

臨床実習中に、ある診療科で、私はうまく行かず苦労している学生とペアになった。彼は、ボストンの教育病院の病棟とは根本的に異なる対人関係の規範のなかで生まれ育った。回診で厳しく質問されると、彼はゆっくり控えめに話し、それは（彼の文化では美徳であるが）目上の者たちの苛立ちを誘発するばかりであった。私は彼を支えようとしたが、どうすればよいかわからなかった。私はこの経験が彼に不面目さを抱かせている気がしたが、それにすら確信は持てなかった。彼はさらに引っ込み思案になった。医師が患者に感情面で寄り添えなくなるのも不思議ではない。彼らは医師同士の支え合いすらできなくなるよう叩き込まれているのだ。

航空業界ですら、私たちよりもうまくやっている。航空業界が、感じよく心温まる業種として知られているわけではない。しかし、ニアミスの後、乗組員たちはデブリーフィング[†1]とカウンセリングを受け、休みを与えられる。誰もが彼らは十分に回復したと確信するまで、彼らは職場に戻されない。[11]しかし医師は、死産に立ち会った後でも、隣の分娩室に直行して健康な正期産の子供を取り上げることが求められる。麻酔科医は、手術台で患者が死亡した後、五分もしないうちに再び集合して次の症例に移るのが常である。チェックリスト・チームワーク・過誤防止など、医療は航空業界から多くを学んできたが、[12]大惨事やニアミスが与える感情的な影響の取り扱いについては少ししか学んでいない。臨床診療の難しさを考えれば、医師が自分をパイロットよりも完璧で間違いをおかさない存在とみなすよう求められているのは、驚くべきことである。現在、フィードバックやデブリーフィングが普及しつつあるが、サポートは短く表面的であることが多い。自己覚知を深める各種ツールを持ち、思考過程と感情を一段深いところまで探究しなければ、傷は悪化し誰の教訓にもならない。吟味されないまま繰り返しトラウマに曝露されれば、そのこと自体がトラウマとなってしまう。

二次的にトラウマを受けること（二次的な犠牲者でいること）で起きるさまざまな結果について議論され始めたのは、ごく最近のことである。物事がうまく行かず、医師が（医師だけでなく、誰もが）必要とするサポートを受けられないと、彼らはしばしば沈没する船と運命をともにしてしまうことが明らかになってきた。このようなケースでは、抑うつと燃え尽き《バーンアウト》のリスクが高まる。彼らは自己嫌悪に陥り、その結果、注意散漫となり、患者に感情的に寄り添いにくくなる。言い換えれば、共感しにくくなり、自信をなくし、その後も過誤を起こしやすい[13]。そして、また失態を犯すのではないかと恐れる。彼らは得てして、強い感情を経験しているにもかかわらず気持ちを押し隠し、生き残るための戦略だけに集中してしまう。そして、気づきやマインドフルな反応は二の次となってしまう。

過去と向き合う

医師は自分の犯した間違いを忘れず、そのことで悩み続ける。彼らは自分の間違いを誰にも言わずに何年も、ときには何十年も抱えていることがある。彼らの話からわかるのは、医師が持つ心理的な弱さ（仮借ない完璧主義・過誤への厳しい不寛容・どちらとも言えない状態に直面する不安・確実さを必死に求めるなど）である。こうした弱さは、尋ねられれば多くの医師たちがその存在を認めるだろうが、日々の診療中は意識の微妙に届かないところに潜んでいる。

あるワークショップで、精神科医のマークは、彼が前の日に処方した薬で自殺した患者の話をした。マークは、一か月分の薬を患者に処方したことを厳しく非難されるのではないかと恐れて、誰にもこのことを言わなかった。それ以来ずっと、彼はこの惨事における自分の責任についてのもやもやした落ち着かない感じを抱え、いまだに悪夢の侵入[†2]によって寝汗をかいて目を覚ますことが続いていた。患者の自殺傾向についてもっと念入りに評価すべきだったのではないか？　一度に一週間分の薬しか処方しなければよかったのではないか？　彼は自信をなくした。その日のワークショップでは、午後の時間が医療過誤（悪いことが起きたときにどう対応すべきか）に割り当てられていた。マークは、起こったこと、そのときに身体で感じたこと、それに伴って考えたこと・感じたこと・気持ちについて覚えていることを紙に書いた。そしてその後二〇分間、体験談をペアを組んだパートナーと共有した。パートナーは深く傾聴する（価値判断をせず、マークの語りの成り行きと彼が当時の状況にどう反応したかを理解し、それらに好奇心を持とうとする）よう指示を受けていた。**慰めや助言を与えようとせず、オープンさを持って話を聴くのは困難であったが、マークのパートナーは〝いま・ここ〟に意識を集中させ、苦痛を感じる瞬間を避けげず、そこから背を向けずにいることができた。それにより、マークもまた同じようにすることができた。**そして、恐れや不安の重荷は取り払われたように感じられた。彼はエネルギーを取り戻し、患者により注意を向けられるようになり、診療中の困難な瞬間もそれほど怖くなくなった。前を向いて進むことができたのだ。とても単純なことのようだったが、患者が自殺してからの四年間、マークが自分の感じた反応を自然に打ち明け、それを吟味できる場所はどこにもなかった。

私にとって、マークの話は他人事ではなかった。私にも、処方したその日に薬を飲んで自殺した患者がいたからである。私の同僚たちは、私の罪悪感を和らげようとしたが、その出来事が私にどんな影響を及ぼしたかをきちんと聴こうとはしなかった。誰もが、それを医師であれば当然経験することだと思い込んでいた。つべこべ言わずに立ち直れ、前を向いて進め、というわけだ。後になって私は、そう言われたのが私だけでないことを知った。同僚は、簡単な慰めの言葉をかけた後に感情に蓋をするというのが、医療界の慣わしなのである。しかし、傷は悪化し、決して治癒することはない。医療者は悩み続け、患者に心ここに在らずと感じさせるような言動をとってしまう。中には、過誤を受けて自殺した医師（家庭医・外科医・精神科医）もいる。しかし、悪い結果の与えた影響について検討する機会を与えられると、医師はほっとした気持ちになる。それは今や、秘密などではない。過誤を検討するとは、医師の不完全さを認め、自分自身を労り、思いやる素地を作ることである。そうすれば、重荷から解放された医師がより一層力を発揮することも可能になる。

告白

ロチェスターにいる私の同僚の一人で、麻酔科指導医のスージー・カランは、過誤やニアミスが開示され話し合われることがいかに少ないかをよく知っていた。麻酔科医は、強力な薬を当たり前に投与する。それも、人工呼吸器・末梢静脈路・モニターがなければ致死的な用量で投与する。手術室で麻酔科医がする仕事の九〇パーセントはルーチンだが、残りの一〇パーセントは恐怖である。状況が悪化したときには、過誤も遅れも許されない。しかし、過誤はどうしても起きる。そして最近まで、デブリーフィングの機会はほとんどなかった。

カラン医師は数年前に〝告白〟プロジェクトを開始したが、それは今では複数の医療センターでレジデンシー・プログラムに組み込まれている。このプロジェクトは、過誤をレジデント、フェロー、指導医たちが、組織として認識するのに目覚ましい効果をあげている。さらにそれは、原因を特定し未来の過誤を防止するだけでなく、医療者の心理的・教育的なニーズに応えることも念頭に置いている。セッションには、研修医一年目の間は毎週、二年目以上の研修医とスタッフは年に数回参加するのが義務となる。そこでは、研修医一人ひとりが起きた事について書いたものを持ち寄るが、報告の匿名性が保たれるよう、それらはどれも八・五×一一インチの用紙[†3]に一二ポイントのタイムズ・ニュー・ローマン書体で印刷される。彼らは、何が起きたか、誰がいたか、自分が何をしてどのように感じたかといった回想や印象を記載し、紙を折りたたみ、〝告白〟が重ねられた紙束の上に置く。

〝告白〟という言葉の響き[†4]は、何か恐ろしい間違いが起きた印象を与えるが、実際の研修医の告白には、大惨事が避けられたといったポジティブなものもある。セッションでは、これらの告白を書いた紙が無作為に一人一枚ずつ配られ、研修医は一人ずつ順番に、それを誰が書いたかわからないまま読み上げる。研修医たちは、事例について話し合い、自分たちに今後できることがないかを検討する。ときには、話し合いが感情的になることもある。打ち明けられるのが大惨事、ニアミス、あるいは日々のちょっとした事故のいずれであっても、目標は研修医たちの間にサポートし合える仲間意識を築き、彼らが自己制御能力を伸ばしていけるよう助けることである。

告白の一つに、ある医師が誤って麻酔薬を床にこぼしてしまったというものがあった。彼はなんとそれを自分で片付けようとして、揮発性の高いガスを吸わないようにできるだけ床に近い姿勢をとったが、一分もしないうちに頭がふわふわして、意識を失いかけた。その間、彼を見ていた者はいなかった。彼は数分後に正気を取り戻し、その部屋を出て、このことを誰にも言わなかった。また、ある別の研修医は、一〇倍量の静注麻酔薬を誤って投与してしまい、（幸い）患者には何も起きなかったが、彼は懲戒を恐れてこのことを誰にも言わなかった。話し合いによって、集団としてのマインドフルな警戒意識が培われ、安全についての重要な提案も出されたが、これらはいずれも深い自己覚知から生まれたものである。しかし私の考えでは、カラン医師のプロジェクトが持つ真の力は、医療の文化を秘匿の文化から、探究と好奇心の文化に変えたことにある。医療者が患者に対してだけでなく、自分自身に対しても気を配れる文化に変えたのだ。カラン医師のアプローチは、協力による問題解決・許し・学びを重視しており（しかも、一つの活動でこれらすべてを体験できる）、研修医が今まさに大事なことに意識を向け、起きたことを何度も思い返すのではなく過去から学べるようサポートしている。それにより、彼らは自責の念や自己正当化によって心を乱されることなく、起きたことをより明確に見つめ、理解することができる。[14]

悲しみと喪失

あるとき、ルース・ミラーは緩和ケア病棟に入院することとなった。彼女が著しく進行の早い肺がんと診断されたのはわずか数週間前のことであったが、そのとき既にがんは彼女の肋骨・背骨・脳にまで広がっていた。放射線治療が開始されたが、事態は却って悪化した。彼女は混乱し、場所も人もわからず、相当な痛みに苦しんでいた。私はがんを告知されたことで既にショックを受けていたルースの家族に、彼女に残された時間はおそらく数週間、長くても三か月だろうと告げた。彼女のがんは、近年研究が進んだ分子標的治療にも、ほかのどんな治療にも反応しないタイプのがんであった。国内の離れた場所に住む家族たちは、飛行機に乗って会いに来るための準備を始めていた。

薬を使って痛みをコントロールし、混乱していた意識をはっきりさせたことで、数日のうちにルースの体調は家族と会話し交流できる程度にまで改善した。彼女はここ数週間のうちで最も元気そうだった。夜になる前に、彼女の家族は帰った。その二時間後、彼女の受け持ち看護師デイヴィッドが巡視に訪れると、ルースは息をしていなかった。おそらく脳転移したがんの一つが出血し、ルースを一瞬のうちに昏睡させ、呼吸停止となったのであろう。たとえ彼女が考え得る最も積極的なケアを受けていたとしても、それを防ぐことはできなかっただろう。短く苦痛のない最期であった。しかし、デイヴィッドは愕然とした。彼も家族も、少なくともあと数日は心の準備をする時間があると思っていた。

　デイヴィッドは悲しんではいたが、恐れてはいなかった。家族と親しくなっていた彼は、自分から家族に電話させてほしいと言った。私はその会話を横から聞いていた。彼は死去の知らせを伝えた。簡潔に。そして相手の反応を待ち、話を聴いた。彼は自分の感じた悲しみと驚きを伝えたが、私が後から知ったところによれば、それにより家族は理解されたと感じることができた。彼は、最後にルースに会いに行ったときの様子を尋ねた。そして、この後どうなるかを説明した。デイヴィッドを見ている私には、彼の悲しみが手に取るようにわかった。しかし、**自分もショックを受けていたにもかかわらず、彼は〝いま・ここ〟に意識を集中させ、注意が行き届き、思いやりのある対応をしていた。**電話の後で、彼と私はデブリーフィングのため少し話をした。そして、彼の悲しみは自己陶酔よりも思いやりを惹起していたことがわかった。また、彼は自分の感情を認めて受け入れるだけの強さを持ちながらも、ルースの家族に心から寄り添うためにそうした感情を脇に置くことができた。

力及ばず、心張り裂ける

医師は死亡や過誤などの悪い結果を個人的な挫折とみなす傾向がある。こうしたエゴが砕けるような経験をいつでも成長の糧として処理できる類まれな禅師もひょっとしたらいるのかもしれないが、そうでない私たちが自分の失敗を直視するための恐れのない心を手に入れるためには、助けが必要である。恐れのない心とは、ここから先は危険だという断崖線を認識し、ほんの少し心が張り裂ける程度に失敗の痛みを感じるが、無力さに打ちひしがれるほど多くは感じない心を意味する。意識を向けるトレーニングやその他の瞑想的訓練は有効だが、それは一つには、物事に固執する欲求を手放す助けになるからである。

医療者が何か月、あるいは何年も旧知の患者を亡くすとき、その悲しみはいっそう強烈なものになり得る。ミッチ・ポーターは、糖尿病で二〇年以上私の診察を受けていた。彼は成功したビジネスマンで、五四歳時にはキャリアの全盛期にあった。その前年、彼は持っていた小さな会社を売り、地元の商工会議所から地域貢献の賞を贈られ、コスタリカに別荘を買っていた。その日彼が私の外来を受診したのは、右脇腹が痛み、その痛みが次第に悪化する上、尿に血が混じるためだった。私は両腎と膀胱の超音波検査をオーダーし、腎結石の証拠が見つかることを期待していた。代わりに検査技師が見たのは、腎臓内の小さな腫瘤と、周囲のリンパ節腫大であった。ミッチとパートナーは怯え、私は恐ろしい予感でいっぱいになった。がんが既にどこまで転移しているかを確認するため、私は画像検査と血液検査を追加した。骨シンチグラフィでは、彼の背骨と、足から頭蓋骨まで体中ほぼすべての大きな骨にがんが写っていた。彼の両肺は何百という転移巣で満たされ、転移はさらに脳内まで及んでいた。彼と家族が絶望を感じるようになる前から、私の悲しみは始まっていた。私は健康が保証されていたはずの人を失おうとしており、しかも今や、それまでの時間は週単位に迫っているのである。

　血液検査と画像検査の結果が私の机に置かれ、それら一つひとつが死の病像を色濃く描き出す中、私はこうなる前に何かできることはなかったのかと自問していた。私は今この瞬間に心を集中させようとしたが、何度も自信の喪失と再確認の悪循環に陥った。そのうち、過去をやり直そうという無駄な空想を繰り返している自分が愚かに思えてきた。そして私は「この繰り返しを何かに使えないだろうか？　これは私の意識をどこに向けようとしているのだろうか？」と自問した。**私は考えに無駄や強迫的といったラベルを貼るのではなく、考えに固執するのでも押し退けるのでもなく、ただ見つめた。すると、自責の念は深い悲しみに取って代わった。自責の念を手放すとは、役目を放棄することではない。むしろその正反対である。**それは私に、過去をやり直そうとするのではなく、今すべきことをしようという前向きなエネルギーを与えてくれた。私は彼の腫瘍内科医と放射線治療医に連絡し、治療計画を話し合った。不確実さと不安定さの中でしっかり眼を開けておくことで、私は自分にコントロールできることとできないことをはっきりさせることができた。

煙のような性質

リアト・グラネクはトロント大学の心理学者であるが、彼女の母は二〇年間にわたる乳がんとの戦いの末に亡くなった。グラネクは母の診療チームとの間に深いつながりを感じ、医療者は自分の患者が亡くなったとき、喪失の悲しみにどう対処しているのだろうと考えるようになった。そして、実際に尋ねた。彼女はキャリアのさまざまな段階にある二〇人の腫瘍内科医にインタビューを行った。患者の半数ががんで亡くなるにもかかわらず、腫瘍内科には、実現の見込みがほとんどないときでさえも、根治を目標とみなす文化がある。腫瘍内科医は患者を頻回に診る。絆も生まれる。たとえ患者のがんが根治できないものだったとしても、彼らの多くはそれなりの生活の質を保っていられる――しばらくの間は。

やがて、事態がこじれ出す。患者の体重が落ちる。化学療法が効かなくなる。厄介な副作用が出てきて、治療のメリットを上回るようになる。患者が弱ってゆく。腫瘍内科医たちは、挫折感に打ちひしがれ、重い足取りで患者の待つ診察室に向かったときの様子について語った。帰宅途中に車内で泣いた者もいた。ほかにやりようがあったのではないかと自分を激しく責めた者もいた。感情に蓋をした者もいた。「患者に感情的な愛着を持つのは最悪だ、結局は自分を苦しめることになる」と言った腫瘍内科医もいた。悲しみが吟味されなかったために、続いて診た患者たちには、それまでよりも強力な化学療法や、生活の質も長さも改善させる見込みのほとんどない、苦しみを増やすだけの治療を提案してしまった者もいた。グラネクはインタビューに心を揺さぶられた。彼女は医師たちの悲しみを「煙のような性質を持ち、……漠然として目に見えず、……浸透し、仕事を終えて帰宅した医師たちの衣服に付着し、診察室から診察室へとドア下の隙間を通じて入り込む」[15]、脇に置くことも洗い流すこともできない感情だと述べている。

しかし、すべての腫瘍内科医が患者の死に際して、自分のすべきことを見失ったわけではない。なかには、ルースの看護師、デイヴィッドのように反応した者もいた。彼らは、患者の死が、いかに医療者としての自分を形づくり、謙虚にし、そしてより〝いま・ここ〟に意識を集中させる助けになったかを語った。彼らは喪失に向き合うことで、より注意深くなり、敬意を抱くようになり、単に現状を受け入れることを望まなくなった。彼らは患者たちのために積極的に行動するようになり、具体的には、保険会社に掛け合って彼らが渋っている薬の支払いを認めさせたり、家族とともに愛する患者の最期のケアについて、時間をかけて話し合ったりした。こうした医療者たちは、死にゆく患者のケアからやりがいを得ていた。

レイチェル・ローデンバックは、腫瘍内科医にこうした患者の死を前にしても平静の心を保ち、患者の代弁者となり、積極的に行動できる力を発揮できる者がいる仕組みと理由を見つけようとした[16]（一方で、そのように行動できない者もいるのだが）。レイチェルは当時医学生であったが、今は腫瘍内科志望のレジデントである。彼女は一年間かけて行うプロジェクトの指導教員に私を指名し、腫瘍内科の医療者たち（医師・診療看護師・診療助手）[†5]に、彼ら自身の死生観と、それらが終末期の患者ケアに与える影響についてインタビューしたいと提案した。当初私は、うまく行くか疑問だった。こうしたインタビューがいかに個人的なものかを考えると、参加に同意する者はあまり多くないように思われたからだ。しかし、レイチェルのプロジェクトは彼らの心の琴線に触れ、結局は彼女が依頼した者たちの大多数が参加した。信じられないほど多忙なスケジュールにもかかわらず、彼らは話し、省みるための時間をとった。インタビューはしばしば割り当てられた時間をオーバーした。彼らには話すことがたくさんあったし、話すことは心に溜まっていた思いを解放する体験になっていたのかもしれない。

レイチェルはまず腫瘍内科医たちに、自分自身の死という概念を受け入れられるかどうか尋ねた。自分自身の死に対して完全に心安らかだと言った者もいれば、恐れていると答えた者もいたが、大半の回答はイエスだった――それは、「ただ、実際に直面したことはないので、どう感じるか本当のところはわからない」などの条件付きのものであったが。彼らは自己覚知できており、自分自身に対して正直だった。

一部の参加者には、心安らかさ（または、その欠如）が患者とのやりとりにどう影響しているか、例えば、患者と死について直接的に話すか、婉曲表現を用いたり遠回しに話したりするかといった傾向について振り返ってもらった。中には、自分自身と患者の精神的苦痛を察して、死や死にゆく過程については患者の家族としか話さない者もいた。彼らの多くは、自己覚知ができているときほど、ケアしている患者に対してよりひたむきに接することができると答えた。

リアト・グラネクが話を聞いた腫瘍内科医たちも、レイチェル・ローデンバックのインタビューを受けた者たちと同様に、がん診療の文化を変える必要性を痛感していた。現状では、がん診療はがんの治癒と克服を讃美し、死を失敗として扱い、感情を表出することを弱さの表れとみなしている。しかし腫瘍内科医たちは、自分の悲しみをより効果的に処理するためのトレーニング・情報・サポート・検証などを重要視していると答えた。[17] 彼らは、苦痛の感情を押しやろうとするのは効果的な処理方法ではないと理解していた。ロチェスターでは、私の同僚ティム・クイルとミシェル・シェインが、腫瘍内科のフェローと診療スタッフを対象にした、内省とマインドフルネスを促進させるプログラムを開発した。[18] フェローと診療スタッフは年六回、腫瘍内科指導医・緩和ケア専門医・聖職者に会って、悲しみと喪失が公私の生活に与える影響への意識を高め、それらと向き合う。彼らは自分がケアした患者の話を共有し合う。一緒に笑うこともあれば、泣くこともある。時間の一部は、自分自身のケア（瞑想など）に当てられる。毎回セッションの終了時には、亡くなった患者たちのことを追悼する黙祷を行う。希望者はそこで、患者の名前を一人述べて弔意を表す。こうして作られる場の雰囲気は、少し前までなら奇抜なものとみなされていただろう。しかしこうした行為によって、患者にもっと心を集中させるために、医療者自身をケアする力を研ぎ澄ませることができる。そして、人間性と親しみを共有すること、さらに医療者と彼らの患者がともに同じ人間として持つ〝傷つきやすさ〟にも意識を向けられるようになる。彼らは、お互いの気持ちを感じて共有することはわがままや自己憐憫、弱さの表れなどではなく、むしろそれはカラン医師の告白プロジェクトで示されたように、本当に重要なことに意識を向ける助けになるものだということに気づく。

自分への思いやり

自分への思いやり（self-compassion：自分に対する優しさを積極的に涵養すること）[19]は、悪い結果に直面したときに露呈される、容赦がなく、厳しい、人を孤立させがちな医療文化に対する拮抗薬である。自分への思いやりを実践するとは、否定的な考えを避けることでも、過剰同一化*3でもない。感情的な痛みに立ち向かい、打ち勝ち、耐え抜こうとするのでもなければ、屈するのでもない。それはむしろ、深く探究し、責め・恥・絶望ではなく、優しさ・明確さ・決意を持って対応することである。

自分への思いやりは道理に適ったものに思えるが、医師はその概念をなかなか受け入れられない。自己憐憫やわがままに思えてしまうからだ。しかし、これはそういったものではない。自分への思いやりとは、自分自身の感情の波に流されないことである。萎んだエゴを浮上させようとしたり、自尊心を膨らませようとしたりすることではない。むしろそれは、健全なバランスに向かう動きである。それまでの人生経験から得た美徳によって、または自分への思いやりについての特別な訓練によって、自分を思いやる能力を高めた人は、陰性感情に支配されたり、麻痺したりすることなく、自分の失敗や短所を認めやすくなったと報告されている[20]。悪いことが起きたとき、彼らは自分の責任を認め、喪失感を抱き不運さを感じるが、過度な反芻はしない。**自分への思いやりは、結局のところ利他的な**

＊3＝考えに囚われ、こだわり過ぎること。

ものである。それは、自分自身の苦しみを脇に置いて患者に寄り添うことを可能にするからである。これは人生全般に有益な教訓であるが、自分に厳しく、多くを要求しがちな医師にとっては特に重要である。

マーク・レッサーは禅師であるが、経営コンサルタントでもあり、フォーチュン五〇〇企業[*4]のためのマインドフルネス・トレーニング・プログラム開発者でもある。マークなら、自分への思いやりとは自分を知るとともに自分を忘れることだと言うだろう。[21]自分を知ることが大切だというのは自明なことに思える。それは自分が世界で進むべき道を見つける助けになる。しかし、まさに禅らしい矛盾した言い回しにより、禅は自分を忘れるよう命じる。自分を忘れるという言葉でマークが意味するのは、自分についての固定観念を手放し、あなたが〝自分〟と呼んでいる考え・習慣・見方の集合は、あなたが思っているよりも儚いということに気づくことである。自分を忘れるとは、良くないことが起きたときに医療者が習慣的に行いがちな自己拷問の数々をやめることである。医療者にとって（誰にとっても）、自分を知ると同時に忘れることは、より健全で優しい方法で過誤・悲しみ・喪失に反応する助けとなる。

大局的に考える

二次的なトラウマは、麻酔科医・腫瘍内科医・家庭医に限った話ではない。科を問わず、すべての医療者が〝二次的な犠牲者〟になり得る。しかし、医療者が感じるこの種の苦しみに対する医療システムの取り組みは遅れている。自分は問題意識・傾聴・思いやり・サポートの文化の中で働いていると心から言える医師は、ほとんどいない。

しかし、希望の兆しが見られる医療機関もある。ミズーリ大学医療センターには、二次的な犠牲者のための即応チーム（second victim rapid response team）[†6]があり、苦悩する医療者が連絡できるようになっている。チームが提供するのは、同輩・職場仲間としての簡単なサポート（レベル1）、訓練を受けたピア・カウンセラーによる一対一のカウンセリングとメンタリング（レベル2）、より苦悩が重症な者に対する精神科スタッフへの紹介（レベル3）である。[22] ハーバードのブリガム・アンド・ウィメンズ病院は、苦悩する医師にピア・コーチングとサポート・プログラムを提供している。責任者のジョー・シャピロは、以前から苦悩する同僚に寄り添うことのできるピア・コーチ（同じ職場の医師たち）を育成してきた外科医である。[23] 医師は自分のことを相談してもよいし、一対一のカウンセリングとコーチングを受けたほうが良いと思う同僚を紹介してもよい。データがほとんどないため、こうした取り組みにどれくらい効果があるかを知るのは難しい。しかしこれらは、医療者の心身の充実を、医療システム全体が健康であるサインとして認識し、思いやりとサポートの文化に向かって踏み出す、小さな一歩である。

サンフランシスコが行っている二次的なトラウマに対する取り組みは、こうした努力のなかで最も大規模なものの一つである。サンフランシスコは非常に大きな社会・経済格差を抱えている。中でも

＊4＝米国フォーチュン誌の発行する総収入上位五〇〇社のリスト。

同市の公的なクリニックは、最も困難な患者たち（どの人の生き様も悲劇・喪失・放棄に溢れ、救済を意図した各種プログラムも役に立たなかった）を診ている。医療者の心理的負担は大きく、離職や燃え尽きは切迫した問題である。これを認識したサンフランシスコ郡保健課は、医療システム全体の文化を変えるきっかけにしようと、トラウマ啓発についての必修プログラムを始めた。それは単なるその場しのぎではなく、マインドフルな意識を持てるよう文化を変えてゆこうという取り組みである。最終的にはサンフランシスコの医療関係者九〇〇〇人全員が受講する予定であり、既に参加した人の三分の二は、それぞれの職場で具体的な変化に向けた取り組みを始めている。[24] 医療組織でこの種の協調的で多層的な介入が行われることはまれであり、持続的な変革の期待は大きい。なお、燃え尽きやトラウマに対処する個人・組織レベルの取り組みについては、この後の第一〇章と第一二章でも詳論する。

第10章

癒し手《ヒーラー》を癒す

Healing the Healer

これらは医師の務めである。まず……自分の心を癒やし、
ほかの誰より先に自分自身に助けを差し伸べること。
——アテナイ人医師の墓碑銘、紀元二年[1]

私たちが行うマインドフルな診療についての一年間にわたるプログラムを受けに来たダイアンは、中堅キャリアのプライマリ・ケア医だった。彼女は臨床診療に情熱を持ち、それがいかに深い充実感をもたらすものかを知っていた。しかし彼女は燃え尽きており、自分は「ガス欠で走っている」と言った。何とかしなければならない状況だった。

ダイアンは、誰に聞いても模範的な家庭医で、素晴らしい臨床判断力を持っていた。彼女はよく話を聴き、温かみがあり、共感を示すことができる医師で、患者たちの信頼を勝ち得ていた。終末期の患者を往診するなど、彼女は要求された以上に尽力した。寒さの中で市バスを待たずに済むからと、一日の終わりに高齢の患者を家まで車で送ったことすらある。彼女は抱えきれないほど多く困難な患者を抱え、誰のことも拒まなかった。しかし、彼女の献身は負担を伴った。彼女の仕事はいつも予定より遅れ、患者との時間を十分にとることができなかった。

そうしている間に、臨床診療の概況は変わっていた。彼女は、患者が必要なケアを受けられるよう今まで以上に保険会社と戦わなければならなくなった。また、保険会社ごとに一つずつある八つの異なる採用医薬品集（formulary）の最新内容を把握していなければならなかったが、規則は頻回に変わり、処方が支払拒否となるたびに彼女は電話や書類手続きに追われ、患者と対面して過ごす時間は削

られた。彼女の言うように、それは彼女の精魂を吸い尽くしていた。

そしてさらに、彼女の勤務するクリニックは大手の医療法人に買い取られた。法人側から〝質の評価基準〟について話があったが、こうした質向上の奨励は実のところ無意味なチェックボックスを埋める程度のもので、[2]より短時間でより多くの患者を診るようにというプレッシャーによって色褪せた。求められるのは〝生産性〟であり、より良いケアではなかった。新しい電子カルテのシステムは患者情報へのアクセスを容易にしたが、何よりも保険請求の最大化を重視して設計されていたため、臨床的に有意義な情報を入力しにくく、時間もかかった。ダイアンはコンピュータ画面を見ることに費やす時間が増え、あるときなど患者がトイレに行ったのに気づかず、患者がそこにいるかのように話し始めたほどであった。コンピュータでのカルテ記載や書類作成のために毎日一時間余計にかかり、約束されたはずの効率性向上は決して実現しなかった。

これにより、質をできる限り維持するためにもっと頑張ろうという彼女の決意は増すばかりだった。彼女は生産性の目標と質の評価基準を達成したが、努力の代償はとてつもなく大きかった。彼女は、一日の終わりには疲れ果てていた。それだけでなく、どんどん孤立していった。さらに彼女は、外来診療の生産性要求を満たすためには入院診療を続けることが不可能になり、ほとんどのプライマリ・ケアの同僚たちがそうであるように、その特権を放棄していた。[*1]彼女は出勤日にも外来診療の同

＊1＝伝統的には、プライマリ・ケア医は自分の診る患者を入院させる病院を定め、例えば朝に病院で入院患者を診察してから（治療方針を研修医や病棟スタッフと話し合ってから）クリニックに行って外来診療を行う、といった働き方をしていた。現在では、ホスピタリストと呼ばれる入院診療専従医に任せるのがより一般的である。

僚たちと言葉を交わす時間がほとんどなく、患者を紹介する専門医の中にも知り合いはいなかった。

とどめの一撃となったのは、法人事務長との面談だった。彼女はうつ病の悪化した患者を診たが、そのカルテ記載を検討した〝請求スペシャリスト〟は、彼女に診断を〝訂正する〟よう提案した。ダイアンは診断を〝うつ病〟と記載していた。事務長は〝倦怠感〟としてはどうかと提案した。理由は？金である。精神疾患の診断に保険会社から支払われる金額は、身体症状に対する金額の半分しかなかった。倦怠感はうつ病の一部ではあったが、診断としてはうつ病のほうが正確だった。ダイアンは提案を受け入れた。そして吐き気がした。彼女は、自分の決定が道徳的に中立でなかったことに気づいていた。彼女の注意は、患者にとって最善の利益を離れ、経済的な収支に限られてしまった。[3]

医師として働いてきた一五年間で初めて、ダイアンは日々をノルマと数字の観点から考えるようになり、患者の生活の詳細にあまり注意を払わなくなったことに気づいた。医療経済の専門家が使う血の通わない話し方が、彼女のコミュニケーション様式、さらには医学的な決定にまで伝染した。彼女は、例えば、診療ペース、職員採用、診察室のデザインから壁のアートに至るまで、自分には何も決められなくなってしまったように感じた。彼女は、自分が本当に医療に向いているのかわからなくなってきた。

その後ダイアンは家族と二週間の休暇をとってリフレッシュし、温かみと活気のある自分に戻れたように感じた。しかし仕事に戻ると、数日もしないうちに燃え尽き症状が再発した。彼女はどうしてもよく眠れないようだった。家族や友人たちのためのエネルギーは、ほとんど残っていなかった。職場のスタッフや家族は、彼女が怒りっぽくなったことに気づいた。患者たちさえも、何かあったのかと看護師（やダイアン本人）に尋ねた。彼らは変化を察知したが、それは良い方向の変化ではなかった。彼女はほかの職場に移籍しようかと考えたが、街の医療機関はほぼすべてが今の大手医療法人に買収されていたし、彼女の子供たちは学校に通っていたので、ほかの街に移れば彼らの生活が台無しになってしまう。彼女は身動きがとれないと感じた。いっそのこと、診療をやめてしまおうかとも考えた。

魂の侵食

ダイアンのような話は、残念ながらよくある。多くの医師が、この話を身近に感じて心を抉《えぐ》られる。彼女の被害は、医師の燃え尽きという全国的に蔓延する問題の一部である。米国公衆衛生局長官ヴィヴェック・マーシー医師は、二〇年間この問題について記録し研究した後、ついに二〇一六年に医師の燃え尽きを米国が緊急に対処すべき医療の二大問題の一つだと宣言した。理由は明らかであった。燃え尽きた医師には、ベストな診療を提供することなど到底不可能だからである。

統計結果はとても厳しいものだ。二〇一四年には、五四パーセントの医師が燃え尽きたと答え、二〇一一年の四五パーセントから増えていた。最も影響を受けたのは臨床診療の前線に立つ医師たち（プライマリ・ケア、救急科、一般外科）だった。[4] 看護師やその他の医療職・医療事務・秘書も燃え尽きを感じている。[5] 高ストレスの仕事ならは誰もが燃え尽きを経験する可能性があるが、医療における燃え尽きは特に悪質であり、患者は気をつけていなければならない。燃え尽きた医師は、細部で手を抜き、診断を間違え、無謀な処方をする傾向があるからである。[6] 彼らは問題点を一つひとつ自分で考えるのが大変だというだけで、過剰に検査し、より多くの患者を専門家に紹介する。[7] 彼らは患者とも同僚ともコミュニケーションをあまり取らず、[8] アルコールやドラッグの乱用、職業倫理に反する行動（ずさんな保険請求、中毒者への麻薬性鎮痛薬の処方、ＳＮＳの不適切利用、患者の守秘義務違反など）を起こしがちである。中には、診療を投げ出してしまう医師もいる。プライマリ・ケアの内科医として開業した医師のうち、四分の一が五年以内に辞職し、[9] 残りの四分の三の医師の中には早期退職を選ぶ者も多い。彼らの穴を埋めるための費用も、結局は高くつく（医師一人当たり、三〇万ドル）。[10]

誰もが自分が燃え尽きていることにすぐ気づけるわけではない。燃え尽きた医師の大部分は、一年経ってもまだ燃え尽きている。ある非常に優れた家庭医の同僚（私は彼女が研修医のときのメンターだった）が、早期退職を選択した。彼女を追いつめたのは、新しい電子カルテのシステム（一日四〇〇〇回のクリックと、深夜に及ぶカルテ記載）だった。[11] 私自身のプライマリ・ケア医は昨年、私の担当になってからたった二年で退職した。彼が去った後、クリニックから簡潔で親しみのない手紙が届き、そこには彼が〝教育と指導〟のため三〇年間の診療を閉じることになったと書かれていた。前のプライマリ・ケア医が外来を去って彼に交代したとき、彼はあと五年か一〇年はやっていけると思うと言っていた。彼の決断の背後に何があるのかを想像するのは難しくなかった。私は新しい医師への個人的な紹介状を得るため、彼のクリニックに電話した。しかし、地域にいる三〇〇人のプライマリ・ケア医のリストを渡されたが、そのうち新規の患者を受けているのは八人だけで、八人ともトレーニングを終えたばかりの医師だった。私は見捨てられたように感じた。明らかに、何かが変わってしまった。

心理学者でキャリアを燃え尽きの研究に捧げたクリスティーナ・マスラックは、これを〝魂の侵食〟と説明している。[12]医療・保健・福祉にわたるすべての専門職で、彼女は燃え尽きが以下の三要素から成っていることを発見した。すなわち、情緒的疲労感・脱人格化（人を物体として扱う）・個人的達成感の低下である。この三つの頭を持つ怪物は、仕事を目的や意義の源から耐え難い重荷に変え、医師にどこまでも努力し続けるか、いっそ辞めるかの二択を迫る。

医師の診療は以前からずっと過酷だった。診療の心理的負担がどのようなものかを伝えるため、私の外来診療の典型的な四時間セッションを紹介しよう。その日、私は一一人の患者を診た。[*2]一人目は、糖尿病のため目が見えず透析に通う、片脚切断後の三八歳男性で、もう片方の脚も切断間近であった。次の患者は、既に退職した医師から最近引き継いだのだが、処方の麻薬性鎮痛薬を常習しており、運転中に寝てしまい前の車に突っ込み、膝と肩が粉々になった。彼は一週間分のオキシコドンを二日で飲みきってしまい、もっと欲しいと言う。昼前になって、養護施設から家に戻ってきた子供の暴力と多動が手に負えず、困り果てた両親がその子供を連れてくる。次に診察したＨＩＶ感染症を持つ五五歳男性は、血液検査を受けるのを忘れ、肺炎を調べるためのX線検査にも行かなかったという（彼にはＨＩＶ感染症による初期の認知症があり、面倒を見る家族もいなかった）。そしてその日の締めくくりは、アルコール性肝硬変を患っている優秀な心理療法士の、度重なる否認だった。意識の集中や

＊2＝米国診療では、再診患者一人の時間枠は一五〜二〇分が一般的。

精神的安定といった内的な支えと、仲間同士や組織的なサポートといった外的な支えがなければ、こうした悲劇の数々に人間的な思いやりをもって対応することなどできるはずがない。

　しかし、医療が企業化し、部品化した現代には、ゆっくりだが絶え間のなく進行する〝価値観・尊厳・気力・意志の劣化〟[13]という、医療システムそのものに起因する新しい種類の燃え尽きがある。患者は〝被保険者〟となり、医師と患者が接する際の親密さは相対的評価単位[*3]（relative value unit：RVU）という医師への支払額を決める生産性の基準にまで貶められている。燃え尽きは、医師の仕事がコンピュータ画面に縛られ、電子カルテに〝機能性〟が加えられるほど悪化する。効率性の犠牲者となった医師たちは、感情を引っ込める。彼らは一日の終わり、週末、退職を待ちきれなくなる。そして一日が終わったらすぐに出て行けるよう、車を駐車スペースにバックで入れる。[*4] 患者は、医師が少しでも自分のことを考えてくれているのだろうかと疑問に思う。

　燃え尽きた医師は、患者からだけでなく、自分自身からも疎外される。まるで自分が工場の生産ラインにいるように感じ、医師を志した頃に思い描いた豊かでやりがいのある人間的な触れ合いの機会が、単なる情報の授受に過ぎなくなってしまったように感じる。最近私は、私が担当する生後六か月の患児が発熱のため受診した際の救急外来カルテを見直した。どうやらその電子カルテでは、患者の年齢に関わらず医師が喫煙・飲酒・リスクのある性行動についてのテンプレートに記入することが必須のようだった。驚いたことに、医師は本当にチェックボックスにチェックを入れ、時間を無駄にしていた。こうしたことが何度も起こり、自分に変えることのできないシステムに打ちのめされると、医師の中には屈服し何も感じなくなる者も出てくる。しかし後になって、自分の価値観を放棄したことに気づき、愕然とする。また、自分には何の影響力もないと感じ、落ち込み、逃れることしか考えなくなる者もいる。ある研究では、燃え尽きを感じると答えた医師の一七パーセントが、過去一年以内に自殺を考慮していた。[14] 恐ろしいことに医師の自殺率がほかのどの職業よりも高い。私の知人や友人の中にも、自殺した医師が何人もいる。

問題は働き過ぎだけではない。それは、働く意義・レジリエンス・コミュニティの危機である。重い責任・低い裁量感・孤立という有害な組み合わせは、疲弊・無力さ・孤独感を感じる元凶である。[15] 医療システムの機能不全によるストレスと、医療の悪しき風潮は実在するものであり、医療コミュニティにはそれらを正す義務がある。医療者を倫理的に問題のある状況に置く、良い患者ケアよりも医療費請求を軸に作られた電子カルテシステムをインストールする、医療者に質を無視して多くの患者を診るようプレッシャーをかけるなどの慣行は、変わってゆかなければならない。

内面環境

しかし、医療システムを変えればすべてが解決するわけではない。医療者はもう何世紀も燃え尽きに侵されているのであり、燃え尽きの重要な原因は医療者自身の中にあるという認識を持つことが大

＊3＝日本の診療報酬点数に類似した概念。この単位に各種係数を乗じたものが最終的な支払額となる。
＊4＝日本と違い、米国では前向きに駐車するのが一般的。

切である。記憶する限りなかったことだが、おそらく外来での重い苦役に医療システムの機能不全悪化が重なったことを契機に、自分の内面環境に系統的なやり方で注意を払い、より〝いま・ここ〟に意識を集中し、レジリエンスを持って診療するための方法を模索しようとする医師たちが、ついに現れ始めた。

あなたが患者として医師を選ぶ、または診療グループに医師を雇い入れるところを想像してほしい。あなたは医師にどんな資質を求めるだろうか？　この質問を一般の人にしても医師にしても、職業や専門を問わず、答えはいつでも同じである。彼らが求めるのは、利他的で勤勉で、優れた専門的技術を持ち、知識が豊富で、良い臨床判断ができ、共感的で思いやりがあり、悪い事態や喪失に遭遇して平静の心でいられる人である。

しかし、こうした非常に〝望ましい〟人格や性格さえも、医師を心理的に脆弱にしてしまう[16]。細部まで注目する人は強迫的になり、〝念のため〟として患者に過剰な検査や手技を受けさせたり、何かを忘れてしまったのではないかと考えて夜中に目覚めたりする可能性がある[17]。利他的で相手に尽くすタイプの人は、献身的になりすぎ、やり遂げようと頑張るうちに疲弊しがちである。本当に技術のある医師は、自分には何でもできると信じ込んでしまうかもしれない。しかし、全知全能だと感じることと、間違いを認めることができないことは、医療においては危険な組み合わせである。あるいは、[†1]自信がないと感じる医師もいるかもしれない。医師に自分は評価に値するような人間ではないと感じたことがあるかと尋ねると、驚くほど多くの確率で「ある」という答えが返ってくる（四三パーセントという調査結果もある）[18]。これらすべての人格要素のなかで最も燃え尽きに関連するのは、硬直性

(rigidity)である。自分の硬直性に無自覚の医師は、自分のやり方がどの問題にも最善のアプローチだと主張し、うまく行かない不満を患者も含めたほかの人のせいにし、自分の内面に目を向けようとしないことがある。[19] 共感的であることさえも、医師が二次的なトラウマやネガティブな感情を自覚できなければダメージとなる。[20] 気がかりなことに、医師の中にはストレスや燃え尽きを勲章として誇示する者もいるが、こうした医療における〝マッチョ文化(macho culture)〟は、打ちひしがれた医療者の苦悩と孤立を増悪させる。[21] 自己の内面に意識を向ける姿勢の欠如している医療機関があまりにも多い。

なぜ燃え尽きない人もいるのか

しかし、万事この調子と決まっているわけではない。ストレスを受けながら、ほかの者よりうまく対処する医療者もいる。彼らは困難に対してコーピングし適応するだけでなく、その困難の対応によって成長するため、次に来る困難をより扱いやすいものにできる。実際に、適切な種類と量のストレスには、私たちを強化する効果がある。いわゆる〝ストレス接種(stress inoculation)〟である。運動や適切な負荷により、骨や筋肉、脳や心は強く成長する(レジリエンスが高まる)。荷重は骨を強化する(負荷を与えなければ、弱くなり砕けてしまう)。筋肉にも運動が必要で、さもなければ萎縮してしまう。私たちは頭と心の試練を糧に成長するが、それがなければ鈍重になってしまう。ニコラス・タレブの言葉を借りれば、レジリエンスとは〝反脆弱(antifragile)〟になることである。[22] 私たちがレジリエンスを最も鍛えられるのは、成長が起きる辺縁[†2]（能力の限界をほんの少しだけ超えたところ）にいるときである。

私たちはしばしば、レジリエンスとは難局を乗り切る力だと考える。しかし、高ストレスの職業では、重圧は持続的で、いつ危機が起こるかも予測できない。従って、真のレジリエンスとは、想定外の事態に備えていることである。心理学者たちがレジリエンスをトラウマに対する反応としてだけでなく、前向きな特性として理解することにも注目し始めたのは、三〇年前に過ぎない。そして、レジリエンスについての知見の多くは、研究室内での動物実験や、対人的な暴力・重傷・戦争・拷問・自然災害などを耐え抜いた人々から得られたものであり、自分から進んで心理的負担の大きいとわかっている仕事を生業に選んだ人々から得られたものではない。

精神科医のスティーブン・サウスウィックとデニス・チャーニーは、元戦争捕虜や特殊部隊の教官、レイプ・性的虐待・手足の喪失・がんなど重度の心理的トラウマを経験した民間人らにインタビューを行った。[23]その結果、こうした極限の事態にもかかわらず、抑うつ状態や心的外傷後ストレス障害になった者はほとんどいなかった。[24]サウスウィック医師とチャーニー医師は一〇個の〝レジリエンス因子〟を同定したが、これらは誰にとっても納得できるものだろう。すなわち、現実的楽観、恐れに向き合うこと、善悪判断の内的な指針、宗教と精神性、社会的サポート、ロールモデル、身体的健康、精神的健康、認知・感情の柔軟性、意義・目的意識である。人格もまた重要である。燃え尽きリスクに関連する人格因子があるように、レジリエンスを強化させる人格因子もある。心理学者のリチャード・ライアンとエドワード・デシは、三つの資質があると指摘する。すなわち、他者と温かで思いやりのある関係を作る力（いわゆる安定型愛着）、個人の自主性の意識、自分には能力があり課題を解決できるという認識である。[25]

レジリエンスは私たちの生化学・遺伝学的な構成にも反映されている。重度のトラウマを乗り越える人の生化学的な特徴は、レジリエンスの少ない人と異なっている。前者は、ストレスホルモンとニューロペプチドＹ（不安を司る神経伝達物質）の濃度が低い。そして、前向きな気分と相関するセロトニン濃度が高く、脳の報酬中枢ではドーパミン濃度が高い。さらに、脳に新しい神経回路を成長させるよう促す〝脳由来神経栄養因子〟の濃度が高い。[26] レジリエンスには思いやりと信頼の人間関係が影響しているようなので、愛情と親和に関連したホルモンであるオキシトシンが関与しているのも確実だろう。レジリエンスのある人々は、これらの神経伝達物質やホルモンを高濃度で分泌するだけでなく、その受容体も多いようだ。そのため、信号が一層伝わりやすい。ときには、神経伝達物質と貪欲に結合する、全く異なるサブタイプの受容体を持っていることもある。

私たちは今まさに、身体がこうした物質の産生を高め、神経細胞上により多くの、より貪欲に結合する受容体を発現させる仕組みを理解しつつある。第三章で述べたのと同様に、それはエピジェネティクス、より正確には社会エピジェネティクス的な調節である。神経伝達物質や受容体をコードする遺伝子は、支持的で安全な環境にいるとスイッチが入り、無防備な環境でトラウマを感じているとスイッチは切れる。二次的なトラウマ・孤立・サポートのない状態にある人は文字通り生化学的なレベルで、必要なレジリエンスを奮い起こしにくい。つまり、患者が死亡した後にデブリーフィングの時間を与えられない医師や、無意味で官僚的な仕事をさせられる医師は、レジリエンスを失ってゆくことになる。レジリエンスと遺伝子制御には、出生前の影響や幼児期のトラウマなど、変えることのできない過去の出来事による部分があることは否めない。しかし、サンディエゴにある海軍保健研究センターの心理学者ダグラス・ジョンソンによる最近の研究のことを考えると、期待が膨らむ。彼の研究グループは、入隊者たちにマインドフルネス・プログラムを行うことで、自己覚知やレジリエンスが増進し、それと同時に〝健康な〟遺伝子の発現が亢進することを示した。[27]

ぐらぐらするがひっくり返らない

人はどのようにしてレジリエンスを高めてゆくのだろうか？　その答えの一部は、精神的安定に関係する。上級者ではないが、私はカヤックを本格的な趣味にしている。数年前、私はカヤックを買った。そのときの店で、販売員は一次不安定性と二次不安定性の話をした。当初、私は混乱した。不安定なカヤックを買う理由などあるのか？　彼の説明はこうだ。一次不安定性のあるカヤックは、操作性に優れ、川の岩・急カーブ・白く砕ける波の中でコースを取るのが容易だが、ぐらぐらしやすい。二次不安定性とは、転覆しやすさのことだと言う。反応性が良い船体を求めていたことと、予期せぬタイミングでずぶ濡れになりたくないことから、私は一次不安定性がかなりあり、二次安定性もしっかりしたカヤックを選んだ。

水に浮かべてみると、乗りこなすのはなかなか大変だった。カヤックは本当にぐらぐらした。一次不安定性と二次不安定性を区別し、カヤックがひっくり返ることはないと信じられるようになるまで、しばらくかかった。しかし時間とともに、私はアンバランスな感覚を許容し、カヤックを楽に操作できるようになり、一次不安定性と格闘するのは危険で、むしろそれをコース取りの際に利用したほうがよいと気づいた。私はぐらつきを楽しむようにすらなった。上達を実感したのは、横風が強く吹く湖をカヤックで渡ったある日のことだった。私は風に寄りかかるようにして、三〇度も傾いた状態となり、水がカヤックの片側から上がってきた。しかし私は、一直線上を進むことができ、カヤックはひっくり返らなかった。

精神的安定の仕組みも同様である。それは、動的な平衡である。決して完全にバランスが取れることはない。買ったカヤックのぐらつきを楽しむように、私は医療の予測がつかず無秩序なところを楽しむようになった。次の患者は生後一日のこともあれば一〇〇歳のこともあるし、その患者の問題は些細なことかもしれないし命に関わることかもしれない。想定外の展開で冷静に舵を取ることには、バランス感覚を必要とする特有のスリルがある。

レジリエンスについての三か条

困難に遭遇するたび、私はレジリエンスについての三か条に立ち戻る。一つ目は、〝レジリエンスは成長させることのできる能力である〟だ。[28] 訓練すれば、自分の行動と心身の充実感《ウェルビーイング》をコントロールし、健全にストレスと付き合い、自己に対する認識を変えることができる。レジリエンスとは、心を頑なにすることではない。むしろその逆で、おおらかさ・ユーモア・柔軟性を取り入れることである。

人格をほんの少し変え、より集中し、ぐらぐらと揺れるのを楽しみ、ひっくり返りにくくすることである。私たちの一年間のマインドフルネス実践プログラムの参加者が行ったのが、まさにそれだった。時間とともに、彼らはビッグ・ファイブ人格因子のうち、意識の集中と精神的安定に関係する二つでスコアが向上し、スコアはその後も維持された。[29] 人格は三〇歳からは変えられないというのが人格心理学の定説であったが、近年、生涯を通じて人格が〝変わった〟人々についての研究が進められている。それによれば、人格の変わった人々は三つの資質を持っていた。彼らは自分自身を観察すること、他者を観察すること、そしてじっくり聴くことに優れていた。[30] つまり、彼らはマインドフルであった。[†3]

三か条の二つ目は、〝心身の充実感とは関与であり、退避ではない〟である。これは直観的には理解しがたい。愉快な状況であれば、そこにいてもっと楽しもうとするのは理に適っている。しかし、不快な状況だったらどうだろうか？　そこから逃げ出し、苦手な人を避けたくなるのは至極当然である。しかし、こうした生存戦略は短期的には役立つかもしれないが、不適切な解決策に依存したまま、問題が残り続ける。逃避よりも〝いま・ここ〟に向き合うことが、燃え尽きの予防とレジリエンスの発達につながる。

三つ目は、〝マインドフルネスとはコミュニティにおける活動である〟だ。私は何年か前ブータンを訪れ、世界有数の辺境であるヒマラヤ山中の小さな村々よりもさらに高いところ、洞穴や深い峡谷の中、氷河のそばや約九一四メートルの崖上などに点在するいくつかの庵を通り過ぎた。三年間の孤独な隠遁生活を送る僧侶たちは、庵にこもっているため、毎週食料を届けに来る村人たちを見かけることはないかもしれない。しかし、彼らが人里離れた場所で修業を続けられるのは、村人たちが彼らの努力をサポートしていることと、別の庵ではほかの僧侶たちが同様の勤めに励んでいることを知っているからこそであった。孤立した状態でも、彼らは自分がコミュニティに属していると感じていたし、実際にそうなのだった。

同じことは私たち皆に当てはまる。マインドフルな視点を持ち続けるためには、コミュニティの意識が必要である。しかしここ数年の間に、病院の医師休憩ラウンジは閉鎖され、医療者間の個人的な関係は希薄となり、外来医師たちは電子カルテを共有する顔の見えない存在としてしか互いに関わり合えなくなった。コミュニティ作りにはビジョンを持ったリーダーが必要だが、現在の医療環境にはこのビジョンと、それを促進させるリーダーが欠如している。

結局、心身の充実感《ウェルビーイング》とは何なのか？

誰かが「心身を充実させるカギは〝ワーク・ライフ・バランス〟の達成である」と言うのを聞くと、私は身の毛がよだつ。〝ライフ〟を仕事以外のものとみなして〝バランス〟を持ち出す人々が暗に前提としているのは、仕事をしているときは満足に生きていないという考え方であろう。[31] こんなにも深い満足感を得られる仕事をしている（そしてそれが覚醒時間の大部分を占める）私たちにとっては、悲しい状況である。しかし、この考え方の裏にはもっと深い問題がある。自分の不幸を外界事象（職場環境）だけのせいにするとき、あなたは仕事を封じ込めれば（区画化し、外へ押しやり、〝私でないもの〟にすれば）それだけ幸せになれるはずだと考えている。これは、罠である。

マーク・レッサーは次のような有名な禅問答を引用している[32]。

僧侶が禅堂に着いて禅師に言った。「着きました。あなたの教えを授けて下さい」
師「朝食は食べたか?」
僧「はい、食べました」
師「鉢を洗いなさい」
僧は悟った。これ以上に明らかなことがあるだろうか?[†4]

この間接的で一風変わった答えが意図するのは、心を習慣的で単眼的なものの見方から解放し、代わりに今ここでまさに経験していることに目を向けるよう促すことだとマークは言う。マークは、「もし『どうすればワーク・ライフ・バランスを達成できますか?』と尋ねられたなら、私はあなたに朝食を食べたかと尋ねたくなるだろう。……そして、あなたは食べただろうから、私は皿を洗うよう提案するだろう」と述べている。

彼は以下のように続ける。

まるであなた、またはあなたの状況に足りないものや間違ったものがあるかのようにワーク・ライフ・バランスを達成しようとしても、失敗やストレスなど、バランスどころではない事態に陥るのは必至である。そうではなく、あなたの意識を、仕事を構成するさまざまな活動に向けてみることだ。一つひとつの活動に注意を向け、あなたの内面での対話、あなたが編み出すストーリー、そして感情にまで注目しよう。ただこのように注意を払うだけで、前向きな変化、すなわち少し落ち着き、少し余裕を持つといった変化を起こすことができる。変化する可能性だけでなく、より沈着となり、より物事を満喫する可能性すら開かれる。

マークの答えは、「結局、心身の充実感とは何なのか?」という、より深く重要な問いについて考えさせるものだ。深い意義と充実を感じているとき、より表面的な飾り(どれだけの功績や快楽を手に入れたか)はさほど重要ではなく、本分から逸脱させることすらある。仕事自体に目的意識・満足・喜び・意義が感じられるなら、私たちは長時間労働を許容し、ストレスを歓迎することすらある。そうしたより深い、目指す価値のある充実感を、アリストテレスは〝ユーダイモニア(eudaimonia)〟と呼んだ。〝ユーダイモニア〟とは、真の人間性の開花である。それは、世界が乱雑で、混沌として、不完全で、いつも快適なわけではないと理解しつつも、健全かつ前向きな姿勢で、心から仕事に打ち込むことで得られる〝結果〟であり、そこに至る〝過程〟でもある。[33] 外に押しやるだけでは、事態は悪化してしまう。

二〇パーセントのルール

私の妻デボラ(以下、デップ)は、彼女が七年生[*5]のときの個性的で、いくらか奇抜な教師メアリ・

ピーダセンの話をよくする。デッブは当時一三歳で、デンマークでの生活を始めて一年経った頃だった。メアリ先生は彼女に、「ハニー子羊ちゃん（彼女は本当にそう言った！）」、「ハニー子羊ちゃん、〝あなた〟は何が好きなの？　本当に〝好き〟なことはなに？」と尋ねた。彼女は衝撃を受けた。それまで自分が生きてきた世界の中で誰も、そんな質問をする人はいなかった。それが自分が知らないさまざまなことに関心を持ち、考えるきっかけとなり、彼女はまず文筆業、続いてルネサンス史、その後は一七世紀の音楽を生業とすることになった。一五年後、私たちはデンマークを訪れメアリ先生に会いに行ったが（彼女は私のことも「ハニー子羊ちゃん」と呼んだ）、彼女の住むコテージには蔓草とバラの低木が盛んに茂り、狭くなったパティオには小さな椅子を三脚置くのがやっとだった。そのとき私たちは、彼女がシェイクスピア作品を演じる役者だったことを知った。若い頃、イングランドでの安定した学究の道を離れ、劇団に入ったのだという。ツアー先のデンマークで恋に落ち、そこで英語を話す学校の職を見つけたのだった。その後、七〇歳までアーティスト・役者・教師として働いたが、一生の間に一日として〝仕事をした〟という実感はなかった。私たちは皆、メアリ・ピーダセンのように幸運であるべきだ。彼女の喜びを感じる力には伝染性があり、デッブはそれに感化された。彼女も、ミュージシャンとしてのキャリアを、私たちの多くが〝仕事〟と聞いて思い浮かべるようなものではないと感じているが、それにはメアリ先生の影響もある。

「私の職場環境で、最も喜び・達成感・意義を与えてくれるものは何だろう？」と立ち止まって考えることの大切さに気づかせてくれるメアリ先生のような教師に出会ったことのある人はそう多くないだろう。そのため、少しの時間、この問いについて考えてみよう。そしてこれが重要なのだが、「普段の一週間で、そうした活動に使っている時間が全体に占める割合はどれくらいだろうか?」と検討してみよう。それが一〇〇パーセントである必要はない。そこまで幸運な人は滅多にいない。研究により、たとえ勤務時間の二〇パーセントでも最も意義を感じる活動に使えていると、医師は苦境にもよく耐えることができ、燃え尽きにくいことがわかっている。[34] 納得の結果であるが、実際には医師(あるいは、働き方に裁量のある他職種の人々)のほとんどは、こうした根本的な質問を自問したことがない。自分の仕事で何が最も心の糧になっているかと省察するのを、燃え尽きるときまで待ってはいけない。

初期の徴候

医師は、どんな病気も早期のうちのほうが、ひどくなるまで待ってからより治療しやすいことを知っている。彼らは、苦悩が進行した際の不眠・抑うつ・慢性疼痛・片頭痛・消化器症状・過剰飲酒・人間関係上の問題などといった多様な徴候についてもよく知っている。そして、初期の徴候は発見しづらく、警戒しておかなければならないことも知っている。しかし皮肉なことに、医師は自分のそうした初期の徴候を無視するリスクが非常に高い。それは、医師にストイックな傾向があるからである。彼らはストレスを仕事のごく当たり前な一部とみなし、受診を遅らせたり自家処方をしたりす

＊5＝日本の中学一年生に相当。

ることで悪名高い。

最初の一歩は、正直な自己評価である。ワークショップで、私はマスラックの燃え尽きスケール、[35]または次頁の簡単な図を用いて、参加者に燃え尽きの程度を評価してもらっている。図には燃え尽きとレジリエンスに特徴的な性質が列記され、1から10までの尺度がついている。試してみてほしい。あなたは1、5、あるいは10だろうか？　評価の際には立ち止まって、職場環境が自分の人生にどんな影響を与えているかを考え、感じてみよう。ひょっとすると、あなたはもうこの瞬間から、自分の苦悩を過小評価できなくなるかもしれない。

トレーニングを積めば、こうした徴候を、手に負えなくなる前に意識にのぼらせることができるようになる。**トレーニングは、気づきから始まる。自分自身に、「職場ではどんなことが、私の苦しみの前兆として表れているだろうか？」と尋ねてみよう。まずは身体から始めよう。「身体感覚や行動で気づいたことはないか？」と。ほとんどの場合、私たちは徴候を身体感覚（肩のこわばり・胸のつかえ・震えなど）として感知する。次に、「そうした徴候に伴う心情を探ろう。いったい、どんな心情だろう？」と自問してみる。**身体感覚にしばしば伴っている心情は、焦り・恐れ・怒りといった感情かもしれないし、ときには単につながりや興味が持てないという感覚かもしれない。今度は、「これらの徴候に伴う考え・発想・解釈・価値判断」を意識しよう。感覚や感情に伴う特定の考えがあるかもしれない（自分は何かしらの点で能力不足だと感じているなど）。疲れ・ストレス・苛立ちなどを自覚する前に、いつもと違う行動、例えば、運転スピードが速い、あまり食べない、重要な案件を先延ばしにする、机を片付ける、本当は必要ないものを買うなどの行動を取っていることに気づくかもしれない。

　私にとっての初期の徴候の一つは、いつもよりタイプミスが多くなることである。これにはイライラさせられる。私は間違った箇所に戻って訂正し、より速くタイプして遅れを取り戻そうとする。そして、あたかもそうすることでキーボードを服従させられるかのように、キーを一段と強く打つ。しかし、そんなことをしてもタイプミスはひどくなるばかりである。「なぜ電子カルテのスペルチェック機能は、こんなにも使い勝手が悪いんだ」とコンピュータに腹を立て、「なぜ今日、予約枠を三人もオーバーさせる必要があったのか？」とクリニックに腹を立て、ついには「診察時間は二〇分なのに、なぜ彼女はいつも対応してほしい訴えを四〇個も持ってくるのか？」と患者自身にまで腹を立て……。

　こうした初期の徴候への気づきは、事態が手に負えなくなる前に心の中の状況を知るための窓になり得る。私はそれらを〝友人〟と呼んでいる。私を守り、

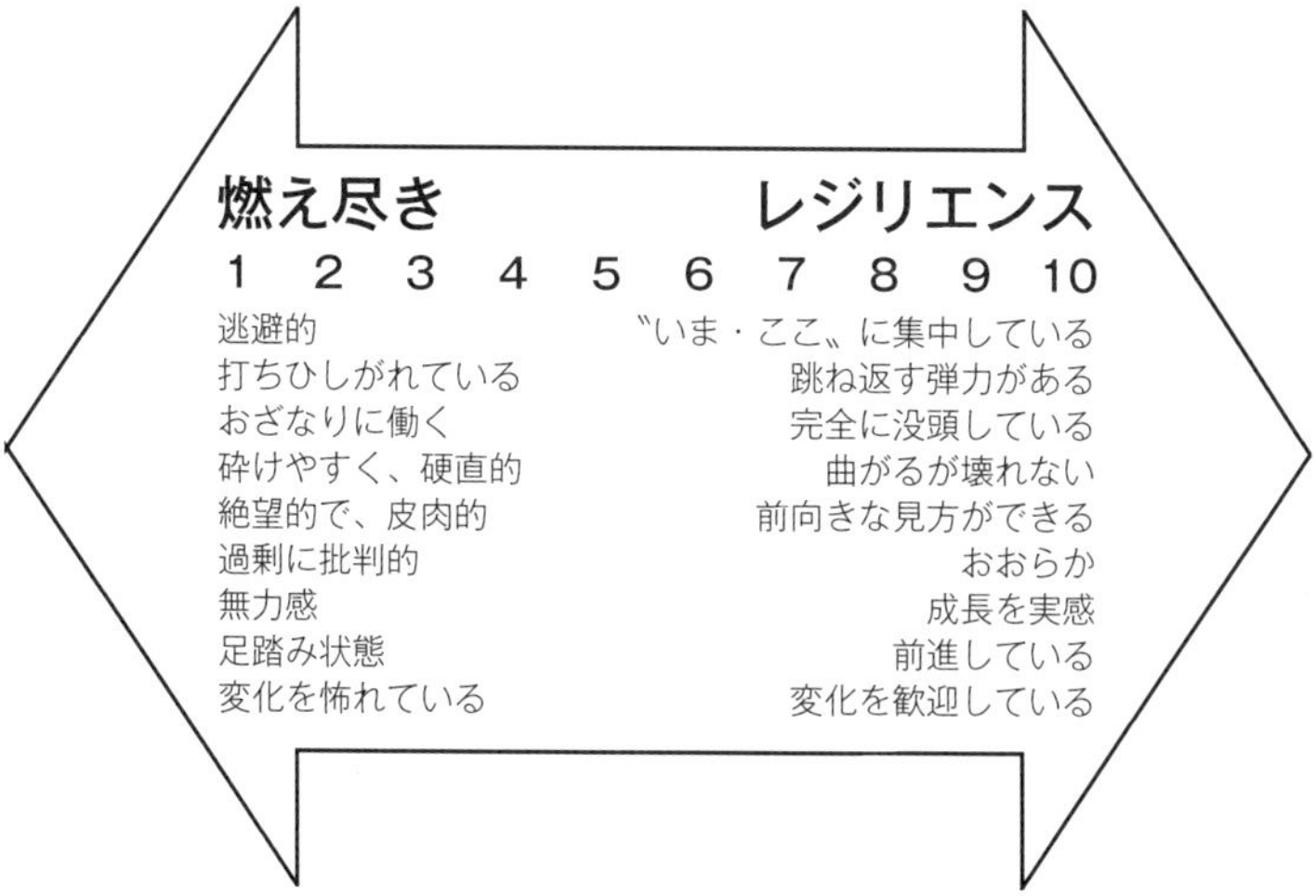

さまざまなことを知らせてくれる存在だからだ。タイピングの精度が落ちていることに気づくと、私は少しの間立ち止まり、自分に（それまで認識していなかった）選択の余地があることを確認する。私は自分に腹を立ててキーを激しく打つこともできるし、何事にも好奇心を持つ心を呼び起こし、「おや、タイプミスをしているぞ。何の表れだろう？　私は焦っているのか？　仕事が面白くないのか？そう感じる必要はあるか？　こう反応することは有益か？　ほかにやりようはないか？」と自問することもできる。新しい見方を取り入れることは簡単そうに思えるが、私たちは誰もが怒りやストレスを溜め込み、心の内圧が高まるのを放置しがちである。私たちの多くは、ストレスの初期の徴候を意識する習慣がないため、まずはその習慣を身につけなければならない。そのために求められる資質は、医師や、その他の高度な専門性が必要とされる職業に従事する人が、日頃から別の領域で発揮しているものと同じで、やる気・実践・鍛錬である。

マインドフルでいるとき、私は自分の期待や心情がいかに見るものを決めてしまうかを意識し、新しい見方を取り入れようとすることや、世界を透見するレンズを再調整することが可能なことに気づく。そういうとき、私は〝メタ認知〟を働かせる。すなわち、自分の考えや心情について考え、評価する。それは、「私は今かなりストレスを感じている。何についてのストレスなのだろう？」と自らに問うことである。そして、「この状況には本当にマイナス面しかないか？」、「状況から何か学べることはないか？」と続けて自問することである。こうして、最初の見方が偏った短絡的なものであったことに気づく。そして認識を改める。研究により、認識を改めて新しい見方を採用する人は、脳の感情知能や感情制御に関連する部位で新しい神経ネットワークを成長させている可能性が示唆されている。[36]

レジリエンスの訓練

レジリエンスの訓練についての最も興味深い研究の中に、今まさに戦闘地域に配備されようという兵士を対象にした、軍事分野からの報告がある。私は当初、管理と殺戮（支えや癒やしではなく）の訓練を受けている人についての研究と知り戸惑ったが、やがて自分の思い込みは必ずしも真実ではなかったようだと気づいた。多くの点で、医療業務と軍事業務は類似している。医療も軍務も、絶えず極度の身体的・情緒的ストレスに曝され、トレーニングは過酷で力を出し尽くさなければならない。どちらにおいても、モットーは〝まず害をなすことなかれ（do no harm）〟であり（医師と司令官がもっとそのことに留意してくれたらよいのだが）、やみくもな乱射ではない（薬や手術には、治癒力だけでなく殺傷力もある）。両者とも、扱う問題は複合的である。医療・軍事の関係者でなければ滅多に遭遇することのない状況に対処するため、精神的安定・実効性のあるコミュニケーション・倫理的な行い・智恵が求められる。どちらにも階級制度があるが、それらはしばしば益よりも害をなし、指揮する者と前線にいる者のつながりを断つ大きな危険を抱えている。兵士も医師も、不当な耐え難い苦しみ・喪失・悲嘆・手足の切断・人格の崩壊・人生の破壊などが人々に起きるのを目の当たりにし、しばしば二次的なトラウマを経験する。どちらの職業も、一人ひとりに多大な犠牲を求める一方、職業文化に振り返りや自己覚知は含まれていない。

そんな中、瞑想的訓練に重きを置いた軍のマインド・フィットネス・プログラムが奏効している。[37]プログラムの参加者は、ストレスフルな出来事からの回復が速かった。彼らの心拍数・呼吸・ストレスホルモン濃度はより短期間で正常化し、続いて経験するストレスから受ける悪影響も少なかった。さらに、より良い決定ができ、注意力の散漫さが減り、逆境によく耐えられるようになっていた。

こうしたプログラムは、抜かりなく冷血な殺し屋を育てるだけではないかという議論に対して、プログラムの制作者たちには反論がある。それは、感情的な反応を減らすことで、戦争の悲惨さを増すだけの無謀な行為や非倫理的な行動を減らせるというものだ。そして、適切に感情をコントロールできる感情知能が向上すれば、兵士たちはチームとして働き、他者の心をつかめるはずだと彼らは主張する。それが本当であってほしいものである。こうした研究は医療職や公共サービスで〝戦闘任務〟に当たる人々がよりマインドフルになれる方法を示しているため、医療の類似例として、議論はあるがあえて提示する。

目的と意味を取り戻す

苦しみに打ちひしがれた医療者がレジリエンスを習得してゆくのを見るたび、私はどうしたらそんなことができるのかと驚きを禁じ得ない。医療環境は悪化の一途をたどり、事務的な負担は増え、社会的サポートは減っている。最初のハードルは、気づきである。私たちのワークショップに参加する人のほとんどと同じく、ダイアンは自分が苦しんでいることを知っていた。彼らはずっと、危険信号を見てきたのだ。**ダイアンは毎朝一〇～一五分の定期的な瞑想を始め、一年間続けた。**瞑想する時間が来たことを知らせ、セッションの経過時間を測る、スマートフォンのアプリも活用した。さらに重要なことに、彼女はただ踠《もが》き続けるのではなく、一日の中にマインドフルなひととき（間を置き、心を開き、リラックスする習慣）を組み込むことを心がけた。自分自身への思いやりは、たとえ短時間でも、本当に重要なことに焦点を当てさせる強力なリマインダーとなった。彼女は感謝の瞑想を取り入れ、自分が感謝していることを毎日一つ唱えることにした。それは、自分の考え方を見直すのに役立った。自分に変えられない外的要因はどれか（無意味なチェックリストを埋める、保険会社との取っ組み合い、使い勝手の悪い電子カルテを扱うなど）をより明確に認識できるようになり、彼女の態度は次第に変わっていった。彼女は、患者・事務方・保険会社からのすべての要求に応じなくてもよいと思い至り、電子カルテ業務の効率を高めるいくつかのコツをマスターした。**そしてクリニックで、自分の好きな写真を壁に掛けるという小さな抵抗運動を始め、ほかの者たちもそれに続いた。**彼女はコンピュータ画面が障壁になり得ることに気づき、診察室のコンピュータ画面を彼女と患者が一緒に見られるよう、架け換えて置き直した。それによりコミュニケーションの質は向上し、たとえカルテを書いたり何かを調べたりしなければならないときでも、今まで以上に患者とのつながりを感じられるようになった。こうした小さな変化はいずれも、心の焦点と態度が少しずつ変化してきたことを反映したものだった。彼女は自分自身に対してより正直になり、患者や同僚の話により深く耳を傾け、より大きな共同体意識を感じるようになった。激流の中をカヤックで進みながらも、彼女はもう、溺れかけてはいないと感じられるようになった。

第11章

マインドフルになる

Becoming Mindful

マインドフルネスを実践しているとき、あなたは脳を作り変えている。毎年、何百という科学論文で、それが起こる仕組みや条件が探究されている。しかし、そもそも成人の脳が作り変え可能であるという概念は三〇年前まで奇抜なものだった。心理学者も脳科学者も、人間が持つ脳可塑性の能力（私たちの脳がいかに生涯を通じて成長・発達し続けるか）を過小評価していたからだ。嬉しいことに、あなたは自分の脳を衰えさせない以上のことができる。ニューロン間に新たなネットワークを作り、脳の成長を促すこともできるのだ。

脳可塑性についての最も初期の研究に、ロンドンのタクシー運転手を対象にしたものがある。私はコロンビア大学でのプリメド課程[*1]（premed course）中に、マンハッタンでタクシーキャブに乗っていたので、仕事の大変さや、運転手が複雑な街で目的地を目指す際に使うクリエイティブな方法のことはよく知っていた。しかし、ロンドンの街はニューヨークよりもずっと複雑であり、タクシー運転手になるための訓練もずっと厳しい。運転手を目指す者は、ロンドン中心部の半径約一〇キロメートル圏内にある六万の通りに位置する何千の要所をつなぐ、三二〇の〝ベスト・ルート〟（直線の道はほとんどなく、多くは一方通行で名前が頻繁に変わる）を覚える必要がある。ロンドンのタクシー運転手になるための試験（〝登場《アピアランス》〟と呼ばれる）は難しいことで有名で、受験者たちは〝知識《ナレッジ》〟（個々の道と要所についての精通、遅滞なく目的地に到着するため交通状況に応じてどうルートを組み合わせ、変更するか）の習得に三～四年かけるのが通例である。

ユニバーシティ・カレッジ・ロンドンの脳心理学者、エレノア・マグワイヤとキャサリン・ウレットは知的好奇心に富んでいた。彼女らは、タクシー運転手たちの脳（特に空間記憶に関連する部位である海馬後部）に何らかの変化が見られるかに関心を抱いた。そして、一七人のタクシー運転手と一八人のバス運転手の脳を画像検査した。すると、常に新しいルートを見つける必要のあるタクシー運転手は、その必要のないバス運転手に比べて、海馬後部が大きいことがわかった。[1] タクシー運転手の勤務年数が長いほど、海馬後部は大きかった。次に、マグワイヤとウレットは七九人のタクシー運転手見習いと三九人の対照者について調査を行った。調査に参加したドライバーたちは一人ひとり、トレーニングの開始時と終了時に心理検査とＭＲＩ検査を受けた。すると、試験の合格者たちの海馬後部は成長していた一方、対照群と不合格者たちでは、成長していなかった。[2] 特筆すべきことに、成績の優秀だった者たちが学習に費やした時間は、優秀でなかった者たちの二倍だった。

膨大な量の知識を吸収し、頭の中に地図を構築する力と言えば、医学生なら誰もがお馴染みだろう。医学生は医学部の最初の二年間で何千もの新しい言葉を覚え、その言葉一つひとつとそれが象徴する概念は、ほかのいくつもの言葉と複雑に絡み合っている。タクシー運転手が都市の脳内地図を作るように、医学生は健康や病気を表す生理学的・病理学的経路の脳内地図を作る。神経細胞が興奮（発火）を繰り返すことで、これらの神経ネットワークはより〝円滑〟になり、それまで相当な努力を要した知的作業（記憶や連想など）を次第に自動で行えるようになる。時間が経つにつれ、一つひとつの言葉は実在の患者と結びつき、個人的な意味付けと心情的な重み付けを持つようになる。脳は、新しい

＊1＝医学部などの医療系大学院入学を希望する大学生や大学卒業者が取る、化学・生物学など医学に関連する科目からなる課程。自らの視野を広げるために、この期間にボランティアや研究などユニークな活動をする者も多い。

ネットワークを成長させている（回線を組み換え、自分自身を作り変えている）。行動科学者ドナルド・ヘッブは一九四九年の時点で既に「一緒に発火（fire）するニューロンは互いにつながっている（wire）」という説を唱えていたが、[3] 最近まで神経回線の組み換えが起きているところを実際に見ることはできなかった。しかし今では、脳の画像撮影技術が向上した結果、訓練を積むことで脳の各部が実際に成長する様子を見ることができる。脳は、記憶作業や運動スキルの訓練時だけでなく、〝メタ・スキル〟（注意を向ける・好奇心を持つ・心をオープンにする・〝いま・ここ〟に意識を集中させるなどのスキル）の訓練時にも成長する。意識を向ける力を始めとするマインドフルネスのさまざまな側面を発達させることに心理的・身体的効果があることは明らかだが、脳に具体的にどのような構造・化学・機能的変化が起きているのかについての私たちの知識は、いまだ初歩的なものだと認めざるを得ない。

優れた医師の資質とは？

熟練した医師は、トレーニング修了から数年もすると、それぞれ仕事に求められる能力（知識・優れた判断力・感受性・思いやり・技術的スキルなど）は違っても、分野ごとに必要な能力の上達に適した、独特の形に自分の脳を作り変えている。しかし、そうした熟練医師はどうやってその域に至るのだろうか？　より多くの医療者がそこに至るのを助ける方法はないだろうか？

その答えは、熟達化とはどのようなものかを検討し直すことから得られる。心理学・教育・医療分野で、研究者たちは熟達化とは何かという問いと格闘してきた。彼らは長い間、生まれつきの才能がその大部分を占めると考えていた。歌でも科学でも、あるいはサッカーでも、一流の人々はそれぞれに特有な適性を持っているのだと。

心理学者カール・アンダース・エリクソンは、それとは別の立場をとった。すなわち、熟達化は大部分が経験の産物だという考え方である。エリクソンはチェスの名人・音楽家・アスリートらを観察し、真の達人は生まれつきの才能を持っているというだけでその域に至るわけではなく、エリクソンの言葉を借りれば「よく考えて行う練習（deliberate practice）」を積んでいることを発見した。[4] 試験に合格したタクシー運転手は、不合格者の二倍の時間学習していたことを思い出してほしい。エリクソンの推定では、チェス競技にせよ脳手術にせよ、あるいはタクシー運転にせよ、複雑なスキルで一流になるには約一万時間（およそ一〇年）かかる。しかしそれは、指導やフィードバックのある、質の高い練習でなければならない。

エリクソンは医師が道を究めるにはどうすればよいかも探究しており、医療の専門性はほかの道の探求と異なっていると指摘する。チェスプレーヤー・音楽家・アスリートは子供の頃からスキルの習得を始めることがほとんどだが、大半の医師がスキルを身に着けるのは二〇代からである。チェスプレーヤー・音楽家・アスリートは、必ず気持ちや態度がいかにパフォーマンスに影響するかについて学ぶ。つまり、彼らの勝負には内面的な戦い[†1]（inner game）と実際の相手との戦い（outer game）がある。しかし、医師のトレーニングにおいては、感情面（内面的な戦い）が話題になることはほとんどない。チェス・音楽・スポーツではたいてい、誰が間違いを犯したために悪い事態になったかが明確だ。医療では、それはそこまで明確ではない。患者に起きることのすべてが医師のスキルに起因するわけではない。医師にコントロールできない、患者ごとの個別性による部分も大きい。しかし最も重要な違いは、音楽家のトレーニングのほうがずっと親密さがあり、直接の観察・批評・フィードバックが受けられることだ。音楽を学んでいたとき、私は毎週一時間、ピアノの先生からマンツーマンの指導を受けていた。そのうち、私は先生の言うことを予期し、自分でも同じ目線を持てるようになり、次第に自分自身を批評できるようになった。外科医は手術室で直接指導の恩恵を受けているが、医療のほかの部門では様相がかなり違っている。医学生・研修医だった頃、私は指導医に自分が見たことやできたことを伝えたが、彼らが実際に私と患者がいるところを観察することはまれだった。私のメンターであるジョージ・エンゲル医師は、もしピアノレッスンがそんな様子（うまくできた点と問題があると思う点を先生に報告するだけ）だったらどうなるか想像してみるよう提案した[5]。そんなことでは到底、音楽の殿堂、カーネギーホールにはたどり着けない。

カリフォルニア大学バークレー校のスチュワート・ドレイファスとヒューバート・ドレイファスの兄弟も、さまざまな分野のプロフェッショナルたちを観察した。そして彼らは素人（novice）から初歩者（advanced beginner）・有能者（competent）・熟練者（proficient）・エキスパート（expert）に至る五段階を定義し、後になって達人（master）を追加した[6]。ドレイファス兄弟によれば、エキスパートには素人が考えて努力しながらやることを自動的に行う能力がある。そのため、彼らは認知資源をより複雑な作業のために取っておくことができると彼らは指摘した。例えば、最近私がクリニックを受診した際、医師が診察する前に私の血圧を測った看護師は、その間ずっと私と話をしていた。エキスパートである彼女は、自動的な作業と個人間のやりとりに自分の意識を造作なく振り分けることができた（後者のほうが面白かったと願いたい）。しかし、これが看護学生であったなら、すべての意識を聴診器から聞こえてくる音に集中しなければならなかっただろう。ドレイファス兄弟によれば、こうした作業はあまりにも自動的なため、エキスパートはしばしば自分のしていることをうまく正確に説明できないと言う。

熟達には、作業を自動的に行う力だけではなく、自動的な認知過程と意図的な認知過程との間を楽々と行き来する力も含まれる。[7] 先ほどの診察から二日後、私は歯科外来を受診したが、そこで私の血圧を測った看護師も、前述の看護師と同様によく喋った。そして、ふと話をやめた。彼女はもう一度、より意識を集中させて私の血圧を測った（私は歯科処置の前で気が重く、私の身体はそれを私たち二人に知らせていた）。彼女はペースダウンした。いつになく高い血圧に着目したからだ。そして彼女はギアを入れ替えた。

どの看護師もそうするわけではない。一万時間の訓練は基礎的なスキルの習得には有効かもしれないが、自動モードから意図的集中モードへの切り替えや必要に応じたペースダウンが身につくのは、訓練がマインドフルに行われる場合に限られる。対照的に、マインドレスな訓練は、同じ間違いを繰り返しながら原因を考えようとしない〝経験豊かな非エキスパート〟を生む。逆に、〝真のエキスパート〟はマインドフルで臨機応変である。彼らは誰よりも早く何かがおかしいことに気づく。そして、観察した状況に反応し、ギアを入れ替え、ペースダウンしたり、当意即妙に機転を利かせたりする。[8] その様子は、ジャズにも似ている。[9]

さまよう注意を意識的に引き戻す

注意力を養い、それを維持することは、良いケアの必須条件である。一二〇年以上前、ウィリアム・ジェイムズは、著書『心理学の諸原理（*Principles of Psychology*）』の第一巻のうちの一章を注意に充てている。ジェイムズは注意の仕組みについて驚くほど正確に記載し、その後の研究が行われる先駆けとなった。しかし彼は、注意の質を高める方法は知らなかった。彼は「さまよう注意を意識的に、何度でも引き戻す能力こそ、判断・性格・意志の根本である。……この能力を向上させる教育ができれば、まさに至高の教育であろう。しかし、この理想を定義するのは容易だが、それを実現するための具体的な指示を与えるのは難しい」と述べている。[10]

注意力の訓練は、現在では当たり前に行われており、驚くほど短期間で済む。一日三〇分の瞑想を一週間しただけでも、実行注意は改善する。覚えている方もいるかもしれないが、実行注意は（縦に並んだ数字を足し合わせようとしているときに誰かが話しかけてくるなど）注意すべきことが複数あって競合する際の葛藤を、低減・調整する役目を果たしている。[11][*2] 八週間の訓練後には、集中力（トップダウン型注意）がより持続しやすくなり、重要でないことに気が散りにくくなる。さらに長く訓練を続けることで、貴重な認知資源をより効率的に活用する力や、より迅速に一つの知的作業から別の知的作業へ頭を切り替える力がつくことを示した研究もある。そして、たとえストレスの強い環境でマルチタスクをしていても、カギとなる情報を覚えておけるようになる。[12] 訓練を積めば、自分の心情に気づき、それを言語化することができるようになり、強い感情にも理性的に対応できるようになる（認知負荷が高いときにイライラしたり、過去をクヨクヨしたり、未来を悩んだりしにくくなる）。意識を〝いま・ここ〟に集中させ、最適な頭と心の状態でいられる。

もし訓練を続けたなら、あなたは自分の心の働く仕組みをより意識できるようになるだろう。あなたは自分が集中しているか、気が散っているか、好奇心を持っているか、心が少し閉じているかを、より簡単に識別できるようになるだろう。ちょうどイヌイットの人々が雪の鑑定家になり、ソムリエがワインの鑑定家になるように、あなたは自分の注意と不注意がどんな状態か、その種類と質を鑑定できるようになる。[13] 機能的ＭＲＩ画像には、脳の灰白質の肥厚・シワの深まり（gyrification）・神経間接続の増大などが写るかもしれない。アリゾナ大学の心理学者アル・カズニアックの研究は、注意の訓練によって加齢に伴う自然な認知機能低下を反転できることを示している。[14]

初歩

禅師はしばしば初歩者に「瞑想するのではなく、注意を払いなさい」と伝える。これは、〝瞑想〟という言葉に特別な期待や連想を抱く人もいるからである。[15]

瞑想的訓練とは、スキルを身につけることであり、一人称の問いかけを通じた頭と心の教育であ

＊2＝第二章の「内なるマネージャー」を参照。

る。[16] **瞑想という言葉から自己陶酔を連想する人もいるので、目的を明確にするため、私は瞑想を注意力トレーニング・気づきのトレーニング・思いやりのトレーニング、あるいは単にプラクティスと呼んでいる。そして、瞑想の究極の目的は人々の苦しみを減らすことであり、自分が良い気分になることではないことを強調している。**瞑想が本質的に〝スピリチュアル〟か否かで議論が紛糾しているが、話はスピリチュアルをどう定義するかで変わってくる。世界に意味や整合性を与えるどんなものもスピリチュアルとみなすなら、瞑想はスピリチュアルなのだろう。ただし、それは特定の宗教や哲学的な信念体系を必要としない。**瞑想で求められるのは、自分自身の理解を深めることで、最も重要なことに気づく力が得られると信じることだけである。**[17]

ほとんどの訓練者は、トレーニング過程のさまざまな場面で、二つ以上の訓練方法を用いる。身体のトレーニングのようなものである（体力をつけたかったら、腕立て伏せだけでなくほかの運動もするだろう）。それぞれの瞑想方法がどのように脳の異なる部位を発達させているか、その解明は始まったばかりで、ある一つの方法がほかより〝優れている〟と言うことはできない。ただ、それぞれ違うというだけである。[18] **本書の補足に、最も代表的で広く行われている二つの瞑想方法を載せている。それぞれ、注意集中瞑想（focused attention）、意識開放瞑想（open awareness）として知られているものである。簡単に言うと、注意集中瞑想とは〝事物〟（呼吸や真言《マントラ》）に心を集中させることである。意識開放瞑想とは、今この瞬間に起きていることすべてを意識しながらも、特定の事物に注意が向かないよう修養する訓練である。ボディ・スキャンや思いやりのトレーニングなど、その他の訓練についてはこれまでの章で紹介している**（第三章・第八章を参照）。

しかし、どのくらいやったら効果があるのか？　私たちに必要な注意力のトレーニングはどれくらい多い（あるいは少なくてよい）のだろうか？　短期間で見れば、たとえ訓練量が少なくても効果があるようだ。初めての瞑想体験で人生が変わった（扉が開き、二度と閉まることはないように感じた）と言う人も、少数ながらいる。毎日訓練を行う人は、行わない人よりも熟達してゆく。そして、周囲はそれに気づく。オレゴン州ポートランドのデイヴィッド・シュローダーらのグループによる小規模パイロット研究には興味をそそられる。この研究では、プライマリ・ケアの診療チームにマインドフルネスのトレーニングを受けてもらったところ、彼らの患者評価が訓練に費やした時間の量に正比例していたという。[19] ただし、大切なのは量だけではない。訓練の質も重要である。ただ白昼夢に浸っているだけでは、成果は得られない。[20]

身体

私は、なぜ瞑想的な訓練のほとんどが身体感覚に注意を向けることから始まるのか、疑問に思っていた。しかし、現在ではようやく、脳科学・認知科学・哲学者たちは、感情とは根本的に身体化されたものであり、身体の状態と分かちがたく結びついているという理解で一致している。[21] 私たちは難しい問題に取り組むときには歯を噛み締め、ホラー映画を見るときには座席を握り締める。〝首の痛み（a pain in the neck）〟[*3]〝心痛（heartache）〟〝重荷を背負う（shouldering a burden）〟など、私たちの言語は身体的な暗喩に満ちている。役に立つ〝直観（第六感）〟のことを、私たちは〝腸の感覚（gut feeling)〟と呼ぶ。人を知覚経験に関する言葉で表現することもある（感情的に距離のある人は〝冷たい（cold）〟、親近感の持てる人は〝温かい（warm）〟など）。〝落ち込む（feeling down in the dumps）〟〝標準に達している（up to par）〟や、〝諸事の上（on top of things）〟[4]〝悪天候の下（under the weather）〟[5]など、運動感覚や空間に関する言葉も使う。私たちは出来事の記憶を呼び覚ますとき、頭の中で身体感覚を再現するが、ボディ・スキャン（第三章に既述）などのエクササイズを行うときには、身体に意識を向けることで思考や感情に気づきやすくしている。

両者は逆向きにも作用する。取る姿勢や表情によって、私たちはそれぞれ異なる感情を惹起させることができる。姿勢を伸ばすと、自信を感じられる。膝をついた姿勢やお辞儀は、服従心を呼び起こす。私の受けたピアノのレッスンはいつも、姿勢から始まった。軍隊において、〝気をつけ《アテンション》〟とは身体の姿勢であり、それが特定の精神状態を喚起することを前提に実践されている。凛とした座った姿勢をとることは、気づき・精神的安定・謙虚さを学ぶ心構えを作るために、瞑想の初歩者が最初に取り組む課題である。

才知に優れた同僚であるフランセスク・ボレル＝カリオは、医師は患者に挨拶する際、たとえ患者のことを特段好きでなくとも、笑顔になることに気づいた[22]。彼はそれを疑問に思った。そうした状況では、笑顔は幸福感とは関係ない。それは、快く応対し、意識を集中させ、理解し助けようという気構えの表れである。それにより、気さくに相手を受け入れ、ユーモアを持ち、先入観を持っていてもそれに固執し過ぎないという態度が生まれる。作り笑顔にすら、自分自身や他者の心情理解に影響を与える効果がある。心理学者アーサー・グレンバーグは、実験参加者を二つのグループに分け、片方は笑顔の表情筋を使うため鉛筆を上下の歯で挟み、もう片方はしかめ面の表情筋を使うため鉛筆を上唇と鼻の間に挟んだ。参加者は、笑顔の表情筋を使うときには不愉快な出来事よりも愉快な出来事についての情報をいち早く処理したのに対し、しかめ面の筋肉を使うときには逆の結果となった。[23] 心理学者アル・カズニアックは、瞑想を長期間続けた人では頬筋（〝笑顔〟筋）の活動性が高まっていることを示したが、これは彼らがより前向きな心情を感じることを可能にする要因の一つと考えられる。[24] 瞑想者にとっては二五〇〇年間ずっと自明だったことに、科学がやっと追いつき、実験で証明したわけだ。[25]

個人間のマインドフルネス

私は最近引退した病院の経営者に、彼が持つ〝困難な状況にうまく対処する超人的な力について尋ねた。彼の引退前の日々は会議の連続で、彼はしばしば参加した病院スタッフたちに、彼らが求められる基準に達していないことを指摘しなければならなかった。しかし彼の就任後、補佐する事務職の者があることに気づき、彼に伝えた。前任者の部屋から出てくる医師たちはしばしば怒って不満そうだったのに、同じ部屋から出てくる同じ人たちが今は笑顔だというのである。彼は自分にそうした才

＊3＝厄介事やイライラのもとを意味する慣用句。
＊4＝何事にも抜かりのないこと。
＊5＝体調や気分が優れないこと。

能があることは知っていたが、それを言葉で説明することはできなかった。彼の同僚たち（私も含めた）から見ると、彼は相手の苦しみに気づき、それを認めるが、相手の感情に飲みこまれることはなかった。相手の要求が高じると、彼は落ち着き、一呼吸して、何が最も重要かをよく考えてから行動するのが常だった。心のプレゼンスを持っており、エスカレートする罠に陥らなかった。彼のやり方は、ストレスに対する健全な反応の好例である。彼は正しいことをしたと感じ、夜もよく眠れていただろう。

　誰もが彼のように生来のスキルを持っているわけではない。訓練の必要な人もいる。自分自身の精神のマインドフルネスを鍛えることができるように、人間関係のマインドフルネス（個人間のマインドフルネス）も鍛えることができる。ナラティブ（自ら診療で経験した苦境についてのストーリーを書くこと）や深い傾聴がいかにコミュニケーション、省察、〝いま・ここ〟に集中する力を促進させるかについては、本書で既に述べた。[*6] これらと対になる瞑想的な訓練は、〝インサイト・ダイアログ(insight dialogue)〟として知られている。[26] 参加者はペアを組み、個人的な思い入れの深い話題（たいていは加齢・病気・思いやり・勇気など）について会話する。しかし、それは普通の会話ではない。参加者は、心からの言葉を口にするよう、以下のように指示されている。まず間を置き、心を開いてリラックスしてから、心に最初に浮かんだことを、自然に生じる内容を信頼して話すことで、〝深く聴き〟、〝真実を話す〟のである。目標は、黙って行う瞑想的訓練で得られる明瞭さとマインドフルネスを、他者との会話にそのまま持ち込むことである。瞑想が、自分の内面に意識を向ける訓練を通じて、さまよう心を集中させる助けになるように、インサイト・ダイアログは自分の聴き方・話し方の質に意識を向けるのに役立つ。

個人間のマインドフルネスを鍛えるもう一つの技法は、〝肯定的な問いかけ（appreciative inquiry）〟として知られている。[27]これは二人で行うペアリークで、インタビュアーがパートナーから逆境の中での成功体験（インタビューされた者の持つ良い特性が活かされたとき）を聞き出す。積極的にポジティブな面に焦点を当て、パートナーに助けてもらいながらその焦点を保ち続けることで、あなたは新しい不慣れな状況でも自分の長所を発揮できるようになる。もともとは組織の持つ潜在性や結束力を引き出す方法として考案されたこともあり、この〝肯定的な問いかけ〟のインタビューは、対話のマインドフルネスを増進させることから始まる。こうした訓練が心理学的なレベルでどのように作用するかはほとんどわかっていないし、神経生物学的なレベルとなれば尚更である。しかし、対話をすることにより、おそらくはミラーニューロンを介して、お互いの生理学的性質や動き、さらには神経の発火パターンまでもが鏡のように似てくることがわかっている。社会神経科学の最前線は今まさに拡張されつつあり、心の一致・プレゼンスの共有[28]・間主観性などの能力について（そしてこうした人間の持つ力が、深く、癒しの力を持つ人間関係をどのようにして可能にしているかを）探究する新しい研究が行われている。

＊6＝第九章を参照。

八つの跳躍

本章最後となるこのセクションで、私の八つの〝跳躍〟を紹介する。これらはちょうど禅の公案（問答）のようなもので、焦点の合わせ直し・探究心・精神的成長や、一人ひとりの患者との関係を仕切り直す助けになるため、私は診療中これらの跳躍を頭の片隅に置いている。医療関係者かどうかに関わらず、あなたも自分の跳躍を探してみてはどうだろうか。日々直面している未解決なことはないか？　直面しているジレンマやパラドクスはないか？　おそらく、自分の職場環境や家庭生活の中に、以下の跳躍と似たものを見つけられるだろう。

八つの跳躍

分裂した自我から一体的な自我へ
他人扱いから積極的な関わりへ
客観性から共振へ
突き放した関心から優しさと堅実さへ
自己防衛から自己堅持へ
心身の充実《ウェルビーイング》からレジリエンスへ
共感から思いやりへ

一体的な心から心の一致へ

最初の跳躍を、私は〝分裂した自我から一体的な自我へ〟と呼んでいる。臨床の場面で使っているのは自分の良い部分の一部（好奇心があり、分析的で、親切であろうとするなど）であることに、私は次第に気づいてきた。ほかの部分（芸術家的な面などだろうか）は、研究室・休暇に訪れる場所・家庭などに置いたままにしがちである。私は（意識的な選択によってなされることはほとんどない）こうした区分を当たり前に思ってきた。しかしそれは、適切なこともあれば、分裂感や喪失感につながることもある。私は日々、「今この患者のケアに、自分のどの部分を使っているか？」、さらに「そうでなければならないか？」と自問する。

二つ目の跳躍は、〝他人扱いから積極的な関わりへ〟である。医師で詩人のジャック・クーレハンは、医療者が患者から心理的に離れる理由を二つ挙げ、一つは客観性を維持するため、もう一つは患者の苦しみに巻き込まれるのを避けるためだと言う。[29] 距離を置くため、私は〝医者らしい〟声音を使い、〝他人〟・〝ベッド上の人〟・〝私と違う人〟といった患者像を仕立て上げる。患者は病者の世界に住み、私たちは健常者の世界に住んでいるというわけだ。私は、図らずも家族にすら医者らしい声で話しかけ、彼らを実質上〝他人扱い〟してしまったことがあるが、そんなことでは愛情は到底得られない。自分にはほかの誰かの経験していることを真に理解できると言えば傲慢だろうが、それでも〝患者から学ぶ〟、すなわち、患者にガイドしてもらうことで患者の経験を理解しようとすることはできる。これは、想像を共有してゆくプロセスである。哲学者G・C・スピヴァクはそれを「どんな方法でも良いから命綱一つで他者の海に飛び込むこと（基本的には準備なしで）」と呼ぶ[30]。重症の患者や悲嘆に暮れた患者に、「私には想像もつきませんが」と言うことで、患者は私にとって教師となり、私は患者から学ぼうという謙虚な気持ちになる。この道徳的な行為により、私は驚きを受け入れ、新たな理解に至る。私は「この患者はどんな点で私と同じだろうか？」と自問するようにしている。

三つ目の跳躍は〝客観性から共振へ〟である。医学部で、私は客観的な観察者になるためのトレーニングを受けた。心雑音が心エコーをすべき程の音量か、患者の話に一貫性があるか矛盾しているか、頭痛の患者に十分な精査をしたかなどを見極める必要があったからだ。しかし、客観性はときとして偽りに感じられ、私はその態度を完全に貫くことはできなかった。私と患者にとって臨床診療はいつでも、互いの境界を明確にした上で、感情を少しでも心から共有できたほうが、豊かで満足いくものとなる[31]。私は、「感情の共振を強めて、もう少しだけ感じることを自分に許したら、どうなるだろう？」と自問する。ここで〝正しい〟距離は存在しない。そうではなくて、大切なのは問いを発することである。

それに関連した跳躍が、〝突き放した関心から優しさと堅実さへ〟である。優しさとは触れ合い（文字通り触れることと、コミュニケーションを通じて心に触れることの両方）の質である。堅実さとは、やるべきことをする（しかも、きちんとする）精神的安定性である。ジャック・クーレハンが言うように、優しさと堅実さは支え合うもので、互いに相容れないものではない[32]。私は、「たとえ海が荒れていても、優しくかつ堅実でいられるか？」と自問している。

五つ目の跳躍である〝自己防衛から自己堅持へ〟は、恐れに関係する。私の好きな絵本の一つ（子供たちも好きである）に、『ドクター・デ・ソト』というネズミの歯科医の話がある[33]。彼の患者はキツネである。これは明らかに危険な関係である。キツネはネズミを食べることを想像し、ネズミは痛む歯の治療に専念する。キツネの中で、痛みを避ける気持ちが、ネズミを食べたい衝動に打ち勝つ。少なくとも痛みが治まるまでは、互いの違いにもかかわらず、彼らは協働することができる。しかし、リスクを負いたくないネズミは、治療を終えると同時にキツネの口を（一時的に）糊付けする。

子供の絵本にはしばしば偉大な智恵が含まれている。ときには、医師としての恐れを正当化できることもある。ある日、強盗と殺人未遂の保護観察期間を終えたばかりの患者が、生命保険に入れるようＨＩＶ感染の有無についてのデータを改ざんしてほしいと私に要求してきた。彼は私の家族について質問し、私の住んでいる場所を知っているようだった。彼が銃を入手できると考えるのは、至極当然だった。私は彼の頼みを断ったが、正直少し怖くなった。私が直面した脅威は幻影だったが、私は自衛のために心理的な距離を取り、心理的な鎧を装着した。

数か月後、私は同じ患者につらい知らせを伝えなければならなかった。彼の頭痛と集中力低下は、エイズ進行期の合併症で急速に死に至る脳の病気、進行性多巣性白質脳症によるものだったのである。私は病気の恐ろしさを伝えなければならない苦痛に身構えた。話を聞いた彼が私、彼の家族、または彼自身に銃を向ける夢を見て、前の日は眠れなかった。しかし翌日、彼は何か悪い病気であろうことはわかっていたと言った。彼は平静で、私の誠実さに感謝した。私は自己没入のあまり、彼に寄り添う力を発揮できなかったことに気づいた。それ以降、「私は何を守ろうとしているのか？」と自問することを習慣にしている。

六つ目の〝心身の充実《ウェルビーイング》からレジリエンスへ〟とは、〝ワーク・ライフ・バランス〟の達成を目指すことは間違っているかもしれないということである。むしろ私は、目の前にある作業に集中することで、その瞬間に喜びを、絶望のただ中に好奇心を、心が千々に乱れるときにレジリエンスをしばしば見出す。私は仕事か仕事でないかの区別を手放し、代わりに「私が今すべきことは何か？」「私は何を予期・期待・準備しているのか？」「そうでないことが起きたらどうするか？」と自問している。

七つ目の跳躍、〝共感から思いやりへ〟は、たとえ患者の苦しみを正確に理解していても、それに適切に対処しているとは限らないという戒めである。私は「どうすれば患者にとっての助けになるように、思いやりを示すことができるか？」と自問することにしている。

ここまでの跳躍は、私や私の心についてのものであり、私が一体的な心で診療にあたるための方法であった。八つ目の跳躍は、私を〝一体的な心から心の一致へ〟と導く。私は臨床医であり、人（患者とその家族・診療チーム・医療システム・地域社会）とともに働くのが仕事である。心の一致とは、人と人が同じ波長でいることであり、たとえ合意できないときにも同じような価値基準の枠組みを採用することである。これはいつでも実現できるとは限らない。私は「私が一人で働いているのか、私たちが一緒に働いているのか？」、「より多くの心の一致によって、より良いケアを提供できるだろうか？」と自問している。

第12章

マインドフルな医療を思い描く

Imagining a Mindful Health Care System

三つ縒《よ》りの紐はなかなか切れない。
――伝道の書 四章一二節

想像してほしい。あなたが今夜眠りについて、翌朝に目覚めると、医療システムが別物に生まれ変わっている。あなたには健康上の心配事がある。それは重大なことかもしれないし、些細なことかもしれない。あなたは外来に電話する。すると、驚くことに医師とつながり、その日に予約がとれる。外来に着くと、スタッフは親切丁寧で、あなたのことを知っている。あなたは受けるケアにもびっくりする。ケアは技術的に優れ、医療者たちはあなたの心配に気を配っている。彼らはあなたがどんな人か(仕事・家庭生活・大切にしていることなど)に関心を持っている。彼らはあなたの意思決定を助けるのに、最新の研究結果だけでなく、あなたの価値観や病状も参考にする。あなたをケアするさまざまな医師、看護師、その他の医療専門職たちは適宜情報を伝達し合っており、今後必要となることを予測したり、あなたが受けるアドバイスに矛盾がないことを確認したりしている。安全確認が実施されているため、あなたは過誤が非常にまれだと信頼でき、万一過誤が起きても、完全で徹底した説明がなされ、もう二度と起きないと信頼できる。ケアは効率がよく、良心的な価格で、効果が高い。

想像してほしい。あなたの医師は多忙だが、あなたの心配に注意深く耳を傾けてくれる。話を遮ることもない。あなたは単なる症例や解決すべき問題としてではなく、人としてケアされていると感じる。彼女はあなたの意見を求め、わからないことを質問し、心配なことを伝えるよう励ましてくれる。また、彼女は専門性の陰に隠れず、あなたはどんな質問をしても馬鹿にされることはないと安心できる。彼女はあなた〝に〟話をするのではなく、あなた〝と〟話をするのだ。そして、あなたがケアに関する意思決定に参加したいだけ参加できるよう、診療チームは情報とサポートを提供する。あなたは医療において自分が最も重視する側面に関して発言力を持ち、あなたの時間が官僚的で事務的な面倒事に浪費されることはない。あなたは、診療チームが一流の専門技術だけでなく、必要なときには感情面のサポートも提供してくれることを実感する。

想像してほしい。あなたの医師は仕事に意義を感じている。彼女の仕事は難しく高ストレスで過酷だが、彼女には自己覚知・マインドフルネス・レジリエンスがあり、何事にも抜かりがない。患者との有意義な関係は、彼女にとって、一週間の仕事をやり遂げる支えとなる。彼女は外来の患者予約と働き方に十分な裁量を持っているので、自分の力を発揮できると感じることができる。患者を失う、本来なら生じなかったはずの苦しみを目の当たりにする、重大な過誤につながった可能性のある要因について考える、倫理的に難しい選択をするなどの、非常に困難な場面においても、彼女はレジリエンスやサポートを感じながら対処できる。

この、医療についての空想的なビジョンを共有する人が、今日の医療に最も影響力を持つ人の中にいる。医師でもあり、オバマ政権時にメディケアとメディケイドのトップを務めたドン・バーウィックは、医療の〝三つの目標〟という言葉を案出した。それぞれ、患者の医療経験の質向上、社会の健康アウトカムの改善、コスト削減である。その後、家庭医のトム・ボーデンハイマーとクリスティン・シンスキーが四つ目の目標である〝ケアを提供する医療者・スタッフの仕事満足度の改善〟を追加した。これらの目標を、少なくとも名目上は理念に掲げる医療機関が全国的に増えている。[1]

私は医師であり、組織経営のコンサルタントやＣＥＯ、経営者ではない。私は、一人ひとりの患者を診療する立場にある。そのため、医療組織にも私が患者に及ぼすのに匹敵する影響力があることに気づくまでには、時間がかかった。医療が変貌を遂げつつある今、その現実は医療システムに関わる誰の目にも明らかになっている。しかし、医療組織はどれも同じではない。ごく一部の組織は、患者が効果的で効率的なケアを手頃な負担で受けられ、医療者が持続的に成長できるような医療のビジョンを本気で掲げ、それらの目標を達成するため本当に努力している。[2]しかし、余りにも多くの医療組織が、生産性や各種件数のことばかり考え、医師やスタッフが本領を発揮するために必要な要素を顧みない。

人と同様に、組織もまた、注意力・好奇心・即応力・〝いま・ここ〟への集中力の有無などで評価される。組織ごとの目標に基づくトップダウン型注意に当たるものもあれば、予想外の機会や困難から生まれるボトムアップ型注意に当たるものもある。そして個人と全く同じように、組織もまた、ほかのことを無視して特定の対象に選択的な注意を向けたり、不完全な情報をもとに決定を下したりすることがある。すべての意思決定が合理的なわけではなく、複合的な状況では決定に難渋することもある。組織には考え方のクセ、つまり、組織ごとの文化を構成する集団としての習性がある。マインドフルと言える組織もあれば、そうでない組織もある。医療組織が私の思い描くように生まれ変わったとき、個人・診療チーム・組織文化そのもののレベルで、会議の進め方、情報をどう伝達するか、どの価値観や行動を重視するかに至るまで、マインドフルな姿勢が奨励されているはずだ。そうした組織は、マインドフルネスの育成に適した状態をも作り出しているだろう。問題は、これらすべてをどうやって実現するかである。

集団的な心

組織のマインドフルネスという概念は、新しいものではない。ミシガン大学ロス・スクール・オブ・ビジネスのカール・ワイクが、いわゆる〝高信頼性組織（high-reliability organization）〟が持つ特質について、一九九〇年代に初めて述べている。彼は空母・原子力発電所・航空機のコクピットなど、小さなミスが大惨事を招きかねない環境を調査した。ある論文の冒頭、彼は読者に、空母の飛行甲板での仕事がどんな様子かを想像させる。[3] 滑りやすい飛行甲板の上を、飛行機が民間空港で許される下限の半分の間隔で離着陸する。しかも、船は左右に揺れ、探知されないようレーダーは切ってある。そして、すべての任務は二〇歳前後の隊員たちによって行われるのである。一つの不具合で、パイロットも飛行機も空母も炎上してしまう。しかし、過誤はまれにしか起こらない。少し想像すればわかるように、休みなく稼働する都会の外傷センターや手術室は、飛行甲板に似ている。しかし医療において、私たちの成績はずっと悪く、医療過誤により年に一〇万人以上が死亡している。広く知られた米国医学研究所による報告書『誤りは人の常（To Err Is Human）』が出て一五年間になるが、改善は到底十分ではない。[4]

その後の二五年間で、ワイクらのグループは、彼の言う〝高信頼性組織〟の特徴を同定し、こうした組織がどのように機能しているか（何をして、どう考え、課題を解決するか、どう組織文化を作っているか）を知ろうとしてきた。そのカギとなるのが、マインドフルネスであった。ワイクは同僚のキャスリーン・サトクリフとともに、組織が、あたかも生命体であるかのように、注意力・即応力・信頼性を高め、ルーチンと刷新のバランスを取れるようになることで、どんな利点が得られるのかを検討した。そして、思考を制約する固定観念からの精神的解放・初心の重視・空《くう》の概念が、個人が良く機能するためだけでなく、組織が良く機能するためにも必須であることを示した。[5] ワイクは、彼が〝集合的な心〟〝組織的マインドフルネス〟〝組織的注意〟などと呼ぶ概念を、五つの基本原理に発展させた。[6]

第一に、ワイクは〝失敗について常に考えておく〟必要があると主張する。悪い事態の起こり方は無数にあり、一つひとつユニークで、たいていは予測がつかない。そのため、ワイクとサトクリフが言うところの、想定外の出来事へのマネジメント能力（備えのない状態に備えていること）を身につけることが重要である。この備えは、組織文化の一部であるべきである。[7]

ワイクとサトクリフの第二原理は、〝単純化を避ける〟である。個人と同様、チームや組織も思考省略モードでいると失敗する。第二章で議論した患者、ラズロは、肩の痛みで受診したが、診察した医療者三人全員が得ようとしたのは、単純で論理的な答え（しかし間違っていた）だった。私の友人ゲイリーが尿閉で救急外来を受診したときにも（第四章を参照）、彼を診療した看護師・医師たちは同じ間違いをした。彼らは最も都合の良い説明を採用した。そして、それに疑問を持たなかった。頭の中がいっぱいで、次の患者に移らなければというプレッシャーが過大だったのである。その根底には、何でもよいから速く答えを出すことが評価され、深い認知過程は評価されないという、救急外来の組織文化すらあったのかもしれない。ゲイリーを診療した人たちは、個人レベルだけでなく、集団レベルでも注意力と〝いま・ここ〟への集中力を欠いていた。

ワイクとサトクリフの第三原理は、〝オペレーションに敏感になる〟である（これはマネジメント業界の用語であり、医療界では〝状況に対する気づき〟と呼ばれる）。この点では、医療機関は進歩している。ほとんどの医療機関で、手術室、集中治療室、分娩室など院内で働く診療チームは、気づいた問題があれば皆に報告するようチーム・トレーニングを受ける。チームの一員でない者でさえも、報告するよう奨励されている。床をモップで掃除する人が、集中治療室に院内感染が蔓延している理由について、感染制御チームの責任者よりも優れた洞察を持っていることもあるだろう。ワイクは、安全には効率よりも高い優先性を与えなければならない、それも言葉だけでなく行動で、と提言する。そのために必要なのは、マインドフルでなければ無視されてしまうことに注意を向け直すことである。

ワイクとサトクリフの第四原理、〝レジリエンスを決意する〟には、立ち直るという以上の意味がある。個人のレジリエンスがそうであるように、組織のレジリエンスは、危機から学び成長できるか、慣れ親しんだ領域の外でも働けるかにかかっている。チームに必要とされるのは、過去から学べる一方で、それらを手放すべき状況も知っている〝適応力のある〟エキスパートである。

彼らの最後の推奨は、私を最も驚かせたが、それは痛快な驚きであった。ワイクとサトクリフは、〝組織内アナーキー（自己決定）の増大〟[†1]を提唱する。健全な組織においては、決定を階層内で最も適切な者に任せるべきであり、トップに知らせて判断を仰ぐるまで遅らせるべきではないと彼らは主張する。ここでワイクとサトクリフが言っているのは完全なアナーキーではなく、問題に最も近い者が決定できるよう、ほんの少しだけ権限の境界を緩めることである。それにより、組織のルーチンや構造がほんの少し流動的になる。[8]私のクリニックでは、患者が到着すると医療助手が脈拍・体温・血圧を測定し、何に困っているかを尋ねる。最も助かるのは、血圧が普段より低い、高いなどの異変に気づき、それをただカルテに記録するのではなく、すぐさま診察中の私に知らせてくれる医療助手である。その対極にあるのは、患者の主訴を〝胸痛〟と記録し、それをカルテに正しく入力した後、患者を部屋に残して医師が診察するまで三〇分待たせた医療助手である。このとき、患者は心臓発作を起こしていた。医療助手の失敗は、単なる個人の過失や無責任によるものではなかった。それは質の低いトレーニングと、マインドフルネスを強化しない文化の結果であった。[9]

質と安全

医療の質を高めていくには、個人のマインドフルネスという土台を築くと同時に、組織のマインドフルネスを発展させなければならない。誰か一人の注意が逸れても重大な事態が起こりにくいよう、医療機関は集団として警戒にあたる意識を組織構造の中に組み込んでおく必要がある。例えば、医療における厄介な問題の一つに高齢者の転倒予防がある。転倒は頻度が高いが、けがや痛みが生じると、患者は動けなくなってしまう。高齢者の場合、たとえ数日の臥床でも、筋力が落ちて追加のリハビリが必要となり、立てるまでに回復しないこともある。動けないと感染症や血栓症になりやすく、一年以内の死亡率は五〇パーセントにも達する。転倒を防ぐには、集団として警戒にあたる必要がある。看護師たちは、いつ、どの患者の病状が不安定なのか、または離床不可なのに離床しようとしているかに注意している必要がある。離床センサーの警報が鳴った際の対応は、迅速かつ協調的でなければならない。患者の安全を確保するには、しばしば二人以上の人手が必要になるからである。転倒を減らす一つの要因は、ヴァンダービルト大学のティモシー・ヴォーガスによれば、集団的マインドフルネスである。彼は九五の看護単位[*1]を対象にして、（ワイクとサトクリフの定義する五つの基本原理の評価に基づいた）マインドフルネス調査票のスコアによって、患者の転倒が多い看護単位を予測できるか検証した。すると、スコアが〝集団として〟高かった看護単位では転倒が少なく、さらに、誤投薬も少なかった[10]。

臨床業務スペースをデザインする際、医療組織は人間の注意能力を考慮し、頻回に邪魔されず、気を逸らされづらいものにすべきである。デシベル値が高く数秒ごとに気を逸らされる可能性のある救急外来で働くとき、私は患者に注意を向けられるよう周囲の音を頭の中でブロックする。これはとても疲れる。コンピュータにカルテを書く際、私は選択に直面する。効果にばらつきがあっても音のブロックを続けるか、静かな別の部署まで徒歩五分と階段五階分かけて移動するかである。もっとほかに良い方法があるはずだ。職場デザインをマインドフルにすれば、適切に注意を向けることも可能になる。

＊1＝病棟・救急外来・集中治療室など、看護スタッフが配置される部署のこと。

人間的な話し合い

医療組織は、優しさと思いやりの生まれやすい状態を創出できる。医療コンサルタントで内科医のトニー・サッチマンは、命令統制型のリーダーシップから、より関係中心型なものに転換することが、その答えの一部だと言う。[11] サッチマンの説明によれば、関係中心型リーダーシップとは、個人それぞれの貢献を高く評価し、それが全体の使命につながるよう支援するスタイルのことである。マインドフルなリーダーは、医療の人間的側面を病院の文化に刻み込み、スタッフ同士が有意義に話し合える機会を提供し、スタッフの持つ眠ったままの能力に気づく。サッチマンの見解は、組織とはスタッフ間の会話の集合に過ぎないという斬新なものであるが、この見解は〝肯定的な問いかけ[*2]（appreciative inquiry）〟をはじめとした、モチベーションと自己覚知を高め、効果的なチームワークを促進し、一人ひとりが将来の展望・目的意識・やりがいを持ち続けるのに役立つさまざまな方法の土台となっている。[12]

リーダーには、大切なことや組織の尊重する価値をスタッフたちに自問・自覚・意識させる役割がある。この二年間に、私は大きなカトリック系医療法人に何日間か滞在し、カトリック医療協会の総会で基調講演をする機会があった。カトリック系医療法人と非宗教的な大学病院の世界の間にあるいくつもの文化的な違いに、私は衝撃を受けた。まず、彼らは優しさと思いやりの誓いを明示していた。私は第七章で、病院のミッション・ステートメントに苦しみへの言及がないか調べたと述べたが、同時に〝思いやり〟という言葉も探していた。すると、ほぼすべてのカトリック系医療法人がはっきりと思いやりに触れていたのに対し、非宗教的な医療法人でそれに触れていたところはほとんどなかった。おそらく、〝思いやり〟が話題に上がるところでは、それだけ思いやりが取り入れられているのだろう。しかし、今は激動の時代である。米国のカトリック系病院は伝統的に、支払い手段のない人までも含む万人をケアしてきた。そして歴史的に、シスターたちにより運営されていた。現在は信徒による運営が一般的だが、市場シェアを競い他病院と統合する中、彼らは窮地に追い込まれつつある。しかし私は、彼らの組織構造に特徴的で、ほかの病院では見たことのなかった〝養成部長〟[*3]の役割に興味を引かれた。彼らは、「私は日々何に意義を見出しているか？」「この仕事の道義的な根拠は何か？」「私たちは何に召命されて集まっているのか？」「それにどのように応えればよいのか？」といった問いについて考えるよう、医療者に働きかける。こうした問いは、各人の宗教的指向に関わらず重要だと私は考える。ケアの技術的な側面だけでなく、実存的・倫理的・社会的な側面について考えさせられるからである。こうした病院の養成と使命の誓いは、まさに本質をついている。白衣に貼る〝I CARE[*4]（私は思いやります）〟と書かれたステッカーくらいしか思いやりへの取り組みが見られない医療機関を訪れた後だったこともあり、この誓いは私にはひときわ清々しく感じられた。[13]

＊2＝第一一章参照。
＊3＝原語はformationで、カトリックの信仰や教理を教えること。faith formationとも。
＊4＝integrity, compassion, accountability, respect, excellenceの頭文字を取ったもの（医療施設ごとに、何の略かには多少の差がある）。

ケン・シュワルツは、ボストンで医療機関の顧問弁護士として活躍していた。彼は四〇歳で転移性がんと診断され、一〇か月後に死去したが、亡くなる前には、自分の受けた医療の中で何が最も大切だったか（そしてときに最も欠けていたか）を認識していた。彼は自らの手記をボストン・グローブ紙に発表し、ちょっとした思いやりの行為の数々を挙げ、それらがいかに〝耐えがたいものを耐えられるものに〟してくれたかを説いた。彼の遺志は、思いやり・ケア提供者-患者関係・人道的なケアを育む組織を作ることだった。ケン・シュワルツが亡くなる少し前の一九九五年に創設された思いやりある医療のためのシュワルツ・センター[14]には、彼の名を冠したシュワルツ・ラウンドがあり、現在では北米と英国にある五〇〇以上の医療機関でも実施されている。シュワルツ・ラウンドは、多職種アプローチを必要とするような、複雑な医療上の問題を抱える患者に焦点を当てる。各セッションには、医師・看護師・各種療法士・チャプレンなどからなる患者の診療チームのほか、患者と家族に大切な関わりを持つ人が集まる。パネリストたちは、患者をケアしながら経験した困難について率直に話す。ときには、患者や家族が出席して議論に加わることもある。

先日私の病院で行われたシュワルツ・ラウンドでは、てんかん・肺炎・体重減少などで入退院を繰り返す重度障害のある息子を持つ母親が、最近の入院中の経験について振り返った。診療チームの小児遺伝科医・集中治療医・看護師・ソーシャルワーカー・チャプレンたちは、彼の衰弱をもとに戻すためにできることはほとんどないと認識しつつも、その子の抱える困難な状況や、自分が彼の苦しみから受けた影響について述べた。重要なことは、医療システムがこの家族に最善のサポートを提供するにはどうすればよいかを、患者の母親だけでなく、幅広い分野と科にわたる一五〇人の出席者が話し合ったことである。シュワルツ・センターの活動支援が始まるまで、こうした議論が院内で（それも大勢の参加する話し合いの場で）提起されることはほとんどなかった。それが今では、私たちの医療機関に限らずさまざまな施設で、シュワルツ・ラウンドは月一回開催され、スタッフの医師・看護師たちが共同体意識を高める機会となっている。数年前、内科医でシュワルツ・センターのメディカル・ディレクターでもあるベス・ロウンは、シュワルツ・ラウンドの与える影響を評価した[15]。すると、ラウンド出席者は、患者とケア提供者の経験する感情に対して深い洞察を持っていることがわかった。彼らは言語的にも非言語的にもコミュニケーションの質が高く、患者のニーズに思いやりを持って応える心構えができていた。彼らは仕事に対してやる気があった。また、ストレスや孤立を感じづらく、積極的に他者へのサポートを提供し、自分へのサポートを受け入れていた。パネリストと同様、出席者も心から話す術を知ることで、よりマインドフルになっていた。

　アーノルド・P・ゴールド財団も同様の使命を持ち、彼らが本格的に始めたのが、現在は北米のほぼすべての医学部で行われている、学生から医療者に移行する節目を意味する〝白衣授与式〟である。学生にプロフェッショナルとしての誓いを立てさせ、それらを守るよう求めるこの式典は、キャリアを始める学生一人ひとりに、医道に相応しい価値観・態度・特性を決然と自覚させる。それは、よりマインドフルで人道的なケアのための道標である。

三つ縒《よ》りの紐

ケアの質・思いやりの質・医療者のレジリエンスが相乗的であることは、論を俟たない。現在医療はさまざまな難局を抱えているが、私の見たところ、注意の集中力・好奇心・創造性・思いやり・レジリエンスの育成に適した精神的な土壌作りに励む医療プロフェッショナルは増え続けている。しかし彼らは、組織からの理解やサポートを感じられないまま、こうした努力を行っている。**マインドフルな組織作りは、そこで働く医療者を尊重することから始まる。**組織は、医療者がプロフェッショナルに成長するための機会を勤務中に提供すべきであり、そうした提案を既に過密な一日に上乗せするべきではない。医学部・病院によっては、自己覚知とマインドフルネスが学生・研修医の必修カリキュラムの根幹となっているところもあり[16]、そうした組織は自己覚知を良い患者診療に不可欠なものと位置付けている。これは、私たち一人ひとりを大きく左右する問題である。私は、未来の医療の担い手を教えているという認識で、医学生たちに指導を行う。彼らの誰もが、やがて私の腎結石が再発したら救急外来で、がんになったら腫瘍内科の外来で、手術が必要になったら手術室で出会う医師になると思っている。実際、指導した学生の中で、私のかかりつけ医になった者もいる。私は希望を抱いている。医学部卒業生の中には医師を仕事の一つとしか考えない者もいるが、最近私が数学年にわたり非公式に聞いてみたところ、彼らの大部分は何らかの瞑想的な訓練を実践しており、それにプロフェッショナルとして、有益な価値を見出していた。彼らは医師を意義深い職業だと考えていた。

アテンディング（Attending：自らの注意を〝いま・ここ〟に向けようとする態度）とは選択、それも道徳的な選択である。二〇年前、医療におけるマインドフルネスの実践について考え始めたとき、当時の私はそれを、個々人が決意して注意力・好奇心・初心・〝いま・ここ〟への集中力の向上に努めることだと思っていた。そして私は、単なるエキスパートから達人の域に至るために必要なスキルと、関連する洞察・観点・創造性について述べてきた。しかし今では、このプロジェクトは当時の想定よりも遥かに大きなものだと考えている。子育てについてのアフリカの諺[*5]ではないが、マインドフルネスの実践には一つの村が必要なのだ。マインドフルな診療を目指すビジョンを共有した、同僚・仲間・その他大勢からなるコミュニティがあってこそ、それは可能となる。実臨床において、その受益者となるのは患者たちであり、今度は彼らが（アーティスト・学校教師・バス運転士・弁護士であれ）自分の仕事に対して注意や意識を向けるようになるかもしれない。社会の中で、マインドフルネスを熱望する人々と、大規模な教育機関・医療機関は増え続けている。今こそ、正しい決意があれば、マインドフルネスの実践が浸透し、指針となる医療を実現できると、私は信じている。三つ縒《よ》りの紐（個人・集団・組織）は、すぐには切れない。

＊5＝俗にアフリカ由来とされる英語圏の諺で、親や家庭だけでなく地域社会全体が子育ての役割を担うべきだとする諺（It takes a village to raise a child.）。

謝辞

本書は、何人かのカギとなる人たちの努力なしには、決して実現しなかっただろう。最も特筆すべきはレベッカ・グレディンガーで、私は彼女からの信頼に導かれたからこそ、自分の声を見つけ、本書への情熱とエネルギーを持続させることができた。彼女は比類なき出版エージェント・情熱的な代弁者・厳しい批評者であり、私が疑念に陥ったときにも決して本書の価値を信じることをやめなかった。彼女が昼夜を問わずEメールを返信してくれたおかげで、私は自分らしさに集中して力を発揮し続けることができた。彼女も、ジェニファー・ヘレラやヴェロニカ・ゴールドスタインをはじめとするフレッチャー・アンド・カンパニー社の担当チームも、皆信じられないほど協力的だった。レベッカは私を編集者シャノン・ウェルチに紹介してくれた。シャノンの本書テーマへの情熱・思慮深い編集上の助言・献身的な尽力は、本書の質を最善のものにする助けとなった。彼女は共同編集者のジョン・グリンや編集主任のコリン・ハリソンをはじめとするスクリブナー社の編集チームとともに、原稿をより明確で一貫性のある文章に仕上げてくれた。彼らの努力と献身に、私は永遠に感謝し続けるだろう。

私が本書を構想していた頃に助言を与えてくれた、ゲイル・ガゼル、トゥラ・カラス、ポーラ・デロウに感謝したい。友人で医学部時代の同級生のダン・シーゲルと、緩和ケアの同僚アイラ・バイオクは、出版業界についての重要な助言をくれたし、友人で大学時代の同級生であるロン・シーゲルは、書籍・編集者・出版エージェントの内実を教えてくれた。彼は私の企画書の原稿を読んで、それを嫌悪し、読者が求めているのは単なる生彩のない概念ではなく、物語の豊かさだと助言してくれた。本書の企画書を起草中には、アーサー・フランク、ジョン・カバットジン、ティム・クイル、マーク・レッサーも、経験者ならではのサポートや熱意、ためになる批評を提供してくれた。スティーブン・ヘンリー・ボルト、マハラ・ルペル、エスター・ブラウン、マリア・ミレラ、ベッツィー・フレイリー、デボラ・フォックス、皆が原稿を通読し、文体・文法・内容について非常に貴重な編集上の示唆をくれた。全員に感謝を表する。

友人や同僚たち（中でも、一流の著作家で活躍目覚ましいアンディ・エリオットやビル・ヴェンタース）が、思いがけず原稿を通読して個別に批評や印象を伝えてくれたことは、驚きであると同時に有難かった。アンディは一文一文に読者の視点を加え、文章とは自分を理解するためだけでなく、他者に伝えるために書くのだということを私に思い出させてくれた。ビルは、私の思考が抽象的で学問的になり過ぎたときに「現実に目を向ける」よう優しく促し、インスピレーションや思慮に富んだ批評を与えてくれた。ブローシャー財団のフェロー研究員、サスキア・ヘンドリックスからも、原稿の最初の二つの章に重要な変更を加えることにつながる、示唆に富んだコメントをもらった。

私は医師であって脳科学者ではなく、注意・レジリエンス・愛着・思いやり・好奇心について何百という神経生物学の論文を読んではいたが、脳と精神の働く仕組みについての相反する理解を統合するためには助けが必要だった。アル・カズニアックとジュード・ブルワーは、原稿の脳科学研究に関する部分を読み、私の誤解を正し、急速に進歩を遂げる分野の知識を可能な限りアップデートしてくれた。オルガ・クリメッキは親切にも、彼女の共感・思いやり・葛藤についての研究を含めた、機能的ＭＲＩ装置を用いる研究の具体的な方法とその限界について解説してくれた。アミシ・ジャーとの会話のおかげで、注意の仕組みについての理解を深めることができ、エリック・ネスラーとスティーヴン・サウスウィックはレジリエンス研究の解釈を、ジーン・ディセティとベス・ロウンは共感と思いやりの神経生物学と心理学のより良い理解を助けてくれた。人類学者で禅師のジョアン・ハリファクス老師は、私にカール・バトソンとナンシー・アイゼンバーグの研究を紹介してくれ、彼らの共感・同情・思いやりについての理論は私の考えに深い影響をもたらした。哲学者で認知科学者のエヴァン・トンプソンは、心がとり得る動きと状態についての私の考えを広げ、ロチェスター大学の同僚であるポール・デューバースタインは協働的認知の概念を私に紹介し、それが〝心の一致〟という考え方につながった。クリス・リディとダレン・グッドは私が組織のマインドフルネスという概念を考案するきっかけをくれ、ビジネス・組織マネジメント分野からの、医療に応用できそうな文献を送ってくれた。イーシャイ・ミンツカーは、〝瞑想（meditation）〟と〝医療（medicine）〟が語源を共有していることを私に気づかせてくれた。

いくつかの章には、インスピレーションの共有が反映されている。ちょうど本書の執筆を検討していた時期に、好奇心についての論文を共著する気はあるかと私に何か月も繰り返し尋ねてくれたラリー・ダイクに感謝する。その後私たちが一緒に書いて二〇一一年に発表した論文は、第三章に影響を与えた。同様に、第七章と私の苦しみについての理解にトニー・バックが与えた影響は色濃く、二〇一五年に私たちが共著した論文はその象徴と言える。ジョーダン・シルバーマンとダン・シーゲルのおかげで、私は自己モニタリングについての考えをまとめることができ、その結果、臨床に関わる人に対してより良い方法でマインドフルネスを伝えることができるようになった。難しい決定（第六章）・苦悩（第七章）・思いやり（第八章）・過誤と喪失の悲嘆（第九章）・燃えつきとレジリエンス（第一〇章）に焦点を当てている箇所は、学生・研修医・研修を終えた医師向けの教育プログラム用にミック・クラスナーと私が協働で開発したカリキュラムとよく似ている。寛大にも考えを共有し、私がそれらを学問領域から実社会に持ってゆくことを許可してくれた、これらすべての同僚に感謝する。

時間の贈り物にも感謝したい。ロチェスター大学の家庭医療部門長トム・キャンベルと、副部長スーザン・マクダニエルは、二〇一四年に私がロチェスター大学の援助でサバティカルを取れるよう後押ししてくれ、その期間中に私は修行僧のように本書の企画書を作った。また、空間の贈り物にも感謝する。スイス・ジュネーブの近郊にあるブローシャー財団は医療の社会的側面に関する活動を精力的に行っているが、彼らが私の執筆を熱心に支援し、レマン湖に臨む閑静な部屋と書斎を提供してくれたことで、私は二〇一六年二月に本書の第一稿を書き上げることができた。いくつもの財団が、私が教育プログラムを開発・実施・評価する時間を確保するために資金を提供してくれた。そのプログラムによって、マインドフルネスの実践トレーニングに医師の心身の充実・レジリエンス・提供するケアの質を高める効果があることを実証でき、本書の土台が整えられた。アーサー・ヴァイニング・デイヴィス財団、アーノルド・P・ゴールド財団、マリア・タッシ・クルージ・アンド・ジョン・W・クルージ財団、マニックス財団、優良医療のための医師財団には、特に感謝申し上げる。

何人かの恩師は、私に永続的な影響を与えた。小学五年生の担任だったマルゲリート・ブリトンは、クラスを一人ひとりの学習ニーズを見つけることに主眼を置く民主的な組織とみなして運営していたため、校長はさぞかし狼狽しただろうが、私にとっては混沌の中でいかに〝いま・ここ〟に集中するかを学ぶことができ、非常に有益だった。大学時代の私に影響を与えたのはおもに、空《くう》とマインドフルネスを紹介し、マインドフルネスと平静を生じさせるさまざまな動作を教えてくれたランディ・ハンツベリー、音楽と哲学についての深い洞察を持ったケン・モウイ、野球とチャールズ・アイヴズ[*1]とジョン・フォード[*2]、一六世紀英国の鍵盤楽器音楽と南インドのムリダンガム太鼓演奏など、どんなものにもつながりを見つけられる故ジョン・バーロウなどである。彼らは皆、世界の見方は自分の期待と想像次第でいくらでも拡がることを私に教えてくれた。医学部時代に私が感化されたのは、精神科医のピーター・ライヒとレス・ヘイヴンズであり（どちらも硬直した精神分析と生物学的な還元主義の風潮に抗うヒューマニストである）、その後ロチェスターに行ってからは、観察と質問の真髄を教えてくれたジョージ・エンゲルに感化された。既に世を去った彼らに感謝を伝えられないのが残念でならない。

医師としての研修を終えてからは、同僚たちが私の師となった。家庭医で哲学者の故イアン・マクウィニーは、患者中心のケアに精魂を傾けていた。カタロニアの同僚フランセスク・ボレル＝カリオは、私にとって最も大切な知的パートナー・批評家の一人である。私と同国人のプラグマティズム哲学者、ジョン・デューイとウィリアム・ジェイムズを私に紹介してくれたのも、穏やかな質問と反論の手法で私の言いたいことを最大限明確にしてくれたのも彼だった。もう一人のアリストテレス学派であるデイヴィッド・リーチは、智恵の名のもとにルールを破ることに対する論理的な裏付けという、私のアナーキーな心に刺さる考えと、その過程で組織そのものがいかにマインドフルになれるかを教えてくれた。医療における熟達と、熟達したかどうかの判定についての私の理解は、スチュワート・ドレイファスとヒューバート・ドレイファスの兄弟、ケヴィン・エヴァ、ブライアン・ホッジズ、キャロル＝アン・ムルトンとの会話の影響を強く受けて形作られた。当時ロチェスター大学医学部の副学部長だったエド・ハンダートは、有能さをどう理解し評価するかについての学問的な下地を作る機会を私に与えてくれた。ルーシー・キャンディブは、苦しみと抑圧の意味と、医師がそれらに対してできることを私に理解させてくれた。スーザン・マクダニエル、デイヴ・シーバーン、ピーター・ルルーからは、患者の家族の考え方と生まれ育った家庭環境を意識することの重要性を学び、今ではこれらを診療の間常に念頭に置くようにしている。彼らのおかげで、私たちは決して患者一人だけを診ているのではないことに気づくことができた。ピーター・フランクスは、自分の感覚と確信（特に、最も強く抱いているもの）についても健全な懐疑を取り入れることを私に教えてくれた。しかし多くの場合、私にとって最大の師は患者たちであり、守秘義務のため名前を挙げることはできないが、私が的外れだったときにも寛大さや寛容さ、忍耐強さを示してくれた彼らに感謝している。

本書で述べたマインドフルネス実践プログラムは、同僚のミック・クラスナーと私が一緒に発案し

＊1＝二〇世紀米国の現代音楽家。
＊2＝『駅馬車』などで知られる二〇世紀米国の映画監督。

たものだが、フレッド・マーシャル、ティム・クイル、スコット・マクドナルド、スティーヴン・リーベン、パトリシア・リュック、ショーナ・シャピロ、トニー・バック、ハイディ・シュウォーズからもかなりの助言をもらった。直観的で生来外向的なタイプのミックは、私の分析的で理論的な世界の見方を完璧に補完してくれた。こうして生まれた私たちの教育プログラムは、まさに〝心の一致〟の典型である。また、ジョン・カバットジン、サキ・サントレリをはじめとする、マサチューセッツ大学の医学・医療・社会におけるマインドフルネス・センターの方々から受けた、知的リーダーシップ・インスピレーション・指導にも感謝する。マインドフルネス実践プログラムにナラティブ医療の要素を組み入れるのを助けてくれた、リタ・シャロンとトム・イヌイ。〝肯定的な問いかけ〟についての智恵を共有してくれた、ペニー・ウィリアムソン。寛大にも私が瞑想訓練法を考案するのを助けてくれた、マイケル・ジムラー、エド・ブラウン、レブ・アンダーソン、リチャード・ベイカー、ジョセフ・ゴールドスタイン、クリストファー・ティトマスにも感謝する。全員の名前をここに挙げることはできないが、過去四〇年間、私はほかにも数多くの師・メンター・友人・同僚との会話から深い影響を受けてきた。ときには、誰から教わった考えだったか忘れてしまうこともあるが、だからといってその人に対する感謝の気持ちが減るわけではない。

誰よりもはるかに深い感謝を、妻デボラに捧げる。彼女の重要なことを見極める明晰さ、私がほかの誰でもない自分の心から話すようにと力説してくれるところ、率直な批評、でたらめを見抜く力、人を見定める力、私がぴったりな言葉を思いつくのを助けるために進んですべてを中断してくれるところ、大陸の反対側にいるときにも互いに心を通わせる力は、誰にも真似できない。彼女は私にとって最高の編集者であり、最愛の批評家である。私が邪魔されずに執筆できるよう、彼女は私の不機嫌を寛容し、茶と熟れた洋梨を差し入れ、普段は私の仕事である夕食作りを代わってくれたことすらあった。私の子供たち、イーライとマルカは、私が新しい目で世界を見るのを助けてくれた。彼らが私の中の良い部分を見習い、必ずしも誇れない部分を耐容しているのを見ると、私は目頭が熱くなる。そして、私の両親、ジョアン・エプスティンと故ジュール・エプスティンは、私が大学での最初の学期を終えた後、私の成績証明書を見て〝空っぽ（emptiness）〟という講義が載っているのに気づいたときには完全に当惑していたが、自分たちには理解できなくても私が有益なことをしていると信じて学費を払い続けてくれたし、私がチェンバロ奏者、そして禅研究者、音楽学者、シェフ、鍼師、医師になると宣言したときにも怯まなかった。彼らは私に対して揺るぎない確信を抱いてくれており、色々あっても結局はうまくいくとわかっていたりである。

付録——注意を向ける訓練

新しい習慣はどれもそうだが、瞑想も最初のうちは辛抱を要する。最初の課題は、とにかく実践すること、つまり時間を取り、欠かさず行うことにある。次の課題は、多くの場合、注意を安定させることで、今この瞬間に意識を集中させ、心の散漫や反芻に陥らない方法を学ぶことである。訓練を続けるうち、瞑想しやすくなる。苦労して得た集中力と注意力も、自然で単純なものに感じられるようになる。私にとって（何十年も訓練してきたのは確かだが、自分が瞑想の上級者だなどと言うつもりはない）、瞑想は習慣であり、歯磨きのように、それなしでは一日が完全に感じられない。

注意集中瞑想（focused attention practice）と意識開放瞑想（open awareness practice）の指導は、どちらも姿勢から始まるが、その姿勢は快適だが〝凛とした〟ものでなければならない。椅子に座って行うなら、両足を床につけて背筋を伸ばす。クッションの上で行うなら、あぐらをかいても、正座をしてもよい。トレーニングは座って行わなくてもよい。瞑想は歩きながら、立ちながら、あるいは横になりながら（寝てしまいそうになるので少しやりにくいが）でも行える。

禅の教えでは、注意集中瞑想を先に教えるが、ヴィパッサナー瞑想（マインドフルネス瞑想とも呼ばれる）では注意集中瞑想と意識開放瞑想の両方が早くから導入される。注意の集中は、呼吸に意識を向けることから始まる。禅の伝統では、呼吸を数えるよう教わる。一つ、二つ、三つ……と一〇まで数え、もう一度一から一〇まで数え、また一まで戻る、といった具合である。ヴィパッサナー瞑想の伝統では、呼吸への意識に主眼が置かれ、数えることは重視されない。その代わり、呼吸がどのようなリズム・深さ・速さであるかに意識が向けられる。呼吸にいかなるコントロールも加えようとせず、ただそれが深いか浅いか、速いか遅いか、規則的か不規則的かに注目する。

意識開放瞑想のほうは、やり方が若干異なっている。こちらは、呼吸や真言といった特定の対象に注意を向けたりはしない。そうではなく、すべての身体的感覚・思考・感情の発露（身体の中から生じるものも、外界から生じるものも）に対して、いかなる変更も加えようとせず、オープンかつ受容的で価値判断のない認識で接するのである。映画を観ると同時に映画の主人公でもあるようなものであり、言い換えれば観察された者を観察している観察者を観察することである[1]。意識を開放するため、そうした感覚を一つひとつ言葉で確認してゆく（「お、足にかゆみを感じる」「あ、大きな音がした」など）。同様に、それらが惹起する感情を言葉にしてもよい（「怒りを感じている自分に気づいた」など。悲しみ、不満でもよい）。感情を言葉にすることは、自分自身への問いかけを行い、好奇心を持ち、（たとえ最初の反応が逃避や苛立ちであったとしても）感情に理知的に対応することに役立つ。

もし独力で始めるなら、一つの瞑想を選び、それに専念するのがよい。何十とある音声ガイド、アプリ、本のどれを用いてもよいし、ワークショップに行ってもよい[2]。運動をはじめ、生活習慣を変えるときはいつでもそうだが、どの瞑想を選ぶかは、一緒に行うパートナーやグループを見つけられるかによる。いきなり毎日二〇～四〇分打ち込んでもよいし、ゆっくり始めて少しずつ増やしてもよい。たとえ毎朝五分やるだけでも成果がある。重要なのは、自分自身に寛容であることである。呼吸を三以上数えられないこともあれば、気づいたら一四二まで数えていることもあるだろうが、その都度そっと意識を課題に戻せばよい。どんなときも役に立つのは、優しい微笑みである。

本書内で、ボディ・スキャン（第三章）とメッタ瞑想（第八章）という、二つの瞑想法に言及したのを覚えている方もいるかもしれない。これらの瞑想についても、ガイドが役立つ。それは、人から直接受けるものでも、数えきれないほどあるウェブ上のものでもよいだろう。

ボーナスマテリアル――マインドフルな患者であること

患者であることはときに多大なストレスであり、そのありようは今まで以上に複雑なものとなっている。処理すべき膨大な情報量に容易に圧倒されるし、誰を信頼したらよいのかがわかりにくいこともあるだろう。医療保険制度と治療の選択肢は幅広く、情報が多いほど決定過程が眩惑されてしまうこともある。ときには、一回の受診がさらなる受診・検査・紹介につながることもある。またあるときには、医師があなたの問題に十分な注意を払っていないように感じられるかもしれない。

病気ごとの対処法については数多くのガイドがあるが、診察を受ける際に〝自分自身〟をどうコントロールするかについてのガイドはほとんどない。あなたに医師をコントロールすることは求められていないが、あなたのニーズと心配事が伝わるよう医師に（たとえ求められていなくても）何らかの指針を与えることにより、受診はより生産的なものになるだろう。注意力と自己覚知を高め、病気によるストレス下でもできるだけマインドフルな状態でいれば、あなたは自分の脳と直感（腹の底）[*1]の発するメッセージをより良く把握でき、ひいては診療チームとの関わりをよりマインドフルなものにすることもできるだろう。ここに挙げるいくつかの問いを、あなたが健康上の心配事について力になって欲しいと思う人（それが医師・看護師・療法士・歯科医・鍼師であれ）に会う準備をする際に、自問してみるとよいだろう。

1．この受診に望むことは何か？

何を意図・希望・期待するかは一人ひとり違う。あなたが求めているのは情報だろうか？ 安心だろうか？ 推奨だろうか？ 治療の選択肢だろうか？ 共感的な声だろうか？ 癒しにつながる触れ合いだろうか？ セカンドオピニオンだろうか？ あなたのしていることは正しいという承認だろうか？ あなたが何を必要としているかは、伝えなければ医師にもわからない。

2．注目していること、無視しているかもしれないことは何か？

体調の改善を望むのは、至極当然のことである。しかし私たちは、不運の原因として一部の要因にのみ注目し、ほかの要因を無視しがちである。ひょっとすると、あなたはコレステロールの薬が効いていないと信じる一方、食事療法を続けられていないことを無視しているかもしれない。あるいは逆に、体調が良くならないと自分を責めているが、実は薬が元凶であり、状態が良くなっていないことを思い切って医師に伝えるべきときなのかもしれない。また、私たちは責められそうなことや差別されそうなこと（性行動・アルコール・喫煙・体重など）について話すのを避ける傾向がある。

＊1＝直観を意味するgut feeling（腸の感覚）を踏まえた表現。第一一章の「身体」の項も参照。

3. 最も恐れていることは何か？

良い医師ならあなたにこの質問を尋ねるだろうが、尋ねられるかどうかに関わらず、それを自問して医師に伝えることは診療の助けになる。私たちの恐れるものと医師の推察するものは、往々にして異なる。死よりも痛みを恐れる人や、自分の苦しみよりも医療費によって家族を破産させることを恐れる人は多い。化学療法による神経障害を恐れる音楽演奏家もいれば、〝ケモ・ブレイン〟[*2]を恐れる教授もいるだろう。あなたの恐れは、意識しないところで治療選択に影響を及ぼす可能性がある。賢明なのは恐れを意識の表層に顕在させることであり、そうすれば恐れの影響を監視し、悪い決定につながるのを防ぐことができる。

4. 正しくないかもしれない思い込みを抱いていないか？

誰もが病気についての考えと、こうなるはずだという期待を持っている。ときにはあなたの期待が的確なこともある。しかし、いつでも正しいとは限らない。病気についての自分の考えが的外れであることや、自分の信念を検証するのではなく裏付けようとしていることを自覚するのは難しい。あなたは、どんな病気にも薬があると思っているだろうか？　化学療法は確実に悪いものだろうか？　医師の提案する手技は危険で苦痛なものか？　いつでも〝自然な〟ほうがよいか？　正解は一つしかないか？　ときにはこれらの考えが妥当であることもあるだろうが、どれも普遍的な真理ではない。言い換えれば、個々の状況ごとに、好奇心と初心を働かせる必要がある。医師も患者も、各自の思い込みを検証しなければならない。

5．医師や療法士はほかのことに気を取られているか？　あなたはどうか？

医療者の注意は、断片化する一方である。よくある元凶は、診察室の電子カルテ、病棟のアラーム音や着信音、事務的な問題による中断、診療の極度な複雑さなどである。ときには電子的な妨害が避けられないこともあるが、良い医療者はこうした妨害をコントロールする方法を身につけている。例えば、彼らはあなたと向き合うために画面から身体を背けるだろう。画面を凝視してあなたと目を合わせないときには、医師の注意は分断されており、あなたにとって最も重要なことに意識を傾けていないかもしれない。そして、もしあなたまで何かに気を取られていたなら、コミュニケーションの質はいよいよ低くなる。では、どうすればよいか？　「それが済んだら、大事な質問があります、後でいいですよ」と言ってみてはどうだろうか。このような〝標識コメント（signposting）〟をすれば、医師の注意を向け直すことができ、何に注目すべきかを医師と共有しやすくなる。それでも医師の注意が逸れたままなら、新しい医師を探したほうがよい。

＊2＝化学療法後の一時的な集中力や思考力の低下。

6. 医師は本当に〝いま・ここ〟に意識を集中しているか？　あなたはどうか？

〝いま・ここ〟へ意識を集中させることのできる医師もいて、彼らは注意が逸れても、その後で再び意識を集中させようとし、その様子は患者からも目に見えてわかる。事が重大なときには医師に意識を集中させて欲しいと強く思うものだが、コミュニケーションが決定的に重要なときや、苦しみや悩みを抱えているときには、あなた自身の意識をより集中させることもできる。医師と面談する前には、気を逸らす原因になりそうなものは脇に置くようにしよう。携帯電話の電源は切っておこう。待合室で読むのは、挑発的なものや動揺させるものではなく、中立的なものにしよう。医師と政治やゴシップについての談義をするのはやめよう。時間を効果的に使えるよう備えておこう。

7. 心の一致はあるか？

心の一致とは、複数の人が結びつきを感じ、共振していると感じることである。そのとき、あなたと医師の波長は一致し、たとえ同意はできなくても、お互いを理解しているという実感を持てる。心の一致が自然に起きることもときにはあるが、多くの場合は双方の努力が必要となる。あなたは、「あなたのできる範囲と希望する程度に応じて、一緒に診療を進めましょう」という医師側からの働きかけを迎え入れる必要がある。そして医師に対しては、あくまでも考え方の違いを互いに尊重しながら、あなたにとって何が大事かをはっきり伝え、自分の診療に参加したいという気持ちを表現しよう。

8. 医療者との限られた時間を最もよく活用するには、どうすればよいか？

医療者との時間が限られていることも往々にしてあるだろうが、それは慌ただしいものであってはいけない。そのために、あなたにもできることがある。来院時には心配事のリストを用意し、あなたにとってどれが最も重要かを決めておこう。医師が早急に対処しなければならない問題を提起したら、あなたの話し合いたかったことは脇に置くつもりでいよう。診療に関係のないことを語るなど、話の本筋から外れないようにしよう。また、難しいとは思うが、最も恐れていることを最後に話すのはやめよう。実際に、診察の最後に「あ、そうだった……このところ胸が痛いです」と言う患者はとても多い。深刻な病気について考えるのは怖いので、それも理解はできる。しかし、いつでも最も大きな心配事から相談しよう。逆に、もし医師が話の本筋から逸れたら（あるいはもっと悪いことに、自分の話や関係のない話をしていたら）、「ちょっといいですか、私はこれとこれが心配で、今日はそれらのことをお伝えできると思っていたのですが」と言えば、そっと会話の流れを変えることができるだろう。

9. どんな質問をすべきか？

多くの患者は、質問はするが問題の核心をつくものでないことが多い。ここでも、準備が重要である。医師から診断的検査を提案されたら、結果が陽性ならどうするか、陰性ならどうするか、あるいはよくあることだが、どちらとも言えないときはどうするかを質問しよう（がんの検査でさえ、状況を明確にするどころか混乱を増してしまうことがある）。医師から治療方針や治療の選択肢を提案されたら、どんな利益とリスクがあり得るか（それらはあなたが想像している以上、あるいは以下かもしれない）、治療しなかったらどうなるか（ときにはそれが最も賢明な選択なこともある）を質問できるようにしておこう。不明なことがあったら、自分を馬鹿だと感じたりせず、医師にわかりやすく説明してもらおう。コミュニケーションは、どちらにも責任がある。質問のリストを作り、受診時に持参しよう。入院中でも同じことができる。患者にとって最も重要な質問に焦点を当てるのに役立つ、〝プロンプト・リスト〟や〝意思決定ガイド〟[*3]は、インターネット上でも、クリニックや病院でも、以前より入手しやすくなっている。それらの中には、あなたが考えつかなかった質問や、医師が確認し忘れた質問が含まれているかもしれない。

10．家族や友人を連れていくべきか？

代弁者（家族や友人）がいて、自分だけでなく彼らの両目と両耳にも頼れることほど重要なことはない。一人では忘れてしまう大事な情報も、彼らがいれば忘れず理解しやすくなる。もし付き添える人が誰もいないときには、後で彼らと一緒に確認できるよう、診察中の会話を録音・録画してよいか医師に尋ねよう（スマートフォンがあれば簡単にできる）。

医師も人間である。あなたが自分の診療に積極的に参加するパートナーであれば、そのことをよく理解し、非常に感謝するだろう。自分の役割を果たし、マインドフルな注意力や好奇心、オープンさや集中力を示す意欲があることを、あなたから医師に伝えよう。そうすれば、医師をマインドフルに感化し、より協働的な関係と効果的な診療につなげることができるだろう。

＊3＝プロンプト・リストとは、何をどう考えればよいか、何を質問すればよいかがわからないときに参照できる質問のリスト。意思決定ガイドとは、選択肢の特徴やメリット・デメリット、決定にあたり考慮すべき事項などをわかりやすく説明したもの。

1995, 16 や、思いやりある医療のためのシュワルツ・センターのウェブサイト（http://www.theschwartzcenter.org）を参照。［訳注：前者は以下の URL から閲覧できる。https://www.bostonglobe.com/magazine/1995/07/16/patient-story/q8ihHg8LfyinPA25Tg5JRN/story.html］

15 B. A. Lown and C. F. Manning, "The Schwartz Center Rounds: Evaluation of and Interdisciplinary Approach to Enhancing Patient-Centered Communication, Teamwork, and Provider Support," *Academic Medicine* 85(6) (2010): 1073-81.

16 オーストラリア最大の医学部があるモナシュ大学と、私の勤めるロチェスター大学が、その先駆者である。ロチェスター大学では、医学部 3 年次にマインドフルネスを実践する 5 つの必修ワークショップを提供している。また、研修を終えた医師や教育者には、スキルアップのための 4 日間・5 日間ワークショップを開催している。ロチェスター大学のマインドフルネス実践プログラムについて知りたい方は、以下 URL を参照。www.mindfulpractice.urmc.edu. 以下に、医療者対象の心身充実促進プログラムのウェブサイトをいくつか挙げる。http://www.medicine.virginia.edu/administration/faculty/faculty-dev/copy_of_home-page; http://ohsu.edu/xd/education/schools/school-of-medicine/gme-cme/gme/resident-fellow-wellness-program/index.cfm; http://tfme.org/regional-conferences/physician-well-being-conference; http://mayo.edu/research/centers-programs/physician-well-being-program/overview. マインドフルネスと医学教育についての一般的な内容について知りたい方は、以下を参照。P. L. Dobkin and T. A. Hutchinson, "Teaching Mindfulness in medical School: Where Are We Now and Where Are We Going," *Medical Education* 47(8) (2013): 768-79.

付録――注意を向ける訓練

1 R. M. Epstein, "Mindfulness Practice," *JAMA* 282(9) (1999): 833-39.

2 入手しやすい心理療法士向けの瞑想訓練法ガイドの 1 つに、以下がある。S. M. Pollak, T. Pedulla, and R. D. Siegel, *Sitting Together: Essential Skills for Mindfulness-Based Psychotherapy* (New York: Guilford Press, 2014). 私たちのプログラムにも音声ファイルがあるので、下記アドレスを参照されたい。https://www.urmc.rochester.edu/family-medicine/mindful-practice/curricula-materials/audios.aspx. ウェブ上には、下記のガイド付き瞑想がある。http://www.mindfulness-solution.com/DownloadMeditations.html and https://www.tarabrach.com/guided-meditations. より短い瞑想をお望みの方は、こちらを試されたい。http://marc.ucla.edu/body.cfm?id=22. 初歩の瞑想者に人気のアプリは "Headspace" で、引き込まれる魅力があり面白い。

Bodenheimer and C. Sinsky, "From Triple to Quadruple Aim: Care of the Patient Requires Care of the Provider," *Annals of Family Medicine* 12(6) (2014): 573-76.［1つ目の文献の邦訳は『医療の質：谷間を越えて21世紀システムへ』（医学ジャーナリスト協会訳、2002年、日本評論社）］

2 最も影響力のある3つの文書として、以下を参照。Institute of Medicine, *Crossing the Quality Chasm: A New Health System for the 21st Century* (Washington, DC: National Academy Press, 2001); D. M. Berwick, T. W. Nolan, and J. Whittington, "The Triple Aim: Care, Health, and Cost," *Health Affairs* 27(3) (2008): 759-69; T Bodenheimer and C. Sinsky, "From Triple to Quadruple Aim: Care of the Patient Requires Care of the Provider," *Annals of Family Medicine* 12(6) (2014): 573-76.

3 以下を参照。K. E. Weick and K. H. Roberts, "Collective Mind in Organizations—Heedful Interrelating on Flight Decks," *Administrative Science Quarterly* 38(3) (1993): 357-81. この話の実際の出典は、G. I. Rochlin, T. R. La Porte, and K. H. Roberts, "The Self-Designing High-Reliability Organization: Aircraft Carrier Flight Operations at Sea," *Naval War College Review* 51(3) (1998): 97.

4 L. T. Kohn, J. M. Corrigan, and M. S. Donaldson, *To Err Is Human: Building a Safer Health System* (Washington, DC: National Academy Press: 2000).

5 K. E. Weick and T. Putnam, "Organizing for Mindfulness: Eastern Wisdom and Western Knowledge," *Journal of Management Inquiry* 15(3) (2006): 275-87; K. E. Weick and K. M. Sutcliffe, "Mindfulness and the Quality of Organizational Attention," *Organization Science* 17(4) (2006): 514-24.

6 以下を参照。K. E. Weick and K. M. Sutcliffe, "Mindfulness and the Quality of Organizational Attention," *Organization Science* 17(4) (2006): 514-24; D. J. Good et al., "Contemplating Mindfulness at Work: An Integrative Review," *Journal of Management* (2015): 1-29; T. J. Vogus and K. M. Sutcliffe, "Organizational Resilience: Towards a Theory and Research Agenda," (paper presented at the 2007 IEEE International Conference on Systems, Man and Cybrenetics, Montreal, Quebec, 2007); T. J. Vogus and K. M. Sutcliffe, "Organizational Mindfulness and Mindful Organizing: A Reconciliation and Path Forward," *Academy of Management Learning & Education* 11(4) (2012): 722-35; K. M. Weick and K. M. Sutcliffe, *Managing the Unexpected: Assuming High Performance in an Age of Complexity* (San Francisco: Jossey-Bass, 2001).

7 T. J. Vogus and K. M. Sutcliffe, "The Safety Organizing Scale: Development and Validation of a Behavioral Measure of Safety Culture in Hospital Nursing Units," *Medical Care* 45(1) (2007): 46-54.

8 この手法は1990年代、トヨタによって有名になった。下記URLより、Harvard Business Review の記事も参照。https://hbr.org/1999/09/decoding-the-dna-of-the-toyota-production-system.［訳注：トヨタ生産方式のこと］

9 もし心配した読者がいたら、患者は直ちに救急外来を受診し、順調に回復した。

10 T. J. Vogus and K. M. Sutcliffe, "The Impact of Safety Organizing, Trusted Leadership, and Care Pathways on Reported Medication Errors in Hospital Nursing Units," *Medical Care* 45(10) (2007): 997-1002; T. J. Vogus and K. M. Sutcliffe, "The Safety Organizing Scale: Development and Validation of a Behavioral Measure of Safety Culture in Hospital Nursing Units," *Medical Care* 45(1) (2007): 46-54.

11 以下にサッチマンの手による文献の一部を挙げるが、これらは医療だけでなく、他業種にも明らかに関連するものである。A. L. Suchman, "Organizations as Machines, Organizations as Conversations: Two Core Metaphors and Their Consequences," *Medical Care* 49(2011): S43-S48; K. Marvel et al., "Relationship-Centered Administration: Transferring Effective Communication Skills from the Exam Room to the Conference Room," *Journal of Healthcare Management/American College of Healthcare Executives* 48(2) (2002): 112-23, and discussion, 23-24; A. L. Suchman, "The Influence of Health Care Organizations on Well-Being," *Western Journal of Medicine* 174(1) (2001): 43; A. L. Suchman, D. J. Sluyter, and P. R. Williamson, *Leading Change in Healthcare: Transforming Organizations Using Complexity, Positive Psychology, and Relationship-Centered Care* (Abingdon, UK: Radliffe Publishing, 2011); A. L. Suchman and P. R. Williamson, "Principles and Practices of Relationship-Centered Meetings" (Rochester, NY: Relationship Centered Healthcare, 2006).

12 D. L. Cooperrider and D. Whitney, *Appreciative Inquiry: A Positive Revolution in Change* (San Francisco: Berrett-Koehler, 2005).

13 その他の（非宗教的な）医療法人でも、"最高共感責任者"、"患者満足度責任者" など、信頼・コミュニケーション・癒しのための関係の向上を主眼とした役職を任命するところが増えている。

14 財団についてさらに知りたい方は、K. B. Schwartz, "A Patient's Story," *Boston Globe Magazine*,

after Compassion and Empathy Training," *Social Cognitive and Affective Neuroscience* 9(6) (2014): 873-79.

19 D. A. Schroeder et al., "A Brief Mindfulness-Based Intervention for Primary Care Physicians: A Pilot Randomized Controlled Trial," *American Journal of Lifestyle Medicine* (2006): 1-9.

20 S. B. Goldberg et al., "The Secret Ingredient in Mindful Interventions? A Case for Practice Quality over Quantity," *Journal of Counseling Psychology* 61(3) (2014): 491-97.

21 この複雑な領域についてのとても読みやすい入門書として、以下を参照。A. R. Damasio, *Descartes' Error: Emotion, Reason, and the Human Brain* (New York: G. P. Putnam's Sons, 1994) [『デカルトの誤り 情動、理性、人間の脳』(田中三彦訳、2010 年、ちくま学芸文庫)]; A. R. Damasio, *The Feeling of What Happens: Body and Emotion in the Making of Consciousness* (New York: Harcourt Brace, 1999). [『意識と自己』(田中三郎訳、2018 年、講談社)] 挙げられた脳科学研究の中には少し古いものもあるが、ダマシオによる"日常生活"についての記載は説得力があり、今でも正確である。また、以下も参照。E. Thompson, *Mind in Life: Biology, Phenomenology, and the Sciences of Mind* (Cambridge, MA: Belknap Press of Harvard University Press, 2007); F. J. Varela, E. Thompson, and E. Rosch, *The Embodied Mind: Cognitive Science and Human Experience* (Cambridge, MA: MIT Press, 1991). [『身体化された心：仏教思想からのエナクティブ・アプローチ』(田中靖夫訳、2001 年、工作舎)]

22 同僚でカタロニア出身の家庭医、フランセスク・ボレル＝カリオは、エッセイ "The Depth of a Smile" の中で、彼の言う"厚意の笑顔"について説明している。以下も参照。F. Borrell-Carrió, "The Depth of a Smile," *Medical Encounter* 15(2) (2000): 13-14.

23 A. M. Glenberg et al., "Grounding language in Bodily States: The Case for Emotion," in *Grounding Cognition: The Role of Perception and Action in Memory, Language, and Thinking*, eds. D. Pecher and R. A. Zwaan (Cambridge: Cambridge University Press, 2005). [訳注：その後、以下のメタアナリシスで、当初ほどこの仮説を支持する根拠は強くないことが示されている。Coles NA, Larsen JT, Lench HC, "A meta-analysis of the facial feedback literature: Effects of facial feedback on emotional experience are small and variable," *Psychol Bull* 145(6) (2019): 610-31.]

24 L. Nielsen and A. Kaszniak, "Awareness of Subtle Emotional Feelings: A Comparison of Long-term Mediators and Nonmediators," *Emotion* 6(3) (2006): 392-405.

25 P. M. Niedenthal, "Embodying Emotion," *Science* 316(5827) (2007): 1002-5.

26 G. Kramer, *Insight Dialogue: The Interpersonal Path to Freedom* (Boulder, CO: Shambhala Publications, 2007).

27 D. L. Cooperrider and D. Whitney, *Appreciative Inquiry: A Positive Revolution in Change* (San Francisco: Berrett-Koehler, 2005). [訳注：著者の 1 人、D. Whitney らによる類書、*The Power of Appreciative Inquiry: A Practical Guide to Positive Change*〔『ポジティブ・チェンジ：主体性と組織力を高める AI』(ヒューマンバリュー訳、2006 年、ヒューマンバリュー刊)〕も参照]。

28 R. M. Epstein, "Making the Ineffable Visible," *Family Systems and Health* 33(3) (2015): 280-82; J. Zlatev et al., *The Shared Mind: Perspectives on Intersubjectivity* (Amsterdam and Philadelphia: John Benjamins, 2008).

29 J. L. Coulehan, "Tenderness and Steadiness: Emotions in Medical Practice," *Literature and Medicine* 14(2) (1995): 222-36.

30 以下を参照。G. C. Spivak, L. E. Lyons, and C. G. Franklin, " 'On the Cusp of the Personal and the Impersonal': An Interview with Gayatri Chakravorty Spivak," *Biography* 27(1) (2004): 203-21; R. M. Epstein, "Realizing Engel's Biopsychosocial Vision: Resilience, Compassion, and Quality of Care," *International Journal of Psychiatry in Medicine* 47(4) (2014): 275-87.

31 M. K. Kearney et al., "Self-Care of Physicians Caring for Patients at the End of Life: 'Being Connected ... a Key to My Survival,'" *JAMA* 301(11) (2009): 1155-64.

32 J. L. Coulehan, "Tenderness and Steadiness: Emotions in Medical Practice," *Literature and Medicine* 14(2) (1995): 222-36.

33 W. Steig, *Doctor De Soto* (New York: Square Fish, 2010).

第12章　マインドフルな医療を思い描く

1 以下を参照。Institute of Medicine, *Crossing the Quality Chasm: A New Health System for the 21st Century* (Washington, DC: National Academy Press, 2001); D. M. Berwick, T. W. Nolan, and J. Whittington, "The Triple Aim: Care, Health, and Cost," *Health Affairs* 27(3) (2008): 759-69; T

になること。決められた課題を早く処理できるようになる、定型的熟達化と対比される。波多野誼余夫氏・稲垣佳世子氏が提唱した]

9 ジャズと臨床診療の相似点は、下記の2つの素晴らしい文献に論述されている。肝心な点は、即興能力は練習年数が多く、和音の規則と音楽の構造に習熟するほど上達することである。以下を参照。P. Haidet, "Jazz and the 'Art' of Medicine: Improvisation in the Medical Encounter," *Annals of Family Medicine* 5(2) (2007): 164-69; A. F. Schaughnessy, D. C. Slawson, and L. Becker, "Clinical Jazz: Harmonizing Clinical Experience and Evidence-Based Medicine," *Journal of Family Practice* 47(6) (1998): 425-28.

10 W. James, *The Principles of Psychology* (Cambridge, MA: Harvard University Press, 1981).

11 Y.-Y. Tang et al., "Short-Term Meditation Training Improves Attention and Self-Regulation," *Proceedings of the National Academy of Sciences* 104(43) (2007): 17152-56; Y.-Y. Tang et al., "Central and Autonomic Nervous System Interaction Is Altered by Short-Term Meditation," *Proceedings of National Academy of Sciences* 106(22) (2009): 8865-70.

12 D. M. Levy et al., "The Effects of Mindfulness Meditation Training on Multitasking in a High-Stress Information Environment," in *Proceedings of Graphic Interface 2012* (Toronto: Canadian Information Processing Society, 2012), 45-52; R. J. Davidson and A. W. Kaszniak, "Conceptual and Methodological Issues in Research on Mindfulness and Meditation," *American Psychologist* 70(7) (2015): 581-92; B. K. Hölzel et al., "How Does Mindfulness Meditation Work? Proposing Mechanisms of Action from a Conceptual and Neural Perspective," *Perspectives on Psychological Science* 6(6) (2011): 537-59; Y.-Y. Tang, B. K. Hölzel, and M. I. Posner, "The Neuroscience of Mindfulness Meditation," *Nature Reviews Neuroscience* 16(4) (2015): 213-25.

13 注意の10段階、それらに達するための訓練、それらが人生に与える影響についての記載を以下の文献に見ることができる。B. A. Wallace, *The Attention Revolution: Unlocking the Power of the Focused Mind* (Somerville, MA: Wisdom Publications, 2006). 注意の10段階とは、何かに注意を向ける、注意を向け続ける、注意が逸れた後も再び向ける、丹念に注意を維持する、不注意を律する、静まった注意、完全に静まった注意、一点に集中した注意を経て、注意の均整がとれた状態、そして"サマタ"に至るもの。[訳注：注意の10段階は、8世紀のインド・チベット仏教僧侶、カマラシーラの『修習次第』に記された、サマタに至る修行過程（nine mental abidings）を基本にしている。その根本は、チベット語版の『空大経（*Mahāśūnyatā Sūtra*)』にあるという。サマタとは、心を呼吸など特定のものに集中させる修行（サマタ瞑想）により本源の真理に至った状態。漢訳は"止"（ヴィパッサナーは"観"で、合わせて"止観"とも呼ばれる]

14 A. W. Kaszniak, "Meditation, Mindfulness, Cognition, and Emotion: Implications for Community-Based Older Adult Programs," in *Enhancing Cognitive Fitness in Adults*, eds. P. E. Hartman-Stein and A. LaRue (New York: Springer, 2011), chap. 5, 85-104.

15 マインドフルネスという言葉もまた、混乱のもとになり得る。この言葉は、"比較的固定された人格特性"・"到達することのできる精神状態"・"瞑想などの特別な訓練"などを表すのに用いられることが多い。マインドフルの訓練になりうる活動は、いくらでもある。マインドフルにテニスをすることもできれば、マインドフルに走ることもできるし、マインドフルに料理し食べることも、マインドフルに詩を読むことも、マインドフルに音楽を聴くことも作ることもできる。パーリ語のサティ（sati）の原義は"思い出すこと"（自分が何者か、大切なことは何かを、日々の瞬間ごとに思い出すこと）とされており、私は今はこちらのほうが好きである。[訳注：satiは日本語では"気づき"などにも相当。漢訳は"念"で、仏教の徳目である八正道の1つ（正念)]

16 ジョン・カバットジンは、南アジア・東南アジアで古くから行われてきた瞑想を宗教から切り離し、西洋の一般の人々にも使えるようにした功労者である。以下も参照。J. Kabat-Zinn, *Full Catastrophe Living: Using the Wisdom of Your Body and Mind to Face Stress, Pain, and Illness* (New York: Bantam Dell, 1990).［『マインドフルネスストレス低減法』（春木豊訳、2007年、北大路書房)]

17 系統だった信念体系や哲学を信奉することなしにどのように意識を向ける訓練に励むことができるかについての探究として、以下を参照。S. Batchelor, *Buddhism without Beliefs: A Contemporary Guide to Awakening* (New York: Riverhead Books, 1997); S. Harris, *Waking Up: A Guide to Spirituality without Religion* (New York: Simon & Schuster, 2015).

18 これらの経路は注意の経路ほどは詳細が解明されておらず、脳科学研究の代表的な最先端領域である。以下も参照。O. M. Klimecki et al., "Differential Pattern of Functional Brain Plasticity

になる。また、脳画像検査の結果は脳内変化のマーカーに過ぎない（思考や心情を実際に“見る”ことはできない）。それでも、こうした実験結果には説得力がある。以下も参照。B. K. Hölzel et al., “How Does Mindfulness Meditation Work? Proposing Mechanisms of Action from a Conceptual and Neural Perspective,” *Perspectives on Psychological Science* 6(6) (2011): 537-59; D. Vago and D. Silbersweig, “Self-Awareness, Self-Regulation, and Self-Transcendence (S-Art): A Framework for Understanding the Neurobiological Mechanisms of Mindfulness,” *Frontiers in Human Nruroscience* 6(296) (2012): 1-6; R. J. Davidson et al., “Alterations in Brain and Immune Function Produced by Mindfulness Meditation,” *Psychosomatic Medicine* 65(4) (2003): 564-70; Y.-Y. Tang, B. K. Hözlel, and M. I. Posner, “The Neuroscience of Mindfulness Meditation,” *Nature Reviews Neuroscience* 16(4) (2015): 213-25; A. Brewer and K. Garrison, “The Posterior Cingulate Cortex as a Plausible Mechanistic Target of Meditation: Findings from Neuroimaging,” *Annals of the New York Academy of Sciences* 1308(1) (2014): 19-27.

37 以下も参照。D. C. Johnson et al., “Modifying Resilience Mechanisms in At-Risk Individuals: A Controlled Study of Mindfulness Training in Marines Preparing for Deployment,” *American Journal of Psychiatry* 171(8) (2014): 844-53; E. A. Stanley et al., “Mindfulness-Based Mind Fitness Training: A Case Study of a High Stress Pre-deployment Military Cohort,” *Cognitive and Behavioral Practice* 18(4) (2011): 566-76; E. A. Stanley, “Mindfulness-Based Mind Fitness Training (MMFT): An Approach for Enhancing Performance and Building Resilience in High Stress Contexts,” in *The Wiley Blackwell Handbook of Mindfulness*, eds. A. Ie, C. T. Ngnoumen, and E. J. Langer, “Hoboken, NJ: Wiley, 2014), 964-85; A. P. Jha et al., “Examining the Protective Effects of Mindfulness Training on Working Memory Capacity and Affective Experience,” *Emotion* 10(1) (2010): 54-64; A. P. Jha et al., “Minds ‘at Attention’: Mindfulness Training Curbs Attentional Lapses in Military Cohorts,” *PLoS ONE* 10(2) (2015): e0116889.

第11章　マインドフルになる

1 E. A. Maguire, K. Woollett, and H. J. Spiers, “London Taxi Drivers and Bus Drivers: A Structural MRI and Neuropsychological Analysis,” *Hippocampus* 16(12) (2006): 1091-101.

2 K. Woollett and E. A. Maguire, “Acquiring ‘the Knowledge’ of London’s Layout Drives Structural Brain Changes,” *Current Biology* 21(24) (2011): 2109-14.

3 この有名な脳科学の仮説は、スタンフォード大学のカーラ・シャッツの論文から引用したが（C. J. Shatz, “The Developing Brain,” *Scientific American* 267(3) (1992): 60-67）、ドナルド・ヘッブが 1949 年に提唱した学習理論に基づくものである。以下も参照。D. Hebb, *The Organization of Behavior* (New York: Wiley, 1949). “互いにつながる”ことがスキルや思考習慣の獲得の助けになる場合は良いが、“一緒に発火する”ことで望ましくない反芻思考・執着・強迫・不安・抑うつなどが強化されてしまうのは問題である。

4 K. A. Ericsson, “Expert-Performance Perspective of Research on Medical Expertise: The Study of Clinical Performance,” *Medical Education* 41(12) (2007): 1124-30. ここからの数段落でなされる議論の多くが要約された文献として、以下を参照。A. S. O. Leung, C. A. Moulton, and R. M. Epstein, “The Competent Mind: Beyond Cognition,” in *The Question of Competence: Reconsidering Medical Education in the Twenty-First Century*, eds. B. D. Hodges and L. Lingard (Ithaca and London: Cornell University Press, 2012), chap. 7, 155-76.

5 G. L. Engel, “What If Music Students Were Taught to Play Their Instruments as Medical Students Are Taught to Interview?,” *Pharos of Alpha Omega Alpha Honor Medical Society* (1982): 4512-13.

6 H. L. Dreyfus, *On the Internet (Thinking in Action)* (New York: Routledge, 2001)

7 以下も参照。A. S. O. Leung, C. A. Moulton, and R. M. Epstein, “The Competent Mind: Beyond Cognition,” in *The Question of Competence: Reconsidering Medical Education in the Twenty-First Century*, eds. B. D. Hodges and L. Lingard (Ithaca and London: Cornell University Press, 2012), chap. 7, 155-76.

8 適応的熟達化についての議論は、以下を参照。G. Hatano and K. Inagaki, “Child Development and Education in Japan,” in *Two Courses of Expertise*, eds. H. Stevenson, H. Azuma, and K. Hakuta (New York: Freeman, 1986), 262-72. 背景などを含めたより深い議論は、以下を参照。S. Weiner and A. Schwartz, “Contextual Errors in Medical Decision Making: Overlooked and Undrestudied,” *Academic Medicine: Journal of the Association of American Medical Colleges* 95(5) (2016): 657-62.［訳注：適応的熟達化とは、予期せぬ状況に対して、自ら考え知識を柔軟に活用できるよう

23 S. M. Southwick and D. S. Charney, *Resilience: The Science of Mastering Life's Greatest Challenges* (Cambridge: Cambridge University Press, 2012).［訳注：2018 年に第 2 版が刊行されている］

24 S. J. Russo et al., "Neurobiology of Resilience," *Nature Neuroscience* 15(11)(2012): 1475-84.

25 自己決定理論（ロチェスター大学で開発された心理学モデル）によれば、自律意識（管理されているという意識ではなく）、自分には能力があり目標を達成するスキルがあるという感覚、他者との強く思いやりのある関係がレジリエンスに相関するとされた。以下を参照。E. L. Deci and R. M. Ryan, *Intrinsic Motivation and Self-Determination in Human Behavior* (New York: Plenum Press, 1985).

26 D. Cicchetti and F. A. Rogosch, "Gene×Environment Interaction and Resilience: Effects of Child Maltreatment and Serotonin, Corticotropin Releasing Hormone, Dopamine, and Oxycontin Genes," *Development and Psychopathology* 24(02) (2012): 411-27; A Feder, E. J. Nestler, and D. S. Charney, "Psychobiology and Molecular Genetics of Resilience," *Nature Reviews Neuroscience* 10(6) (2009): 446-57; S. J. Russo et al., "Neurobiology of Resilience," *Nature Neuroscience* 15(11) (2012): 1475-84.

27 D. C. Johnson et al., "Modifying Resilience Mechanisms in At-Risk Individuals: A Controlled Study of Mindfulness Training in Marines Preparing for Deployment," *American Journal of Psychiatry* 171(8) (2014): 844-53; G. Wu et al., "Understanding Resilience," *Frontiers in Behavioral Neuroscience* 7(10) (2013); S. J. Russo et al., "Neurobiology of Resilience," *Nature Neuroscience* 15(11) (2012): 1475-84.

28 K. Olson K. J. Kemper, and J. D. Mahan, "What Factors Promote Resilience and Protect against Burnout in First-Year Pediatric and Medicine-Pediatric Residents?," *Journal of Evidence-Based Complementary and Alternative Medicine* 20(3) (2015): 192-98; K. J. Kemper and M. Khirallah, "Acute Effects of Online Mind-Body Skills Training on Resilience, Mindfulness, and Empathy," *Journal of Evidence-Based Complementary and Alternative Medicine* 20(4) (2015): 247-53; J. T. Thomas, "Intrapsychic Predictors of Professional Quality of Life: Mindfulness, Empathy, and Emotional Separation" (Lexington: University of Kentucky, 2011); D. C. Johnson et al., "Modifying Resilience Mechanisms in At-Risk Individuals: A Controlled Study of Mindfulness Training in Marines Preparing for Deployment," *American Journal of Psychiatry* 171(8) (2014): 844-53.

29 H. B. Beckman et al., "The Impact of a Program in Mindful Communication on Primary Care Physicians," *Academic Medicine* 87(6) (2012): 1-5; M. S. Krasner et al., "Associations of an Educational Program in Mindful Communication with Burnout, Empathy, and Attitudes among Primary Care Physicians," *JAMA* 302(12) (2009): 1284-93. ビッグ・ファイブ人格因子とは、神経症傾向のなさ・外向性・経験に対するオープンさ・調和性・良心的さのこと。意識を向けることは良心的さの一面であり、精神的安定性は神経症傾向のなさの一面である。

30 A. Capsi and B. W. Roberts, "Personality Development across the Life Course: The Argument for Change and Continuity," *Psychological Inquiry* 12(2) (2001): 49-66.

31 その逆（仕事中にのみやりがいを感じ、家庭生活をつまらないものとみなす仕事中毒な人々）も、人生から得られるはずの豊かさを同じくらい奪われている。

32 以下の URL も参照。https://marclesser.net/work-life-balance/. マーク・レッサーについては第 9 章でも述べた。マークは禅師で、フォーチュン 500 企業のためのマインドフルネス・プログラムを運営している。

33 K. W. Brown and R. M. Ryan, "The Benefits of Being Present: Mindfulness and Its Role in Psychological Well-Being," *Journal of Personality and Social Psychology* 84(4) (2003): 822-48; N. Weinstein and R. M. Ryan, "When Helping Helps: Autonomous Motivation for Prosocial Behavior and Its Influence on Well-Being for the Helper and Recipient," *Journal of Personality and Social Psychology* 98(2) (2010): 222-44.

34 T. D. Shanafelt et al., "Career Fit and Burnout among Academic Faculty," *Archives of Internal Medicine* 169(10) (2009): 990-95.

35 マスラックの燃え尽きスケールが掲載された文献として、以下を参照。C. Maslach, S. Jackson, and M. Leiter, "Maslach Burnout Inventory: Third Edition," in *Evaluating Stress: A Book of Resources*, eds. C. P. Zalaquett and R. J. Wood (Lanham, MD: Scarecrow Press, 1988), 191-218; C. Maslach, W. B. Schaufeli, and M. P. Leiter, "Job Burnout," *Annual Review of Psychology* (2001): 52397-422.

36 こうした脳部位の働きと相互作用についての私たちの理解はいまだに初歩的で、こうした部位の活性化が特定の精神状態の原因なのか結果なのか、といった疑問の解明はかなり先の話

32(3) (2007): 203-12; E. S. Williams et al., "Understanding Physicians' Intentions to Withdraw from Practice: The Role of Job Satisfaction, Job Stress, Mental and Physical Health," *Health Care Management Review* 26(1) (2001): 7-19.

7 T. Kushnir et al., "Is Burnout Associated with Referral Rates among Primary Care Physicians in Community Clinics?," *Family Practice* 31(1) (2014): 44-50; K. H. Bachman and D. K. Freeborn, "HMO Physicians' Use of Referrals," *Social Science & Medicine* 48(4) (1999): 547-57; B. E. Sirovich, S. Woloshin, and L. M. Schwartz, "Too Little? Too Much? Primary Care Physicians' Views on US Health Care: A Brief Report," *Archives of Internal Medicine* 171(17) (2011): 1582-85.

8 以下を参照。J. S. Haas et al., "Is the Professional Satisfaction of General Internists Associated with Patient Satisfaction?" *Journal of General Internal Medicine* 15(2) (2000): 122-28.

9 彼らのほとんどは、プライマリ・ケアではない診療を継続する。多くはアージェント・ケアや入院診療を選ぶ。中には、運営の役職につく者もいる。［訳注：アージェント・ケアは救急外来に行くほどではない予約外の飛び込み患者を受けるところ。扱うのは少数の比較的軽症な問題で、1 度の診察が終わった後はその患者を継続的に担当するわけではないので、医師の負担は軽いとも言える］

10 R. L. Lichtenstein, "Review Article: The Job Satisfaction and Retention of Physicians in Organized Settings: A Literature Review," *Medical Care Research and Review* 41(3) (1984): 139-79; J. E. Berger and R. L. Boyle Jr., "How to Avoid the High Costs of Physician Turnover," *Medical Group Management Journal* 39(6) (1991): 80-82; S. B. Buchbinder et al., "Estimates of Costs of Primary Care Physician Turnover," *American Journal of Managed Care* 5(11) (1999): 1431-38; J. D. Waldman et al., "The Shocking Cost of Turnover in Health Care," *Health Care Management Review* 29(1) (2004): 2-7.

11 R. G. Hill Jr., L. M. Sears, and S. W. Melanson, "4000 Clicks: A Productivity Analysis of Electronic Medical Records in a Community Hospital ED," *American Journal of Emergency Medicine* 31(11) (2013): 1591-94; S. Babbott et al., "Electronic Medical Records and Physician Stress in Primary Care: Results from the Memo Study," *Journal of the American Medical Informatics Association* 21(e1) (2014): e100-e106

12 C. Maslach, "Job Burnout," *Current Opinion in Psychological Science* 12(5) (2003): 189-92.

13 A. Spickard Jr., S. G. Gabbe, and J. F. Christensen, "Mid-Career Burnout in Generalist and Specialist Physicians," *JAMA* 288(12) (2002): 1447-50.

14 L. N. Dyrbye et al., "Burnout and Suicidal Ideation among US Medical Students," *Annals of Internal Medicine* 149(5) (2008): 334-41.

15 L. Y. Abramson, M. E. Seligman, and J. D. Teasdale, "Learned Helplessness in Humans: Critique and Reformulation," *Journal of Abnormal Psychology* 87(1) (1978): 49-74.

16 医師たちの心理的な脆弱さについての議論については、以下を参照。A. Nedrow, N. A. Steckler, and J. Hardman, "Physician Resilience and Burnout: Can You Make the Switch?," *Family Practice Management* 20(1) (2013): 25-30; G. E. Vaillant, N. C. Sobowale, and C. McArthur, "Some Psychologic Vulnerabilities of Physicians," *New England Journal of Medicine* 287(1972): 372-75.

17 医師を過剰な検査に駆り立てる要因は、医療訴訟への恐れだけではない。この行動は、医療過誤の訴訟率が少ない国々の医師にもよく見られる。以下を参照。G. O. Gabbard, "The Role of Compulsiveness in the Normal Physician," *JAMA* 254(20) (1985): 2926-29.

18 以下を参照。J. Legassie, E. M. Zibrowski, and M. A. Goldszmidt, "Measuring Resident Well-Being:Impostorism and Burnout Syndrome in Residency," *Journal of General Internal Medicine* 23(7) (2008): 1090-94; P. R. Clance, *The Impostor Phenomenon: When Success Makes You Feel Like a Fake* (New York: Bantam Books, 1986).［『インポスター現象』（小此木啓吾・大野裕訳、1988 年、筑摩書房）］

19 さらなる議論は、以下を参照。A. D. Mancini and G. A. Bonanno, "Predictors and Parameters of Resilience to Loss: Toward an Individual Differences Model," *Journal of Personality* 77(6) (2009): 1805-32.

20 J. Halifax, "A Heuristic Model of Enactive Compassion," *Current Opinion in Supportive and Palliative Care* 6(2) (2012): 228-35.

21 "A Piece of Mind" 欄（*JAMA*）、"On Being a Doctor" 欄（*Annals of Internal Medicine*）も参照。

22 N. N. Taleb, *Antifragile: Things That Gain from Disorder* (New York: Random House,2014).［『反脆弱性：不確実な世界を生き延びる唯一の考え方（上・下）』（望月衛・千葉敏生訳、2017 年、ダイヤモンド社）］

"Why Are a Quarter of Faculty Considering Leaving Academic Medicine? Study of Their Perceptions of Institutional Culture and Intentions to Leave at 26 Representative US Medical Schools," *Academic Medicine* 87(7) (2012): 859-69; C. H. Rushton, A. W. Kaszniak, and J. S. Halifax, "Addressing Moral Distress: Application of a Framework to Palliative Care Practice," *Journal of Palliative Medicine* 16(9) (2013): 1080-88; C. H. Rushton, A. W. Kaszniak, and J. S. Halifax, "A Framework for Understanding Moral Distress among Palliative Care Clinicians," *Journal of Palliative Medicine* 16(9) (2013): 1074-79; C. Varcoe et al., "Nurses' Perceptions of and Responses to Morally Distressing Situations," *Nursing Ethics* 19(4) (2012): 488-500.

4 燃え尽きは、臨床・運営の責任が増えるとともに人生のさまざまな側面が複雑になってゆくキャリアの中堅にかけて悪化する。男性よりも女性のほうが燃え尽きが多いとする調査結果もあるが、彼女たちの複雑な社会的な役割と責任を考えればそれも理解できる（と同時に、女性のほうがレジリエンスがあるという調査結果もある）。以下を参照。T. D. Shanafelt et al., "Changes in Burnout and Satisfaction with Work-Life Balance in Physicians and the General US Working Population between 2011 and 2014," *Mayo Clinic Proceedings* 90(12) (2015): 1600-13. 医師の燃え尽きに関する 2016 年の統計（全体、診療科別）は、以下を参照。http://www.medscape.com/features/slideshow/lifestyle/2016/public/overview#page=1. また、以下も参照。M. W. C. Friedberg, PG, K. R. VanBusum, F. M. Aunon, C. Pham, J. P. Caloyeras, S. Mattke, E. Pitchforth, D. D. Quigley, and R. H. Brook, "Factors Affecting Physician Professional Satisfaction and Their Implications for Patient Care, Health Systems, and Health Policy," 2013, http://www.rand.org/content/dam/rand/pubs/research_reports/RR400/RR439/RAND_RR439.pdf; "Physician Wellness Services and Cejka Search: 2011 Physician Stress and Burnout Survey," 2011, http://www.cejkasearch.com/wp-content/uploads/physician-stress-burnout-survey.pdf; Physician Foundation, "A Survey of America's Physicians: Practice Patterns and Perspectives, an Examination of the Professional Morale, Practice Patterns, Career Plans, and Healthcare Perspectives of Today's Physicians, Aggregated by Age, Gender, Primary Care/Specialists, and Practice Owners/Employees," 2012, http://www.physiciansfoundation.org/uploads/default/Physician_Foundation_2012_Biennial_Survey.pdf. アトランティック誌は 2014 年 11 月号の記事で、医師の燃え尽きがもたらす壊滅的な結末を報告した書籍を 5 冊引用している。以下も参照。M. O'Rourke, "Doctors Tell All—and It's Bad," *Atlantic*, November 2014, http://theatlantic.com/magazine/archive/2014/11/doctors-tell-all-and-its-bad/380785/; D. Ofri, "The Epidemic of Disillusioned Doctors," *Time*, published electronically July 2, 2013, http://ideas.time.com/2013/07/02/the-epidemic-of-disillusioned-doctors.

5 M. D. McHugh et al., "Nurses' Widespread Job Dissatisfaction, Burnout, and Frustration with Health Benefits Signal Problems for Patient Care," *Health Affairs* 30(2) (2011): 202-10; C. A. J. Dixon et al., "Abusive Behaviour Experienced by Primary Care Receptionists: A Cross-Sectional Survey," *Family Practice* 21(2) (2004): 137-39.

6 医師の燃え尽きについての研究成果は、ほとんどがミネソタ州のメイヨー・クリニックとフィジシャン・ワークライフ・スタディによるが、ほかのグループからもいくつかの重要な研究成果が出ている。以下も参照。L. N. Dyrbye et al., "Relationship between Burnout and Professional Conduct and Attitudes among US Medical Students," *JAMA* 304(11) (2010): 1173-80; L. N. Dyrbye et al., "Burnout and Suicidal Ideation among US Medical Students," *Annals of Internal Medicine* 149(5) (2008): 334-41; L. N. Dyrbye et al., "Physician Satisfaction and Burnout at Different Career Stages," *Mayo Clinic Proceedings* 88(12) (2013): 1358-67; A. M. Fahrenkopf et al., "Rates of Medication Errors among Depressed and Burnt Out Residents: Prospective Cohort Study," *BMJ* 1(7642) (2008): 488-91; S. Gabel, "Demoralization: A Precursor to Physician Burnout?," *American Family Physician* 86(9) (2012): 861-62; L. N. Dyrbye et al., "Burnout among US Medical Students, Residents, and Early Career Physicians Relative to the General US Population," *Academic Medicine* 89(3) (2014): 443-51; T. D. Shanafelt et al., "Career Fit and Burnout among Academic Faculty," *Archives of Internal Medicine* 169(10) (2009): 990-95; C. P. West et al., "Association of Resident Fatigue and Distress with Perceived Medical Errors," *JAMA* 302(12) (2009): 1294-300; M. Linzer et al., "Predicting and Preventing Physician Burnout: Results from the United States and the Netherlands," *American Journal of Medicine* 111(2) (2001): 170-75; J. E. McMurray et al., "The Work Lives of Women Physicians: Results from the Physician Work Life Study. The SGIM Career Satisfaction Study Group," *Journal of General Internal Medicine* 15(6) (2000): 372-80; E. Williams et al., "The Relationship of Organizational Culture, Stress, Satisfaction, and Burnout with Physician-Reported Error and Suboptimal Patient Care: Results from the Memo Study," *Health Care Management Review*

16 R. A. Rodenbach et al., Relationships between Personal Attitudes about Death and Communication with Terminally Ill Patients: How Oncology Clinicians Grapple with Mortality," *Patient Education & Counseling* 99(3) (2015): 356-63.

17 L. Granek et al., "What Do Oncologists Want?," *Supportive Care in Cancer* 20(10) (2012): 2627-32.

18 M. Shayne and T. E. Quill, "Oncologists Responding to Grief," *Archives of Internal Medicine* 172(12) (2012): 966-67.

19 C. K. Germer, *The Mindful Path to Self-Compassion: Freeing Yourself from Destructive Thoughts and Emotions* (New York: Guilford Press, 2009); K. D. Neff and C. K. Germer, "A Pilot Study and Randomized Controlled Trial of the Mindful Self-Compassion Program," *Journal of Clinical Psychology* 69(1) (2013): 28-44. ［訳注：マインドフルネス・セルフ・コンパッション・プログラムは日本でも受講可能。詳しくは https://www.mscjapan.org/ を参照］

20 K. D. Neff, Y.-P. Hsieh, and K. Dejitterat, "Self-Compassion, Achievement Goals, and Coping with Academic Failure," *Self and Identity* 4(3) (2005): 263-87; K. D. Neff and C. K. Germer, "A Pilot Study and Randomized Controlled Trial of the Mindful Self-Compassion Program," *Journal of Clinical Psychology* 69(1) (2013): 28-44; M. R. Leary et al., "Self-Compassion and Reactions to Unpleasant Self-Relevant Events: The Implications of Treating Oneself Kindly," *Journal of Personality and Social Psychology* 92(5) (2007): 887.

21 M. Lesser, *Know Yourself, Forget Yourself: Five Truths to Transform Your Work, Relationship, and Everyday Life* (Novato, CA: New World Library, 2013).

22 S. D. Scott et al., "The Natural History of Recovery for the Healthcare Provider 'Second Victim' after Adverse Patient Events," *Quality and Safety in Health Care* 18(5) (2009): 325-30.

23 以下を参照。https://www.brighamandwomens.org/about-bwh/omcoss/peer-support-program.

24 サンフランシスコ公衆衛生局は、トラウマ・インフォームド・システム（TIS）を開発した。このシステムは組織の機能改善、レジリエンス増大、一人ひとりの仕事満足度向上を目的としている。具体的な取り組みには、トラウマ関連の用語と知識の共通理解を築くための9,000人の公衆衛生局全職員を対象にした参加必須の基礎的なトレーニング、チャンピオン・ラーニング・コミュニティ（CLC）、研修講師養成（train-the-trainer）プログラム、TISを全職員を対象にした先駆的施策と協調させようとする取り組み、TISの基本理念を日常業務に組み入れ、計画や施策レベルでのシステム改革を促進させるための、リーダーによる率先した参加と他職員への働き掛けなどが含まれる。［訳注：TISはトラウマについての一般的理解・及ぼす影響・基本的対応・予防方法などを周知させる取り組み。CLCは生涯教育を促進する自助組織である、コミュニティ・ラーニング・チャンピオンのことと思われる］

第10章　癒し手を癒す

1 *JAMA* 189(1964): 97に引用されたもの。［訳注：実際の論文はJC Duffy, EM Litin, "Psychiatric Morbidity of Physicians," *JAMA* 189(13) (1964):989-92. この言葉は、以後も多数の（多くは医師の燃え尽きに関わる）論文で引用されている］

2 数ある例の中から1つだけ挙げる。プライマリ・ケアでの糖尿病患者の診療は、ヘモグロビンA1c（糖尿病の長期管理指標）の頻回な検査をもとに評価されるのが通例である。実際に、検査結果（正常か、高値か、著明高値か）を質の評価基準にしているクリニックもある。しかし、頻回の検査によって確実に糖尿病コントロールの予測ができるわけではなく、65歳以上で2型糖尿病を持つ人々の多くにとって、A1c値が7以下（適正とみなされる）であるか、8近い（不適切な診療とみなされる）かどうかは長期のアウトカムにほとんど影響しないし、低血糖のリスクがある場合には高い値のほうが望ましいこともある。血糖コントロールに影響する要因は処方箋のほかにもたくさんあるが、たいていは保険支払いの対象外である（例えば、運動プログラム、栄養相談、社会的サポートなど）。一方、医師の共感の質は糖尿病を持つ人々の血糖コントロールに強く影響するが、評価や保険支払いの対象にはならない。以下も参照。M. Hojat et al., "Physicians' Empathy and Clinical Outcomes for Diabetic Patients," *Academic Medicine* 86(3) (2011): 359-64.

3 道徳的苦悩（正しいとわかっていることができない、または価値観に反することをさせられる状況）は、患者に必要な鎮痛薬を与えるなと指示されるといった露骨なこともあれば、もっと陰湿なこともある。以下も参照。A. Catlin et al., "Conscientious Objection: A Potential Neonatal Nursing Response to Care Orders That Cause Suffering at the End of Life? Study of a Concept," *Neonatal Network—Journal of Neonatal Nursing* 27(2) (2008): 101-108; L. H. Pololi et al.,

29 さらに知りたい方は、以下も参照。H. G. Engen and T. Singer, "Compassion-Based Emotion Regulation Up-Regulates Experienced Positive Affect and Associated Neural Networks," *Social Cognitive and Affective Neuroscience* 10(9) (2015): 1291-301.

30 H. Y. Weng et al., "Compassion Training Alters Altruism and Neural Responses to Suffering," *Psychological Science* 24(7) (2013): 1171-80.

第9章　悪いことが起きたとき

1 L. T. Kohn, J. M. Morrigan, and M. S. Donaldson, *To Err Is Human: Building a Safer Health System* (Washington, DC: National Academy Press).［『人は誰でも間違える：より安全な医療システムを目指して』（医学ジャーナリスト協会訳、2000年、日本評論社）］［訳注："To Err Is Human"は慣用句で、18世紀の英国詩人アレクサンダー・ポープの *An Essay on Criticism* にある、"To err is human; to forgive, divine."（過ちを犯すのは人間の定め、それをゆるすのは神である）に由来する］

2 T. H. Gallagher et al., "Patients' and Physicians' Attitudes regarding the Disclosure of Medical Errors," *JAMA* 289(8) (2003): 1001-7.

3 L. T. Kohn, J. M. Morrigan, and M. S. Donaldson, *To Err Is Human: Building a Safer Health System* (Washington, DC: National Academy Press).

4 本章で取り上げた過誤の例は、誰のせいと一概には言えないものばかりである。今回は意図的にそうした例を取り上げた。どうしようもない至らなさや粗相による悲劇的な過誤（間違った側の足の切断や、致死量の薬の投与など）はまれであり、訴訟になると司法システムの冷酷な力が働き、マインドフルな態度でバランスとつながりを取り戻そうとすることはまず不可能となる。しかし、実際には、悪い結果によって患者と医療者にもたらされる苦しみの大部分は、わずかな不注意・不運な偶然・意図の伝わり間違い・チームやシステムの機能不全に起因するものである。

5 H. B. Beckman et al., "The Doctor-Patient Relationship and Malpractice: Lessons from Plaintiff Depositions," *Archives of Internal Medicine* 154(12) (1994): 1365-70.

6 B. Ho and E. Liu, "Does Sorry Work? The Impact of Apology Laws on Medical Malpractice," *Journal of Risk and Uncertainty* 43(2) (2011): 141-67.

7 N. M. Saitta and S. D. Hodge, "Is It Unrealistic to Expect a Doctor to Apologize for and Unforeseen Medical Complication?—a Primer on Apologies Laws," *Pennsylvania Bar Association Quarterly* (2011): 93-110.

8 N. M. Saitta and S. Hodge, "Physician Apologies," *Practical Lawyer,* December 2011, 35-43; N. Saitta and S. D. Hodge, "Efficacy of a Physician's Words of Empathy: An Overview of State Apology Laws," *Journal of the American Osteopathic Association* 112(5) (2012): 302-306.

9 A. D. Waterman et al., "The Emotional Impact of Medical Errors on Practicing Physicians in the United States and Canada," *Joint Commission Journal on Quality and Patient Safety* 33(8) (2007): 467-76.

10 A. W. Wu, "Medical Error: The Second Victim. The Doctor Who Makes the Mistake Needs Help Too," *Western Journal of Medicine* 172(6) (2000): 358.

11 M. P. Siegler, "A Piece of My Mind. What I learned about Adverse Events from Captain Sully: It's Not What You Think," *JAMA* 313(4) (2015): 361-62.

12 S. K. Howard et al., "Anesthesia Crisis Resource Management Training: Teaching Anesthesiologists to Handle Critical Incidents," *Aviation, Space, and Environmental Medicine* 63(9) (1992): 763-70.

13 C. P. West et al., "Association of Perceived Medical Errors with Resident Distress and Empathy: A Prospective Longitudinal Study," *JAMA* 296(9) (2006): 1071-78.

14 カラン医師がプログラムについての示唆に富んだ論文で報告している例には、薬液を2つのシリンジに引いた後にどちらのシリンジにどちらの薬が入っているか印を付け忘れた研修医、生理食塩水だと思って強力な精神刺激薬をシリンジまるまる1本分投与した研修医、手術室の血圧測定カフに付いていた、おそらく別の患者の血液であろう"疑わしい"染みに気づいた研修医、などがある。以下も参照。S. B. Karan, J. S. Berger, and M. Wajda, "Confession of Physicians : What Systemic Reporting Does Not Uncover," *Journal of Graduate Medical Education* 7(4) (2015): 528-30.

15 L. Granek, "When Doctors Grieve," *New York Times*, May 27, 2012; L. Granek et al., "Nature and Impact of Grief over Patient Loss on Oncologists' Personal and Professional Lives," *Archives of Internal Medicine* 171(12) (2012): 964-66.

11 H. Fukushima, Y. Terasawa, and S. Umeda, "Association between Interoception and Empathy: Evidence from Heartbeat-Evoked Brain Potential," *International Journal of Psychophysiology* 79(2) (2011): 259-65; T. Singer, H. D. Critchley, and K. Preuschoff, "A Common Role of Insula in Feelings, Empathy and Uncertainty," *Trends in Cognitive Sciences* 13(8) (2009): 334-40.

12 C. Lamm, C. D. Batson, and J. Decety, "The Neural Substrate of Human Empathy: Effects of Perspective-Taking and Cognitive Appraisal," *Journal of Cognitive Neuroscience* 19(1) (2007): 42-58.

13 H. De Jaegher and E. Di. Paolo. "Participatory Sense-Making: An Enactive Approach to Social Cognition," *Phenomenology and the Cognitive Sciences* 6(4) (2007): 483-507.

14 医師の自己開示がうまく行かなかった様子を詳しく述べた例として、以下を参照。S. H. McDaniel et al., " 'Enough about Me, Let's Get Back to You': Physician Self-Disclosure during Primary Care Encounters," *Annals of Internal Medicine* 149(11) (2008): 835-37.

15 腹側線条体と内側眼窩前頭皮質をつなぐこれらの経路についてわかりやすくまとめたものに、以下がある。O. M. Klimecki et al., "Differential Pattern of Functional Brain Plasticity after Compassion and Empathy Training," *Social Cognitive and Affective Neuroscience* 9(6) (2014): 873-79.

16 以下も参照。M. Hojat et al., "The Devil Is in the Third Year: A Longitudinal Study of Erosion of Empathy in Medical School," *Academic Medicine* 84(9) (2009): 1182-91.

17 C. D. Batson, "These Things Called Empathy: Eight Related but Distinct Phenomena," in *The Social Neuroscience of Empathy*, eds. J. Decety and W. Ickes (Denver, CO: Bradford, 2009), chap. 1, 13-15; C. Lamm, C. D. Batson, J Decety, "The Neural Substrate of Human Empathy: Effects of perspective-taking and cognitive appraisal," *Journal of Cognitive Neuroscience* 19(1):, 42-58; N. Eisenberg and N. D. Eggum, "Empathic Responding: Sympathy and Personal Distress," in *Social Neuroscience of Empathy*, eds. Decety and Ickes, chap. 6, 71-83. [1つ目の論文は、『共感の社会神経科学』第1章（岡田顕宏訳、2016年、勁草書房）、3つ目の論文は同書第6章]

18 医療者が自己開示をより効果的に用いるにはどうすればよいかについては、以下を参照。S. H. McDaniel et al., " 'Enough about Me, Let's Get Back to You': Physician Self-Disclosure during Primary Care Encounters," *Annals of Internal Medicine* 149(11) (2008): 835-37.

19 J. Halpern, "What Is Clinical Empathy?," *Journal of General Internal Medicine* 18(8) (2003): 670-74.

20 M. K. Kearney et al., "Self-Care of Physicians Caring for Patients at the End of Life: 'Being Connected ... a Key to My Survival,' " *JAMA* 301(11) (2009): 1155-64.

21 J. Decety and C. Lamm, "Empathy versus Personal Distress: Recent Evidence from Social Neuroscience," in *Social Neuroscience of Empathy*, eds. Decety and Ickes, chap. 15, 199-213. [『共感の社会神経科学』第15章（岡田顕宏訳、2016年、勁草書房）]。

22 S. Salzberg, *Lovingkindness: The Revolutionary Art of Happiness* (Boston: Shambhala, 1997).

23 島皮質前方部や中帯状皮質前方部といった部位。

24 ドーパミン・オピオイド・オキシトシン中枢。

25 F. de Vignemont and T. Singer, "The Empathic Brain: How, When, and Why?," *Trends in Cognitive Sciences* 10(10) (2006): 435-41.

26 S. Salzberg, *Lovingkindness: The Revolutionary Art of Happiness* (Boston: Shambhala, 1997).

27 Aristotle, *The Nicomachean Ethics*, trans. David Ross, revised with an introduction and notes by Lesley Brown (New York: Oxford University Press, 2009); T. J. Oord, *Defining Love: A Philosophical, Scientific, and Theological Engagement* (Grand Rapids, MI: Brazos Press, 2010). [前者は『ニコマコス倫理学』（渡辺邦夫、立花幸司訳、上巻2015・下巻2016年、光文社）など邦訳多数]

28 この点にとりわけ関連するのは、ドイツ・ライプチヒにあるマックス・プランク研究所の心理学者タニア・シンガーによる研究である。シンガーは、9か月プログラムへの参加に同意した瞑想未経験者たちに行った実験の結果を報告した。最初の3か月間、彼らは注意集中トレーニングを、自宅（一人で）とグループで行った。次の3か月間は、二項関係の注意に関するトレーニングの一種（対面または電話で決まった構造の対話をしながら相手のことを注意深く聴き取るトレーニング）を行った。最後の3か月は、伝統的な思いやりの訓練に参加した。シンガーらの研究チームは、1つひとつの静観的な行が、それぞれ異なるスキルの習得に役立つことを発見した。注意集中トレーニングは、脳内の注意ネットワークを強化し、散漫性を減少させた。思いやりの訓練は、他者への気遣いや心配、他者の苦しみを和らげたいといった、社会性のある態度により効果があった。シンガーの研究は職業も地位もさまざまな一般の人々が対象だが、医療関係者にも当てはまることは想像に難くない。以下も参照。T. Singer and M. Bolz, *Compassion: Bridging Practice and Science* (Munich, Germany: Max Plank Society, 2013).

12 トニーは、VitalTalk という新規ベンチャーの創設者でもある。同社は医師たちに、非常に難しい状況での患者とのコミュニケーション向上に役立つトレーニングを提供している。
13 A. L. Back et al., " 'Why Are We Doing This?': Clinician Helplessness in the Face of Suffering," *Journal of Palliative Medicine* 18(1) (2015): 26-30.
14 S. E. Thorne et al., " 'Being Known': Patients' Perspectives of the Dynamics of Human Connection in Cancer Care," *Psycho-Oncology* 14(10) (2005): 887-98.
15 以下に、ヘンリー・ジェイムズの引用句が言及されている。R. Charon, *Narrative Medicine: Honoring the Stories of Illness* (London: Oxford University Press, 2006).［訳注：ヘンリー・ジェイムズの引用句は、1902 年の小説『鳩の翼』（青木次生訳、1997 年、講談社）5 巻 3 章に見られ、そこでは「中空の配慮の盃」と訳されている。*Narrative Medicine* の邦訳は『ナラティブ・メディスン：物語能力が医療を変える』（斉藤清二・岸本寛史・宮田靖志・山本和利訳、2011 年、医学書院）］
16 J. Coulehan, "Compassionate Solidarity: Suffering, Poetry, and Medicine," *Perspectives in Biology and Medicine* 52(4) (2009): 585-603.
17 M. L. Johansen et al., " 'I Deal with the Small Things': The Doctor-Patient Relationship and Professional Identity in GPs' Stories of Cancer Care," *Health* 16(6) (2012): 569-84.
18 A. L. Back et al., "Compassionate Silence in the Patient-Clinician Encounter: A Contemplative Approach," *Journal of Palliative Medicine* 12(12) (2009): 1113-17.
19 A. M. Kleinman, *The Illness Narratives: Suffering, Healing, and the Human Condition* (New York: Basic Books, 1988).
20 キューブラー＝ロスが提唱した死にゆく患者が経験する 5 段階（否認・怒り・取引・抑うつ・受容）は以下に述べられている。E. Kübler-Ross, S. Wessler, and L. V. Avioli, "On Death and Dying," *JAMA* 221(1972): 174-79.
21 "Do Not Go Gentle into the Night," in *The Poems of Dylan Thomas* (New York: New Directions, 1938) より引用［『ディラン・トマス全詩集』（松田幸雄訳、青土社、2005 年）など］。
22 L. M. Candib, "Working with Suffering," *Patient Education & Counseling* 48(1) (2002): 43-50.

第 8 章　思いやりの心が揺らぐとき

1 G. L. Engel, "The Need for a New Medical Model: A Challenge for Biomedicine," *Science* 196(4286) (1977): 129-36.
2 G. L. Engel, "From Biomedical to Biopsychosocial: Being Scientific in the Human Domain," *Psychosomatics* 38(6) (1997): 521-28.
3 D. L. Berry et al., "Clinicians Communicating with Patients Experiencing Cancer Pain," *Cancer Investigation* 21(3) (2003): 374-81.
4 G. E. Pence, "Can Compassion Be Taught?," *Journal of Medical Ethics* 9(4) (1983): 189-91.
5 B. A. Lown, J. Rosen, and J. Marttila, "An Agenda for Improving Compassionate Care: A Survey Shows About Half of Patients Say Such Care Is Missing," *Health Affairs* 30(9) (2011): 1772-78.
6 ミルグラム実験は 1960 年代初頭、ナチス戦犯アドルフ・アイヒマンの裁判直後、ほとんどの市民は倫理的妥協に弱いということを証明する意図で行われた。下記を参照。S. Milgram, "Behavioral Study of Obedience," *Journal of Abnormal Psychology* (1963): 67371-78.
7 一部の実験参加者が長期間にわたって心理的な傷を受けたかどうか、研究プロトコルが当時の倫理規範に違反していたかどうかには、議論の余地もある。しかし、この研究がきっかけとなり、すべての行動科学研究においてインフォームド・コンセントの規則が厳格化し、倫理審査が整備された。
8 J. M. Darley and C. D. Batson, " 'From Jerusalem to Jericho': A Study of Situation and Dispositional Variables in Helping Behavior," *Journal of Personality and Social Psychology* 27(1) (1973): 100-108.
9 最近の例として、以下を参照。A. Schattner, "My Most Informative Error," *JAMA Internal Medicine* 175(5) (2015): 681.
10 J. Halifax, "A Heuristic Model of Enactive Compassion," *Current Opinion in Supportive and Palliative Care* 6(2) (2012): 228-35; J. Halifax, *Being with Dying* (Boulder, CO: Shambhala Publications, 2008) も参照。どうすれば私たちが自分とは異なるように見える人々に共感できるかについて考える際には、以下も参照。C. Lamm, A. N. Meltzoff, and J. Decety, "How Do We Empathize with Someone Who Is Not Like Us? A Functional Magnetic Resonance Imaging Study," *Journal of Cognitive Neuroscience* 22(2) (2010): 362-76.

第7章　苦悩に応える

1　本章に出てくる考えは、医療における苦しみと思いやりについてのより大きなプロジェクトの一部として同僚のトニー・バックと共著した論文から芽生え、それを膨らませたものである（彼に心よりお礼申し上げる）。以下も参照。R. M. Epstein and A. L. Back, "Responding to Suffering," *JAMA* 314(24) (2015): 2623-24.

2　R. B. Haynes et al., "Increased Absenteeism from Work after Detection and Labeling of Hypertensive Patients," *New England Journal of Medicine* 299(14) (1978): 741-44; J. E. Dimsdale, "Reflections on the Impact of Antihypertensive Medications on Mood, Sedation, and Neuropsychologic Functioning," *Archives of Internal Medicine* 152(1) (1992): 35-39.

3　A. W. Frank, "Can We Research Suffering?," *Qualitative Health Research* 11(3) (2001): 353-62.

4　E. J. Cassell, "The Nature of Suffering and the Goals of Medicine," *New England Journal of Medicine* 306(11) (1982): 639-45; E. J. Cassell, "Diagnosing Suffering: A Perspective," *Annals of Internal Medicine* 131(7) (1999): 531-34; E. J. Cassell, "The Phenomenon of Suffering and Its Relationship to Pain," in *Handbook of Phenomenology and Medicine*, ed. S. K. Toombs (Dordrecht, Netherlands: Kluewer Academic Publisher, 2001), 371-90.

5　エルドリッジ・クリーヴァーの言葉（「もはや世界に中立などない。あなたは解決の一部になるか、さもなければ問題の一部になるしかない」）が若干異なった形で引用されている。しかし、こう言った人は彼の前にもいたし、後にもいる。［訳注：クリーヴァーはアフリカ系米国人作家・運動家。急進的な政治組織であるブラック・パンサー党の初期メンバーでもあった］

6　このテーマのさらに詳しい議論については、以下を参照。T. H. Lee, "The Word That Shall Not Be Spoken," *New England Journal of Medicine* 369(19) (2013): 1777-79.

7　説明のつかない身体症状とトラウマ的な人生イベント・精神障害・機能低下の関係について書かれた文献は多い。以下を参照。P. Salmon, "Patients Who Present Physical Symptoms in the Absence of Physical Pathology: A Challenge to Existing Models of Doctor-Patient Interaction," *Patient Education & Counseling* 39(1) (2000): 105-13; W. Katon, M. Sullivan, and E. Walker, "Medical Symptoms without Identified Pathology: Relationship to Psychiatric Disorders, Childhood and Adult Trauma, and Personality Traits," *Annals of Internal Medicine* 134(9, pt. 2) (2001): 917-25. そうした患者たちに医師がどう対応しているかについて書かれたものとしては、以下を参照。E. A. Walker et al., "Predictors of Physician Frustration in the Care of Patients with Rheumatological Complaints," *General Hospital Psychiatry* 19(5) (1997): 315-23.

8　この症例報告を読んでいる医療者には、ほかにこうすればよかった（追加の血液検査や画像検査をすれば、人体の神秘を明らかにし明瞭な道を示せるだろう）という自説がきっとあるだろう。診断は、感染性の病原体・環境にある毒物・心理的なプロセスといった西洋医学的な観点、あるいは漢方医学やアーユルヴェーダの唱える体液説によっても認識できない、と主張する者もあるだろう。実はカレンに対しても、こうした選択肢の多くについて検討がなされた。ここでの趣旨は、可能性を挙げればきりがないが、1つひとつ調べるのにはコストがかかるということである。コストは薬の副作用のこともあれば、労力（たくさんの医師にかかるのは、往々にして非常に疲れる）や経済的なもの、実存的なもの（自分自身を完全で総体的な存在ではなく、弱く断片的な存在とみなすこと）のこともある。

9　患者に"心身症患者"のレッテルを貼ることの危険について書かれた文献をここにいくつか挙げる。R. M. Epstein, T. E. Quill, and I. R. McWhinney, "Somatization Reconsidered: Incorporating the Patient's Experience of Illness," *Archives of Internal Medicine* 159(3) (1999): 215-22; I. R. McWhinney, R. M. Epstein, and T. R. Freeman, "Rethinking Somatization," *Advances in Mind-Body Medicine* 17(4) (2001):232-39; R. M. Epstein et al., "Physicians' Responses to Patients' Medically Unexplained Symptoms," *Psychosomatic Medicine* 68(2) (2006): 269-76; P. Salmon et al., "Doctors' Responses to Patients with Medically Unexplained Symptoms Who Seek Emotional Support: Criticism or Confrontation?," *General Hospital Psychiatry* 29(5) (2007): 454-60; H. Waitzkin and H. Magana, "The Black Box in Somatization: Unexplained Physical Symptoms, Culture, and Narratives of Trauma," *Social Science & Medicine* 45(6) (1997): 811-25.

10　彼女のケースで用いられたのは、メトトレキサート、いくつかのTNFα阻害薬、T細胞選択的共刺激調節剤［訳注：アバタセプトなどのこと］であった。

11　JAMAに発表した共著論文の一部として、カレンの状況を初めて述べた際に、これらの言葉を選び出してくれたトニー・バックに感謝する。以下も参照。R. M. Epstein and A. L. Back, "Responding to Suffering," *JAMA* 314(24) (2015): 2623-24.

rors in Clinical Practice: A Call for Self-Awareness," *Annals of Family Medicine* 2(4) (2004): 310-16.
19 R. Srivastava, "Speaking Up—When Doctors Navigate Medical Hierarchy," *New England Journal of Medicine* 368(4) (2013): 302-305.
20 この引用句はフェイス・フィッツジェラルド医師によるものとされ、以下の論文に見られる。A. K. Smith, D. B. White, and R. M. Arnold, "Uncertainty—the Other Side of Prognosis," *New England Journal of Medicine* 368(26) (2013): 2448-50.
21 F. Ismail-Beigi et al., "Individualizing Glycemic Targets in Type 2 Diabetes Mellitus: Implications of Recent Clinical Trials," *Annals of Internal Medicine* 154(8) (2011): 554-59.
22 D. L. Sackett et al., *Clinical Epidemiology: A Basic Science for Clinical medicine*, 2nd ed. (Boston: Little Brown, 1991).
23 G. Guyatt et al., "Patients at the Center: In Our Practice, and in Our Use of Language," *ACP Journal Club* 140(1) (2004): A11-A12. 複数の病気があることも、患者の選択に影響する。以下も参照。M. E. Tinetti, T. R. Fried, and C. M. Boyd, "Designing Health Care for the Most Common Chronic Condition—Multimorbidity," *JAMA* 307(23) (2012): 2493-94.
24 A. Tversky and D. Kahneman, "The Framing of Decisions and the Psychology of Choice," *Science* 211(4481) (1981): 453-58.［訳注：行動経済学のプロスペクト理論として確立し、ダニエル・カーネマンはその業績により 2002 年にノーベル経済学賞を受賞した］
25 D. Kahneman, "A Perspective on Judgment and Choice: Mapping Bounded Rationality," *American Psychologist* 58(9) (2003): 697-720.［訳注：限定合理性は、もとは米国経済学者ハーバート・サイモンが提唱した概念。後にカーネマンとトベルスキーが直観による誤りを説明する概念として用いた］
26 クロスケリーは、メタ認知の強化は医療者に有益であろうと指摘する。もし私たちが意思決定の際に自分自身のバイアスを理解できたなら、それだけでもクロスケリーの言う"脱バイアス戦略"を遂行し、持っている情報や知識だけでなく、どうしてその情報と知識を選んだのかまで考慮に入れることができ、より健全でより多くの情報に基づいた決定を行えるかもしれない。クロスケリーはノヴァ・スコティアのダルハウジー大学でクリティカル・シンキング・プログラムを主宰しているが、彼にとってバイアスからの脱却は自動操縦から"自分自身の思考に対するマインドフルネス"に移ることを意味する。以下も参照。P. Croskerry, "From Mindless to Mindful Practice—Cognitive Bias and Clinical Decision Making," *New England Journal of Medicine* 368(26) (2013): 2445-48.［訳注：クリティカル・シンキングとは、先入観に固執せず、暗黙のバイアスや過度の単純化について吟味・分析することで問題の最適解に至ろうとする思考。批判的思考とも訳されるが、否定や非難を必ずしも意味しない］
27 暗黙的なバイアスを確実に減らすことが示された介入は少ないが、こうしたバイアスを減らすことには医療にとどまらない大きな意義がある。以下も参照。Y. Kang, J. R. Gray, and J. F. Dovidio, "The Nondiscriminating Heart: Lovingkindness Meditation Training Decreases Implicit Intergroup Bias," *Journal of Experimental Psychology: General* 143(3)(2014): 1306; Y. Kang, J. Gruber, and J. R. Gray, "Mindfulness and De-automatization," *Emotion Review* 5(2) (2013): 192-201; A. Lueke and B. Gibson, "Mindfulness Meditation Reduces Implicit Age and Race Bias: The Role of Reduced Automaticity of Responding," *Social Psychology and Personality Science* (2014): 1-8; A. C. Hafenbrack, Z. Kinias and S. G. Barsade, "Debiasing the Mind through Meditation Mindfulness and the Sunk-Cost Bias," *Psychological Science* 25(2) (2014): 369-76.
28 G. Norman, M. Young, and L. Brooks, "Non-analytical Models of Clinical Reasoning: The Role of Experience," *Medical Education* 41(12) (2007): 1140-45.
29 以下を参照。P. Croskerry, "A Universal Model of Diagnostic Reasoning," *Academic Medicine* 84(8) (2998): 1022-28.
30 J. M. Harlow, "Recovery after Severe Injury to the Head," *History of Psychiatry* (1993):274-81.（1868 年の *Bulletin of the Massachusetts Medical Society* での報告を引用）
31 R. M. Epstein and R. E. Gramling, "What Is Shared in Shared Decision Making? Complex Decisions When Evidence Is Unclear," *Medical Care Research and Review* 70(1S) (2012): 94-112.
32 S. Farber, "Living Every Minute," *Journal of Pain and Symptom Management* 49(4) (2015): 796-800.
33 K. Murray, "How Doctors Die—It's Not Like the Rest of Us, but It Should Be," *Zócalo Public Square*, November 30, 2011, 1775-77.

6 こうした場合にも、価値観のチェックリスト・情報提供のビデオ・ほかの患者からのメッセージといった患者のための意思決定ガイドが役に立つことがある。以下も参照。G. Elwyn et al., “Developing a Quality Criteria Framework for Patient Decision Aids: Online International Delphi Consensus Process,” *BMJ* 333(7565) (2006): 417.

7 以下を参照。T. E. Quill and H. Brody, “Physician Recommendations and Patient Autonomy: Finding a Balance between Physician Power and Patient Choice,” *Annals of Internal Medicine* 125(9) (1996): 763-69. また、第 4 章で論じた理由により、医師は自分だったら選ばない選択を患者に推奨することがある。以下も参照。D. Gorenstein, “How Doctors Die: Showing Others the Way,” *New York Times*, November 19, 2013, https://www.nytimes.com/2013/11/20/your-money/how-doctors-die.html.

8 C. E. Lindblom, “The Science of ‘Muddling Through,’” *Public Administration Review* 19(2) (1959):79-88.

9 以下も参照。https://en.wikiquote.org/wiki/H._L._Mencken.［訳注：H. L. メンケンは米国のジャーナリスト・文芸評論家。本文中の引用は 1920 年発表の *Prejudices*：*Second Series* 中のエッセイ“Divine Afflatus”にある表現で、現在では慣用句のように用いられる］

10 K. M. Weick and K. M. Sutcliffe, *Managing the Unexpected: Assuring High Performance in an Age of Complexity* (San Francisco: Jossey-Bass, 2001).［『想定外のマネジメント［第 3 版］高信頼性組織とは何か』（中西晶監訳、杉原大輔ほか高信頼性組織研究会訳、2017 年、文眞堂）］

11 S. Weiner and A. Schwartz, “Contextual Errors in Medical Decision Making: Overlooked and Understudied,” *Academic Medicine: Journal of the Association of American Medical Colleges* 91(5) (2015).

12 この引用句は、W. James, *The Varieties of Religious Experience: A Study in Human Nature* (New York: W. W. Norton, 1902: repr., 1961)［『宗教的経験の諸相』（桝田啓三郎訳、1969 年、岩波文庫］の序文に見られる。

13 この引用句と本段落の関連する議論は、意思決定を含む医療の本質を探究するキャスリン・モンゴメリ・ハンターのブログを参考にしており、彼女に感謝する。以下も参照。K. Montgomery, “Thinking about Thinking: Implication for Patient Safety,” *Healthcare Quarterly* (Toronto, Canada) 12 (2008): e191-e94. ウィリアム・ジェイムズの引用句は、以下に見られる。W. James, *William James: The Essential Writings* (Albany: State University of New York Press, 1986); W. M. James, “Brute and Human Intellect,” *Journal of Speculative Philosophy* 12(3) (1878): 236-76; W. James, “Brute and Human Intellect,” in *William James: Writings, 1878-1899* (New York: Library of America, 1992), 11.

14 この文脈で、ある日の外来で私が直面したほかのジレンマをいくつか挙げる。助かる可能性が 10% しかないと知りながら、患者が害にもなりうる化学療法をもう 1 クール受けることに同意するよう仕向けるのか？　胸痛がどのくらい頻回かつ“典型的”であれば、重症の心臓病があるかどうかを確かめる侵襲的な手技をしてもよいと言えるのか？　なかなか治らない腰痛に苦しむ患者にいつ麻薬性鎮痛薬を処方するか（少数の患者が依存症になることがわかっている）？　今診ている患者と似た患者に前回使った治療を選択すべきときだと考えてよいか、あるいはそれはアベイラビリティ・バイアスやほかの何らかの自己欺瞞に当たらないのか？

15 “心の一致”とは、考えや直観、決定が個々人からではなくその相互作用から生まれること（間主観的な経験）である。以下も参照。R. M. Epstein and R. L. Street Jr., “Shared Mind: Communication, Decision Making, and Autonomy in Serious Illness,” *Annals of Family Medicine* 9(5) (2011): 454-61; R. M. Epstein and R. E. Gramling, “What Is Shared in Shared Decision Making? Complex Decisions When Evidence Is Unclear,” *Medical Care Research and Review* 70(1S) (2012): 94-112; R. M. Epstein, “Whole Mind and Shared Mind in Clinical Decision-Making,” *Patient Education & Counseling* 90(2) (2013): 200-206; J. Zlatev et al., *The Shared Mind: Perspectives on Intersubjectivity* (Amsterdam and Philadelphia: John Benjamins, 2008).

16 ハイパースキャニング（二人の被験者が MRI に入って互いにコミュニケーションをとる）を用いた刺激的な研究により、脳の活動が協調している人同士は社会的なつながりも強いことが示された。以下も参照。E. Bilek et al., “Information Flow Between Interacting Human Brains: Identification, Validation, and Relationship to Social Expertise,” *Proceedings of the National Academy of Sciences* 112(16) (2015): 5207-12.

17 L. R. Mujuca-Parodi et al., “Chemosensory Cues to Conspecific Emotional Stress Activate Amygdala in Humans,” *PLoS ONE* 4(7) (2009): e6415.

18 このエピソードは以下から引用している。F. Borrell-Carrió and R. M. Epstein, “Preventing Er-

and J. L. K. Schwartz, "Measuring Individual Differences in Implicit Cognition: The Implicit Association Test," *Journal of Personality and Social Psychology* 74(6) (1998): 1464-80. 例えば、ある善良で（バイアスを除けば）優秀な医師が男性の痛みも女性の痛みも同じように治療していると信じているとしよう。しかし、性別と痛みの関連付けについての検査結果は、彼の気づいていなかったバイアスの存在を示唆し、それが薬の処方に影響していたことを明らかにするかもしれない。IAT に対する人々の反応は落ち着いた許容から激しい否認までさまざまである。驚くことではないが、自分のバイアスを否認する人ほど、バイアスに適応しその影響を低減させる手段を持っていない。

29 具体的には、自他の区別や認知的評価に関わる脳部位（すなわち、背内側前頭前皮質と右下前頭皮質）。社会脳科学者クラウス・ラムとジーン・ディセティは、自分と違う人々の痛みを理解しようと努力すると脳の機能的 MRI 画像が変化することを実証した。以下も参照。C. Lamm, A. N. Meltzoff, and J. Decety, "How Do We Empathize with Someone Who Is Not Like Us? A Functional Magnetic Resonance Imaging Study," *Journal of Cognitive Neuroscience* 22(2) (2010): 362-76.

30 J. Decety, C. Yang, and Y Cheng, "Physicians Down-Regulate Their Pain Empathy Response: An Event-Related Brain Potential Study," *NeuroImage* 50(4) (2010): 1676-82.

31 R. L. Reniers et al., "Empathy, ToM, and Self-Other Differentiation: An fMRI Study of Internal States," *Social Neuroscience* 9(1) (2014): 50-62; C. Lamm, C. D. Batson, and J. Decety, "The Neural Substrate of Human Empathy; Effects of Perspective-Taking and Cognitive Appraisal," *Journal of Cognitive Neuroscience* 19(1) (2007): 42-58.

32 P. Fonagy et al., *Affect Regulation, Mentalization, and the Development of Self* (New York: Other Press, 2002).

33 社会エピジェネティクスについての議論は、第 3 章も参照。

34 A. Lutz et al., "Bold Signal in Insula Is Differentially Related to Cardiac Function during Compassion Meditation in Experts vs. Novices," *NeuroImage* 47(3) (2009): 1038-46.

35 エヴァン・トンプソンとその他の認知科学者・哲学者たちはこれを身体化された認知（または身体化された心）と呼んでいる。以下も参照。F. J. Varela, E. Thompson, and E. Rosch, *The Embodied Mind: Cognitive Science and Human Experience* (Cambridge, MA: MIT Press, 1991).［『身体化された心：仏教思想からのエナクティブ・アプローチ』（田中靖夫訳、2001 年、工作舎）］

36 瞑想的訓練の何千年におよぶ経験に認知科学がやっと追いつき、（まず笑顔を経験し、その後に幸福だと感じるような）身体的自己への気づきと思考や感情への気づきのつながりが、科学的見地から解明されつつある。以下も参照。A. R. Damasio, *The Feeling of What Happens: Body and Emotion in the Making of Consciousness* (New York: Harcourt Brace, 1999).［『無意識の脳 自己意識の脳』（田中三彦訳、2003 年、講談社）］

37 C.-M. Tan, *Search Inside Yourself* (New York: HarperCollins, 2012).［『サーチ・インサイド・ユアセルフ：仕事と人生を飛躍させるグーグルのマインドフルネス実践法』（柴田裕之訳、2016 年、英治出版）］。以下 URL も参照。https://siyli.org/two-siyli-ways-to-change-your-mind/.

第６章　地図のない舵取り

1 R. A. Rodenbach et al., "Relationships between Personal Attitudes about Death and Communication with Terminally Ill Patients: How Ongology Clinicians Grapple with Mortality," *Patient Education & Counseling* 99(3) (2015): 356-63.

2 自分で決断するよう促された人々が必ずしも自律に必要なサポートを得られておらず、却って自己決定能力を削がれているという視点が、S・シャーウィンによる以下の文献で紹介されている。S. Sherwin, *No Longer Patient: Feminist Ethics and Health Care* (Philadelphia: Temple University Press, 1992).［『もう患者でいるのはよそう：フェミニスト倫理とヘルスケア』（岡田 雅勝・服部 健司・松岡 悦子訳、1998 年、勁草書房）］

3 E. B. Larson and X. Yao, "Clinical Empathy as Emotional Labor in the Patient-Physician Relationship," *JAMA* 239(9) (2005): 1100-106.

4 以下を参照。J. R. Adams et al., "Communicating with Physicians about Medical Decisions: A Reluctance to Disagree," *Archives of Internal Medicine* 172(15) (2012): 1184-86.

5 S. Glouberman and B. Zimmerman, "Complicated and Complex Systems: What Would Successful Reform of Medicare Look Like?," in *Romanow Papers: Changing Health Care in Canada*, eds. P.-G. Forest, G. P. Marchildon, and T. McIntosh (Toronto: University of Toronto Press, 2002).

the Poor and Underserved 20(3) (2009): 896-913.

24 W. J. Hall et al., "Implicit Racial/Ethnic Bias among Health Care Professionals and Its Influence on Health Care Outcomes: A Systematic Review," *American Journal of Public Health* 105(12) (2015): e60-e76.

25 R. M. Epstein et al., "Understanding Fear of Contagion among Physicians Who Care for HIV Patients," *Family Medicine* 25(4) (1993): 264-68; J. Shapiro, "Walking a Mile in Their Patients' Shoes: Empathy and Othering in Medical Students' Education," *Philosophy, Ethics, and Humanities in Medicine* 3(1) (2008): 1.

26 J. A. Bartz et al., "Oxytocin Selectively Improves Empathic Accuracy," *Psychological Science* 21(10) (2010): 1426-28; C. K. De Dreu, "Oxycontin Modulates Cooperation within and Competition between Groups: An Integrative Review and Research Agenda," *Hormones and Behavior* 61(3) (2012): 419-28.

27 現代文化における部族意識についての興味深い議論として、以下を挙げる。J. Greene, *Moral Tribes: Emotion, Reason, and the Gap between Us and Them* (New York: Penguin Press, 2013).［『モラル・トライブス：共存の道徳哲学へ（上・下）』（竹田円訳、2015年、岩波書店）］

28 訓練を積むことで、人々はより大きな感情的共振を経験できるようになる。しかし私たちは部族的存在でもあるため、他者を「私と違う」とみなすと共振を抑制してしまう。さらに悪いことに、救急外来など認知負荷の高い状況では、先入観を抱き、相手と距離をとる傾向が増悪する。以下も参照。T. J. Allen et al., "Stereotype Strength and Attentional Bias: Preference for Confirming versus Disconfirming Information Depends on Processing Capacity," *Journal of Experimental Social Psychology* 45(5) (2009): 1081-87; D. J. Burgess, "Are Providers More Likely to Contribute to Healthcare Disparities under High Levels of Cognitive Load? How Features of the Healthcare Setting May Lead to Biases in Medical Decision Making," *Medical Decision Making* 30(2) (2010): 246-57; D. J. Burgess, S. S. Fu, and M. van Ryn, "Why Do Providers Contribute to Disparities and What Can Be Done About It?," *Journal of General Internal Medicine* 19(11) (2004): 1154-59. よく引用されるノックス・トッドの研究は、ロサンゼルスの多忙な救急外来を受診した重症度の同じ長管骨骨折患者に対する鎮痛薬処方を、ラテン系患者と非ラテン系患者について調べたものである。その結果、ラテン系患者のほうが処方薬や処方量がずっと少なく、鎮痛薬を全く受け取らないラテン系患者の割合はアングロ系患者の2倍だった〔K. H. Todd, N. Saramoo, and J. R. Hoffman, "Ethnicity as a Risk Factor for Inadequate Emergency Department Analgesia," *JAMA* 269(12) (1993): 1537-39.〕。もしかすると、医師たちは無意識のうちにラテン系患者をストイック、あるいは薬を乱用する恐れが高いとみなしたのかもしれない。その理由は私にもわからないし、研究もそれについては検討していない。しかし、認知負荷とバイアスの吟味不足が関係していたことは確かだろう。バイアスの対象は人種に限らない。研究によれば、リスクが同程度の場合、医師が女性患者と黒人患者に心臓病の検査を行う頻度は白人男性患者に比べて低く〔K. A. Schulman et al., "The Effect of Race and Sex on Physicians' Recommendations for Cardiac Catheterization," *New England Journal of Medicine* 340(8) (1999): 618-26〕、同様の特徴を持つ乳がんのある白人患者と黒人患者を比べると、黒人患者には適切な治療が行われないケースが多かった（V. L. Shavers and M. L. Brown, "Racial and Ethnic Disparities in the Receipt of Cancer Treatment," *Journal of the National Cancer Institute* 94(5) (2002): 334-57)。同様のバイアスは肥満患者や受けた教育レベルの低い患者に対してもみられる。

　私たちの務めは自分と人生経験の大きく異なる患者を含むすべての人に尽くすことであり、医師やその他の専門職がバイアスに左右されることは許されない。一般的に人は自分がバイアスを持っていることを否認するため、自覚することが最初の難しい一歩である。コンピュータ技術を用いて人種などと好ましい言葉・好ましくない言葉を関連付ける質問への反応時間を測定することで、多少意見は分かれるものの、暗黙の（意識できるレベルの下にある）バイアスを測定する見事な検査が開発されている。潜在連合テスト（IAT）と呼ばれる検査で、スコアは私たちが人の性格・能力・潜在性をどう判断しているかと相関する。無料バージョンは以下のURLからアクセス可能。https://implicit.harvard.edu/implicit /takeatest.html.［訳注：日本語版はhttps://implicit.harvard.edu/implicit/japan/takeatest.html］検査とそれが持つ影響についての良書として、以下も参照。M. Banaji and A. Greenwald, *Blindspot: Hidden Biases of Good People* (New York: Delacorte Press, 2013).［『心の中のブラインド・スポット：善良な人々に潜む非意識のバイアス』（北村英哉・小林知博訳、2015年、北大路書房）］また、以下も参照。J. F. Dovidio et al., "On the Nature of Prejudice: Automatic and Controlled Processes," *Journal of Experimental Social Psychology* 33(5) (1997): 510-40; A. G. Greenwald, D. E. McGhee,

7 この話は以下の論文でも許可を得て引用し、検証している。R. M. Epstein, "Making the Ineffable Visible," *Families, Systems, & Health* 33(3) (2015): 280-82.

8 K. J. Swayden et al., "Effect of Sitting vs. Standing on Perception of Provider Time at Bedside: A Pilot Study," *Patient Education & Counseling* 86(2) (2012): 166-71.

9 K. Zoppi, "Communication about Concerns in Well-Child Visits" (Ann Arbor: University of Michigan, 1994).

10 A. L. Back et al., "Compassionate Silence in the Patient-Clinician Encounter: A Contemplative Approach," *Journal of Palliative Medicine* 12(12) (2009): 1113-17; J. Bartels et al., "Eloquent Silences: A Musical and Lexical Analysis of Conversation between Oncologists and Their Patients," *Patient Education & Counseling* 99(10) (2016): 1584-94.

11 C. Lamm, C. D. Batson, and J. Decety, "The Neural Substrate of Human Empathy; Effects of Perspective-Taking and Cognitive Appraisal," *Journal of Cognitive Neuroscience* 19(1) (2007): 42-58.

12 C. Barks, *The Essential Rumi* (London: Castle Book, 1997); J. E. Connelly, "The Guest House (Commentary)," *Academic Medicine* 83(6) (2008): 588-89.［訳注：第 4 章注 21 同様、本文中で引用された詩はバークスによる改作。なお、この詩が参照したルーミーの言葉は『精神的マスナヴィー』5 巻 3644～95 節などに見ることができる）］

13 G. Riva et al., "From Intention to Action: The Role of Presence," *New Ideas in Psychology* 29(1) (2011): 24-37.

14 J. Leff et al., "Computer-Assisted Therapy for Medication-Resistant Auditory Hallucinations: Proof-of-Concept Study," *Brisith Journal of Psychiatry* 202(6) (2013): 428-33.

15 この"心は関係によって決まる"という理解は、心の働きについてのそれまでの概念と根本的に異なるものである。ジュゼッペ・リヴァ、哲学者エヴァン・トンプソン、脳科学者アントニオ・ダマシオはいずれも、"心"が脳・身体・世界の関係の内にあるものとして生まれ、そこで具体化し拡張した心から自己やプレゼンスの感覚が生まれることを、それぞれが異なる哲学上の立場から示唆している。

16 以下を参照。E. Thompson and M. Stapleton, "Making Sense of Sense-Making: Reflections on Enactive and Extended Mind Theories," *Topoi* 28(1) (2009): 23-30.

17 間主観性についての理解を深めるには、以下の 2 冊から始めることを勧める。M. Buber, *I and Thou* (New York: Scribner, 1970); N. Pembroke, "Human Dimension in medical Care: Insights from Buber and Marcel," *Southern Medical Journal* 103(12) (2010): 1210-13.［前者は『我と汝・対話』（植田重雄訳、1979 年、岩波書店）と、『我と汝・対話』（田口義弘訳、初版 1978 年、新装版 2014 年、みすず書房）］

18 前述のように、このスキルが働くためには、どれが自分の経験でどれが他者の経験かを理解できる程度には自己と他者を区別できることが条件となる。そうでなければ、妄想の共有に陥ってしまう。

19 D. B. Baker, R. Day, and E. Salas, "Teamwork as an Essential Component of High-Reliability Organizations," *Health Services Research* 41(4, pt.2) (2006): 1576-98.

20 J. Chatel-Goldman et al., "Non-local Mind from the Perspective of Social Cognition," *Frontiers in Human Neuroscience* 7 (2013): 107; J. Zlatev et al., "Intersubjectivity: What Makes Us Human?," in *The Shared Mind: Perspectives on Intersubjectivity*, eds. J. Zlatev, T. P. Racine, C. Sinha, and E. Itkonen (Amsterdam and Philadelphia: John Benjamins, 2008), chap. 1, 1-14.

21 W. B. Ventres and R. M. Frankel, "Shared Presence in Physician-Patient Communication: A Graphic Representation," *Families, Systems, & Health* 33(3) (2015): 270-79.

22 以下を参照。R. Klitzman, *When Doctors Become Patients* (New York: Oxford University Press, 2008).

23 何十もの研究報告によって、医療にも暗黙のバイアスがあることが示されている。以下に一部を挙げる。D. J. Burgess, "Are Providers More Likely to Contribute to Healthcare Disparities under High Levels of Cognitive Load? How Features of the Healthcare Setting May Lead to Biases in Medical Decision Making," *Medical Decision Making* 30(2) (2010): 246-57; J. A. Sabin, F. P. Rivara, and A. G. Greenwald, "Physician Implicit Attitudes and Stereotypes about Race Quality of Medical Care," *Medical Care* 46(7) (2008): 678-85; D. J. Burgess, S. S. Fu, and M. van Ryn, "Why Do Providers Contribute to Disparities and What Can Be Done About It?," *Journal of General Internal Medicine* 19(11) (2004): 1154-59; M. van Ryn, "Research on the Providers Contribution to Race/Ethnicity Disparities in Medical Care," *MedCare* 40(1) (2002): I140-I151; J. Sabin et al., "Physicians' Implicit and Explicit Attitudes about Race by MD Race, Ethnicity, and Gender," *Journal of Health Care for*

作されており、ルーミーの言葉とは言えない。なお、本文中で引用された詩が参照したルーミーの言葉は『精神的マスナヴィー』4 巻 1960～8 節などに見ることができる]

22 G. Norman, M. Young, L. Brooks, "Non-Analytical Models of Clinical Reasoning: The Role of Experience," *Medical Education* 41(12) (2007): 1140-45.

23 以下を参照。T. J. Kaptchuk, *The Web That Has No Weaver: Understanding Chinise Medicine* (New York: Congdon & Weed, 1983).

24 以下を参照。J. Greenberg, K. Reiner, and N. Meiran, " 'Mind the Trap': Mindfulness Practice Reduces Cognitive Rigidity," *PLoS ONE* 7(5) (2012): e36206.

25 この介入プログラムには、医師を対象にした私たちのマインドフルネス実践プログラム［訳注：第 1 章参照］と同じ要素が多数含まれていた。

26 以下を参照。J. Connelly, "Being in the Present Moment: Developing the Capacity for Mindfulness in Medicine," *Academic Medicine* 74(4) (1999): 420-24.

27 D. A. Schön, *Educating the Reflective Practitioner* (San Francisco: Jossey-Bass,1987).［『省察的実践者の教育 プロフェッショナル・スクールの実践と理論』（柳沢昌一・村田晶子監訳、2017 年、鳳書房）］

第 5 章 "いま・ここ" への意識の集中

1 哲学者ミシェル・フーコーは、"臨床医学的なまなざし" が通常の社会的な関わりと違い、（特に病院において）いかに患者を事物とみなし無力化するかを説いた。M. Foucault, *The Birth of the Clinic: An Archaeology of Medical Perception* (New York: Random House,1994) を参照。哲学者エマニュエル・レヴィナスは、倫理的な行動の第一歩は原理・言葉・概念などではなく他者の顔を把握することから始まると説いた。レヴィナスのいう倫理的な前提としての親密さについて医療の立場から論じた以下の文献も参照。R. Naef, "Bearing Witness: A Moral Way of Engaging in the Nurse-Person Relationship," *Nursing Philosophy* 7(3) (2006): 146-56; P. Komesaroff, "The Many Faces of the Clinic: A Levinasian View," in *Handbook of Phenomenology and Medicine*, ed. S. K. Toombs (Dordrecht, Netherlands: Kluwer Academic Publishers, 2001), 317-30; J. V. Welie, "Towards an Ethics of Immediacy: A Defense of a Noncontractual Foundation of the Care Giver-Patient Relationship.," *Medicine, Health Care, and Philosophy* 2(1) (1999): 11-19.［*The Birth of the Clinic* の邦訳は『臨床医学の誕生』（神谷美恵子訳、2020 年、みすず書房）］

2 A. L. Suchman and D. A. Matthews, "What Makes the Patient-Doctor Relationship Therapeutic? Exploring the Connexional Dimension of Medical Care," *Annals of Internal Medicine* 108(1) (1988): 125-30.

3 M. K. Marvel et al., "Soliciting the Patient's Agenda: Have We Improved?," *JAMA* 281(3) (1999): 283-87.

4 プレゼンスについての考えや、ハーパーとマルセルの作品から受けたインスピレーションについて寛大にも共有してくれたスティーヴ・マクフィー医師に感謝する。以下も参照。R. Harper, *On Presence: Variations and Reflections* (Philadelphia: Trinity Press International, 1991).［訳注：フランスの哲学者ガブリエル・マルセルは、キリスト教的実存主義で知られ『現存と不滅（présence et immortalité)』などの著作〔『マルセル著作集 2』（信太正三ほか訳、1971 年、春秋社）に所収〕がある］

5 "自己を観察している自己" という考え方は、教育・精神分析・哲学の分野で研究されてきたが、近年は脳科学的立場からも研究されている。既に数多くの文献があるが、その出発点となるものをいくつか挙げる。M. Epstein, *Thoughts without a Thinker: Psychotherapy from a Buddhist Perspective* (New York: Basic Books, 1995); R. M. Epstein, D. J. Siegel, and J. Silberman, "Self-Monitoring in Clinical Practice: A Challenge for Medical Educators," *Journal of Continuing Education in the Health Professions* 28(1) (2008): 5-13; B. J. Baars, T. Z. Ramsoy, and S. Laureys, "Brain, Conscious Experience and the Observing Self," *Trends in Neurosciences* 26(12) (2003): 671-75.

6 J. E. Connelly, "Narrative Possibilities: Using Mindfulness in Clinical Practice," *Perspectives in Biology and Medicine* 48(1) (2005): 84-94; J. Coulehan, "Compassionate Solidarity: Suffering, Poetry, and Medicine," *Perspectives in Biology and Medicine* 52(4) (2009): 585-603; J. L. Coulehan, "Tenderness and Steadiness: Emotions in Medical Practice," *Literature and Medicine* 14(2) (1995): 222-36; R. Charon, "Narrative Medicine: Form, Function, and Ethics," *Annals of Internal Medicine* 134(1) (2001): 83-87.

ぎもあり、それは是正できるはずである（専門的な技術と人間的な理解は両立可能なのだから）。以下も参照。J. Decety, C. Y. Yang, and Y. Cheng, "Physicians Down-Regulate Their Pain Empathy Response: An Event-Related Brain Potential Study," *NeuroImage* 50(4) (2010): 1676-82; Y. Cheng et al., "The Perception of Pain in Others Suppresses Somatosensory Oscillations: A Magnetoencephalography Study," *NeuroImage* 40(4) (2008): 1833-40.

7 P. Goldberg, *The Intuitive Edge: Understanding and Developing Intuition* (Los Angeles: J. P. Tarcher, 1983).

8 カール・ディッタース・フォン・ディッタースドルフは18世紀の高名な作曲家で、その音楽に欠点はないが、ハイドン、モーツァルト、バッハが与えるような感動は明らかに欠けている。

9 P. Crosskerry, "From Mindless to Mindful Practice—Cognitive Bias and Clinical Decision Making," *New England Journal of Medicine* 368(26) (2013): 2445-48.

10 出典は F. S. Fitzgerald, "The Crack Up," in *The Crack Up*, ed. E. Wilson (New York: New Directions, 1945) だが、そう考えたのは彼が最初ではない。詩人ジョン・キーツは、創造力とは強制的な哲学や絶対的な真実を拒絶し不思議や疑いを求める心から生まれるものだと考えた。キーツはジョン・デューイをはじめとするプラグマティズムの哲学者に影響を与え、フィッツジェラルドも彼の影響を受けた可能性がある。［"The Crack Up" は『崩壊：フィッツジェラルド作品集3』（渥美昭夫ほか訳、1981年、荒地出版社）、『ある作家の夕刻：フィッツジェラルド後期作品集』（村上春樹編訳、2019年、中央公論新社）に所収］

11 この引用句はアインシュタインによるものとされているが、出典は見つかっておらず、同様の観察をした人はほかにも大勢いる。

12 この禅話は多くの場所で引用されているが、もとは禅の古典であり、現在では山田耕雲により *The Gateless Gate: The Classic Book of Zen Koans* (New York: Simon & Schuster, 2005) として訳されている。

13 G・フロンスダールによる講話、『不知（Not-Knowing）』より。以下URLを参照。http://www.insightmeditationcenter.org/books-articles/articles/not-knowing.

14 L. Festinger, "Cognitive Dissonance," *Scientific American* 207(4) (1962): 93-107.

15 医師が診断の際に陥る数多くの落とし穴については、以下にも詳述されている。J. E. Groopman, *How Doctors Think* (New York: Houghton Mifflin, 2007).［『医者は現場でどう考えるか』（美沢惠子訳、2011年、石風社）］

16 G. E. Simon and O. Gureje, "Stability of Somatization Disorder and Somatization Symptoms among Primary Care Patients," *Archives of General Psychiatry* 56(1) (1999): 90-95.

17 この禅話は、P. Reps and N. Senzaki, *Zen Flesh, Zen Bones: A Collection of Zen and Pre-Zen Writings* (Clarendon, VT: Tuttle Publishing, 1998) など、さまざまな書籍で取り上げられている。［訳注：訳者の一人である千崎如幻（せんざきにょげん）は20世紀前半に米国で禅を広めた臨済宗の僧侶。*Zen Flesh, Zen Bones* には、彼が1919年に編纂した『101の禅話』（沙石集からの引用も多い）、禅の古典である『無門関』『十牛図』、俳人・芸術家のポール・レプスが紹介するヒンドゥー教の瞑想に関する聖典『ヴィギャン・バイラヴ・タントラ』の4点が収録されている。本文中の引用に登場する禅師は、明治時代の東京に禅道場を開き活躍した南隠全愚老師（1834～1904）］

18 D. J. Levitin, *The Organized Mind: Thinking Straight in the Age of Information Overload* (New York: Dutton Adult, 2014); P. Crosskerry, "From Mindless to Mindful Practice—Cognitive Bias and Clinical Decision Making," *New England Journal of Medicine* 368(26) (2013): 2445-48; P. Croskerry and G. Norman, "Overconfidence in Clinical Decision Making," *American Journal of Medicine* 121(5) (2008): S24-S29; P. Croskerry, "The Importance of Cognitive Errors in Diagnosis and Strategies to Minimize Them," *Academic Medicine* 78(8) (2003): 775-80.

19 J. Dewey, *Experience and Nature* (New York: Dover, 1958).［『経験と自然』（河村望訳、2017年、人間の科学社）］

20 分類（概念）の儚さとその哲学的・実践的な意味合いについての議論は、W. James, *Pragmatism*（Cambridge, MA: Harvard University Press, 1975）を参照。分類の空性についての仏教的解釈については、以下を参照。F. J. Streng, *Emptiness: A Study in Religious Meaning* (Nashville, TN: Abingdon Press, 1967).［*Pragmatism* の邦訳は『プラグマティズム』（桝田啓三郎訳、1957年、岩波書店）］

21 C. Barks, *The Essential Rumi* (London: Castle Books, 1997).［訳注：欧米でよく読まれ引用も多いが、収録された作品はペルシア語を解しない詩人のコールマン・バークスにより大幅に改

Press, 2002); D. W. Winnicott, *The Maturational Processes and the Facilitating Environment* (Madison, CT: International Universities Press, 1965).［後者の部分訳は『情緒発達の精神分析理論』（牛島定信訳、1977 年、岩崎学術出版社）］

25 E. J. Langer, *Mindfulness* (Reading, MA: Addison-Wesley, 1989); E. J. Langer, *The Power of Mindful Learning* (Reading, MA: Perseus Books, 1997); D. A. Schon, *The Reflective Practitioner* (New York: Basic Books, 1983); N. H. Leonard and M. Harvey, "Curiosity, Mindfulness and Learning Style in the Acquisition of Knowledge by Individuals/Organizations," *International Journal of Learning and Intellectual Capital* 4(3) (2007): 294-314; J. P. Fry, "Interactive Relationship between Inquisitiveness and Student Control of Instruction," *Journal of Educational Psychology* 68(5) (1972): 459-65; B. Roman and J. Kay, "Fostering Curiosity: Using the Educator-Learner Relationship to Promote a Facilitative Learning Environment," *Psychiatry: Interpersonal and Biological Processes* 70(3) (2007): 205-8.［*Mindfulness* の翻訳は、『心の「とらわれ」にサヨナラする心理学』（加藤諦三訳、2009 年、PHP 研究所）］

26 成人においても、友人や家族への強い愛着が職場での好奇心の強さや探索行動に影響する。しかし職場環境が支持的でない場合、彼らは家族や友人からしかサポートを得られなくなってしまう。しかし、家族や友人は医学的な話や医師たちが直面する困難な状況を聴くことにすぐ飽きてしまう。以下も参照。A. J. Elliot and H. T. Reis, "Attachment and Exploration in Adulthood," *Journal of Personality and Social Psychology* 85(2) (2003): 317-31.

27 E. R. Kandel, "A New Intellectual Framework for Psychiatry," *American Journal of Psychiatry* 155(4) (1998): 457-69.

第４章　ビギナーズ・マインド――禅の心で実践する医療

1 S. Suzuki, *Zen Mind, Beginner's Mind* (New York: Weatherhill, 1980).［『禅マインド　ビギナーズ　マインド』（松永太郎訳、2012 年、サンガ新書）］

2 鈴木老師は私がサンフランシスコに着く3年前に亡くなったが、彼の初心についての教えは、私が滞在していたときも禅センターでの行の道標だったし、今でもそれは変わっていない。

3 スチュワート・ドレイファスとヒューバート・ドレイファスは技能習熟の過程を理解するため、チェスプレーヤーなど多様な分野のプロフェッショナルを観察した。そして彼らは素人（novice）から初歩者（advanced beginner）・有能者（competent）・熟練者（proficient）・エキスパート（expert）に至る 5 段階を定義し、後になって達人（master）を追加した。以下も参照。H. L. Dreyfus, *On the Internet (Thinking in Action)* (New York: Routledge, 2001).［『インターネットについて：哲学的考察』（石原孝二訳、2002 年、産業図書）］

4 C. G. Shields et al., "Pain Assessment: The Roles of Physician Certainty and Curiosity," *Health Communication* 28(7) (2013): 740-46.

5 M. Hojat et al., "The Devil Is in the Third Year: Longitudinal Study of Erosion of Empathy in Medical School," *Academic Medicine* 84(9) (2009): 1182-91.

6 台湾の研究グループによる一連の脳画像検査は、医師が患者の苦痛を見た際に感情的な反応が一般人より少なくなる仕組みを理解するための手がかりとなる。この実験で研究者たちは、2 種類の動画集を用意した。一方の動画では、俳優のグループに対して綿棒で触れ、もう一方の動画では別の俳優グループに対して鍼を打った。そしてこれらの動画を鍼治療をおこなう医師たちに見せた。対照群は年代と教育レベルをマッチさせた非医療者であった。医師と非医療者の脳活動をさまざまな脳機能観察技術（最初は MRI、経過観察は脳磁図［訳注：脳内の微かな磁場変化を捉えてその機能を調べる検査。MEG とも］と脳波）でモニターすることで、医師の専門性が他者の痛みの受け止め方をどのように変化させるかを検証した。すると、非医療者では鍼治療を受ける患者を見ることで（綿棒で触れられるのに比べて）脳の知覚と感情を処理する部分が反応し、何らかの感情的共振と共感が示唆された。しかし、医師ではこれらの部分が活性化されず、代わりに別の部分が活性化されていた。特に活性化していたのは感情の制御や患者経験の（感情的共振ではなく）認知理解に関わる部分（いわゆる心の理論［訳注：他者にも願望・意図があり、それに基づき行動しているという理解のこと。もとは霊長類研究者デイヴィッド・プレマックとガイ・ウッドラフによる以下の論文『チンパンジーに心の理論はあるか？』で提唱された概念。David Premack and Guy Woodruff, "Does the chimpanzee have a theory of mind?," *Behavioral and Brain Sciences*, 1(4) (1978): 515-26.］）であった。彼らが専門性を身につけるほど、世界の見方は変わっていく。この感情を制御し症状を疾患分類とみなす能力は良いケアに不可欠のものである。しかし不要な行き過

cision Making 28(6) (2008):850-65.［ファジー・トレース（曖昧な痕跡）理論は、記憶に大意をつかんだ“要旨痕跡（gist trace）”と、事実を1つひとつ覚えた“逐語痕跡（verbatim trace）”の2種類があるとする。論文は、臨床判断や行動変容には表面的な後者よりも、その個人的な解釈である前者の与える影響が大きいことなどを指摘している］

11 優れた診療に見られる“情報に基づく直観（informed intuition）”については、以下の興味深い議論も参照。M. C. Price, “Intuitive Decisions on the Fringes of Consciousness: Are They Conscious and Does It Matter?,” *Judgment and Decision Making* 3(1) (2008): 28-41; V. F. Reyna and F. J. Lloyd, “Physician Decision Making and Cardiac Risk: Effects of Knowledge, Risk Perception, Risk Tolerance, and Fuzzy Processing,” *Journal of Experimental Psychology: Applied* 12(3) (2006): 179; D. Kahneman and G. Klein, “Conditions for Intuitive Expertise: A Failure to Disagree,” *American Psychologist* 64(6) (2009): 515-26.

12 ボディ・スキャンは臥位でも座位でも、立位でさえも行うことができる。やり方は単純で、もし自分でやってみたければボディ・スキャンのガイド音声はウェブ上で簡単に入手できる。録音されたガイド音声の1つは下記URLからアクセスできる。http://www.urmc.rochester.edu/family-medicine/mindful-practice/curricula-materials/audios.aspx.

13 この話を紹介するにあたり、ローラ・ホーガンに感謝する。

14 E. J. Langer, *The Power of Mindful Learning* (Reading, MA: Perseus Books, 1997); G. C. Spivak, L. E. Lyons, and C. G. Franklin, “ ‘On the Cusp of the Personal and the Impersonal’: An Interview with Gayatri Chakravorty Spivak,” *Biography* 27(1) (2004): 203-21.［訳注：前者は、『あなたの「天才」の見つけ方：ハーバード大学教授がこっそり教える』（加藤諦三訳、2002年、PHP研究所）］

15 疑念と不確実さについては第4章と第6章でも詳述している。

16 J. Greenberg and N. Meiran, “Is Mindfulness Meditation Associated with ‘Felling Less’?,” *Mindfulness* 5(5) (2014): 471-76.

17 C. R. Horowitz et al., “What Do Doctors Find Meaningful about Their Work?,” *Annals of Internal Medicine* 138(9) (2003): 772-75.

18 以下を参照。T. B. Kashdan et al., “Curiosity Enhances the Role of Mindfulness in Reducing Defensive Responses to Existential Threat,” *Personality and Individual Differences* 50(8) (2011): 1227-32; C. P. Niemiec et al., “Being Present in the Face of Existential Threat: The Role of Trait Mindfulness in Reducing Defensive Responses to Mortality Salience,” *Journal of Personality and Social Psychology* 99(2) (2010): 344-65.

19 C. Kidd and B. Y. Hayden, “The Psychology and Neuroscience of Curiosity,” *Neuron* 88(3) (2015): 449-60.

20 J. Gottlieb et al., “Information-Seeking, Curiosity, and Attention: Computational and Neural Mechanisms,” *Trends in Cognitive Sciences* 17(11) (2013): 585-93.

21 ドーパミンはヒトと動物を探索行動に駆り立てるだけでなく、記憶や知性にも影響する。実行意思決定・衝動制御・その他の認知過程を処理する前頭前皮質では、D4受容体と呼ばれるドーパミン受容体が特に発現している。また前頭前皮質では、ドーパミンを含む神経伝達物質を分解する酵素であるカテコール-O-メチルトランスフェラーゼ（COMT）の活性も高い。そこで、ドーパミンD4受容体遺伝子とCOMT遺伝子の両方が好奇心に影響しているだろうというのが現在のモデルである。以下も参照。R. P. Ebstein et al., “Dopamine D4 Receptor (D4DR) Exon III Polymorphism Associated with the Human Personality Trait of Novelty Seeking,” *Nature Genetics* 12(1) (1996): 78-80; C. G. DeYoung et al., “Sources of Cognitive Exploration: Genetic Variation in the Prefrontal Dopamine System Predicts Openness/Intellect,” *Journal of Research in Personality* 45(4) (2011): 364-71.［訳注：探索行動とは、周囲の物質・位置などを探ろうとする動物の行動。ヒトではより内面的・抽象的な情報の探索も含む］

22 この部分に限らず本書の全体を通して、複合的な制御機構を持つ複雑で多層的な生物学的プロセスの数々を簡略に説明しすぎた（経験的価値に関係するいくつかの経路にまとめたが、それら相互のつながりがいかに驚異的かは伝わりにくくなった）ことをお詫びする。特に、社会エピジェネティクスは解明すべき点の多い草創期の科学領域であり、基本原理（社会環境が遺伝子発現に影響すること）は時が経っても変わらないだろうが、仕組みの詳細については間違いなく今後大幅に書き換えられるだろう。

23 L. Dyche and R. M. Epstein, “Curiosity and Medical Education,” *Medical Education* 45(7) (2011); L. K. Michaelson, A. B. Knight, and D. Flink, *Team-Based Learning: A Transformative Use of Small Groups* (New York: Praeger Publishing, 2002).

24 P. Fonagy et al., *Affect Regulation, Mentalization, and the Development of Self* (New York: Other

第3章　好奇心

1　本章に書かれた内容の一部は、ラリー・ダイクとの共著論文から引用している。L. Dyche and R. M. Epstein, “Curiosity and Medical Education,” *Medical Education* 45(7) (2011): 663-68. 以下も参照。D. E. Berlyne, “Novelty and Curiosity as Determinants of Exploratory Behaviour,” *British Journal of Psychiatry* 41(1-2) (1950): 68-80.

2　エーリッヒ・ローウィの言葉で、以下の文献に引用されている。F. T. Fitzgerald, “Curiosity,” *Annals of Internal Medicine* 130(1) (1999): 70-72.［訳注：ローウィはオーストリアから亡命し米国で活躍した循環器科医・倫理学者。*Textbook of Medical Ethics* の著者として知られる］

3　ここでいうオープンさとは、人格 5 因子の 1 つである［訳注：第 1 章注 24 も参照］。以下も参照。R. R. McCrae et al., “Nature over Nurture: Temperament, Personality, and Life Span Development,” *Journal of Personality and Social Psychology* 78(1) (2000): 173-86.

4　医療の不確実さと、それに対する医師たちの反応については、レネー・フォックスが時代に先駆けて 1959 年に発表した *Experiment Perilous: Physicians and Patients Facing the Unknown* 以降、深く検証されるようになった。スペースの都合上、ここで包括的な参考文献一覧のすべてを含めることはできないが、参考となる見解をいくつか挙げる。R. Fox, *Experiment Perilous: Physicians and Patients Facing the Unknown* (Glencoe, IL: Free Press, 1959); J. P. Kassirer, “Our Stubborn Quest for Diagnostic Certainty: A Couse of Excessive Testing,” *New England Journal of Medicine* 320(22) (1989): 1489-91; F. Borrell-Carió and R.M. Epstein, “Preventing Errors in Clinical Practice: A Call for Self-Awareness,” *Annals of Family Medicine* 2(4) (2004): 310-16; G. Gillett, “Clinical Medicine and the Quest for Certainty,” *Social Science & Medicine* 58(4) (2004): 727-38; K. G. Volz and G. Gigerenzer, “Cognitive Process in Decisions under Risk Are Not the Same as in Decisions under Uncertainty,” *Frontiers in Decision Neuroscience* 6(105) (2012): 1-6; R. M. Epstein, B. S. Alper, and T. E. Quill, “Communicating Evidence for Participatory Decision Making,” *JAMA* 291(19) (2004): 2359-66; R. M. Epstein et al., “ ‘Could This Be Something Serious?’ Reassurance, Uncertainty, and Empathy in Response to Patients’ Expressions of Worry,” *Journal of General Internal Medicine* 22(12) (2007): 1731-39; M. S. Gerrity, R. F. DeVillis, and J. A. Earp, “Physician's Reactions to Uncertainty in Patient Care: A New Measure and New Insights,” *Medical Care* 28(8) (1990): 724-36; G. H. Gordon, S. K. Joos, and J. Byrne, “Physician Expressions of Uncertainty during Patient Encounters,” *Patient Education & Counseling* 40(1) (2000): 59-65; C. G. Johnson et al., “Does Physician Uncertainty Affect Patient Satisfaction?,” *Journal of General Internal Medicine* 3(2) (1998): 144-49; J. Ogden et al., “Doctors’ Expressions of Uncertainty and Patient Confidence,” *Patient Education & Counseling* 48(2) (2002): 171-76.［訳注：フォックスは米国の医療社会学者。欧州やアフリカなど各地で観察研究を行い、国境なき医師団の活動にも参加した。『生命倫理をみつめて：医療社会学者の半世紀』（中野真紀子訳、2003 年、みすず書房）も参照］

5　F. T. Fitzgerald, “Curiosity,” *Annals of Internal Medicine* 130(1) (1999): 70-72.

6　1912 年、タイタニック号は処女航海で氷山に衝突し、乗客・乗組員のほとんどが亡くなった。

7　単なる好奇心から、私は自分自身のカルテをチェックしてみた。そこには 30 の問題がリストされていたが、ほとんどは何十年も前に解決済みで、現在の健康状態に関連するものは 2 つしかなかった。

8　E. Baumgarten, “Curiosity as a Moral Virtue,” *International Journal of Applied Philosophy* 15(2) (2001): 23-42; J. Halpern, *From Detached Concern to Empathy: Humanizing Medical Practice* (Oxford: Oxford University Press, 2001); Institute of Medicine, *Crossing the Quality Chasm: A New Health System for the 21st Century* (Washington, DC: National Academies Press, 2001); R. M. Epstein et al., “Measuring Patient-Centered Communication in Patient-Physician Consultations: Theoretical and Practical Issues,” *Social Science & Medicine* 61(7) (2005): 1516-28; C. M. Chou, K. Kellom, and J. A. Shea, “Attitudes and Habits of Highly Humanistic Physicians.” *Academic Medicine* 89(9) (2014): 1252-58.

9　M. Polanyi, “Knowing and Being, the Logic of Tacit Inference,” in *Knowing and Being: Essays by Michael Polanyi*, ed. M. Grene (Chicago: University of Chicago Press, 1969), chaps. 9 and 10, 123-58; M. Polanyi, *Personal Knowledge: Towards a Post-critical Philosophy* (Chicago: University of Chicago Press, 1974) を参照。［前者は『知と存在：言語的世界を超えて』（佐野安仁・澤田允夫・吉田謙二監訳、1985 年、晃洋書房）の「知と存在、暗黙的推理の論理」、後者は『個人的知識：脱批判哲学をめざして』（長尾史郎訳、1985 年、ハーベスト社）］

10　V. F. Reyna, “A Theory of Medical Decision Making and Health: Fuzzy Trace Theory,” *Medical De-*

Philosophical Works (1858), Vol. 4, 32. 翻訳は『学問の進歩』（服部英次郎・多田英次訳、1974年、岩波文庫）]。ニーチェは『ツァラトゥストラはこう言った』で、私たちの認識は欲望や願望によって色づけされており、そんなことは不可能だと反論した。著作家アナイス・ニンはこの思いに対して、私たちがいかに「物事をあるがままに見るのではなく、私たちが見たいように見ている」か、というよく引用される一節で内省した。詳細は以下も参照。A. Nin, *Diary of Anaïs Nin, 1939-1944* (New York: Harcourt, Brace & World, 1969).［『アナイス・ニンの日記』第3巻（矢口裕子編訳、2017年、水声社）]

暗然の（意識下の）バイアスやステレオタイプについての社会心理学研究により、私たちの認識は純粋無垢でないことが度々確認されている。詳細は以下を参照。T. D. Wilson, *Strangers to Ourselves: Discovering the Adaptive Unconscious* (Cambridge, MA: Belknap Press of Harvard University Press, 2002)［『自分を知り、自分を変える：適応的無意識の心理学』（村田光二訳、2005年、新曜社）]

医療においても、こうしたバイアスが臨床意思決定に影響することが示されている。以下も参照。A. R. Green et al., "Implicit Bias among Physicians and Its Prediction of Thrombolysis Decisions for Black and White Patients," *Journal of General Internal Medicine* 22(9) (2007):1231-38. ジェリー・カンによるTEDx Talkは、この原理を明快に示している（http://thesituationist.wordpress.com/2014/02/01/immaculate-perception）。本書で私が伝えたいのは、内観によって普段は意識下にあるこうした認識過程の一部にアクセスすることが可能になるということである。

28 "脚本"とは、類型化された臨床シナリオに基づいて、医療者の内面に蓄積されたストーリーで、多くの場合トレーニングによって習得される。以下も参照。B. Charlin et al., "Scripts and Clinical Reasoning," *Medical Education* 41(12) (2007):1178-84.［訳注："脚本"は、"病歴聴取 - 推論 - 身体診察 - 疾患・治療知識を引き出す"などの一連した手続き的知識を意味する認知心理学用語]

29 カナダの救急医パトリック・クロスケリーは、臨床意思決定に影響する内的なバイアスである"認知的反応傾向"について述べている。これらについてはJ. E. Groopman, *How Doctors Think* (New York: Houghton Mifflin, 2007)［『医者は現場でどう考えるか』（美沢惠子訳、2011年、石風社）]でも詳しく解説されている。クロスケリーは過去15年にわたる一連の論文の中で、バイアス・ステレオタイプ・経験則の誤用の原因を、見当違いの帰属付けから過信・思考停止まで数十個挙げて概観している。こうしたプロセスのほとんどは意識レベルの下にある。詳細は、以下も参照。P. Croskerry and G. Norman, "Overconfidence in Clinical Decision Making," *American Journal of Medicine* 121(5) (2008):S24-S29; P. Croskerry and G. R. Nimmo, "Better Clinical Dicision Making and Reducing Diagnostic Error," *Journal of the Royal College of Physicians of Edinburgh* 41(2) (2011):155-62; P. Croskerry, A. A. Abbass, and A. W. Wu, "How Doctors Feel: Affective Issues in Patients' Safety," *Lancet* 372(9645) (2008):1205-6; P. Croskerry, "The Importance of Cognitive Errors in Diagnosis and Strategies to Minimize Them," *Academic Medicine* 78(8) (2003): 775-80; P. Croskerry, P. Croskerry, "Clinical Cognition and Diagnostic Error: Applications of a Dual Process Model of Reasoning," *Advances in Health Sciences Education* 14(1) (2009): 27-35; P. Croskerry, "From Mindless to Mindful Practice—Cognitive Bias and Clinical Decision Making," *New England Journal of Medicine* 368(26) (2013): 2445-48.

30 モーハンティの研究室で、こうした観察事実を実証する一連の実験がおこなわれた。以下も参照。A. Mohanty et al., "Search for a Threatening Target Triggers Limbic Guidance of Spatial Attention," *Journal of Neuroscience* 29(34) (2009):10563-72; A. Mohanty and T. J. Sussman, "Top-Down Modulation of Attention by Emotion," *Frontiers in Human Neuroscience* 7 (2013):102.

31 医療におけるステレオタイプの原因は、患者ごとの個別な行動だけでなく、人種・民族・ジェンダー・性的指向・習慣・肥満・ライフスタイルの選択・病気なども含む（本書の後半でより詳細に述べる）。

32 皮膚科医ニール・プローズも同様の状況について述べている。医師が皮膚の奥まで患者を診ることによって初めて患者の心理的な苦しみが明らかになる。以下を参照。N. Prose, "Paying Attention," *JAMA* 281(21) (2000):2763.

33 キャロル＝アン・ムルトンはこの資質を"自動性の中での気づき"と呼ぶ［訳注：第2章注16を参照]。以下を参照。C.-A. Moulton et al., "Slowing Down When You Should: A New Model of Expert Judgment," *Academic Medicine RIME: Proceedings of the Forty-Sixth Annual Conference* 82(10) (2007):S109-16.

での気づき"は、自動操縦モードから意識して手を動かす意図的な注意モードに切り替えるタイミングを読み取る力。第 1 章も参照]

17 D. D. Salvucci, N. A. Taatgen, and J. P. Borst, "Toward a Unified Theory of the Multitasking Continuum: From Concurrent Performance to Task Switching, Interruption, and Resumption," *Proceedings of ACM CHI 2009 Conference on Human Factors in Computing Systems—Understanding UI 2 (2009)*: 1819-28.

18 教育・心理学分野には、課題外在性認知負荷（対処中の問題に関係ない）と学習関連認知負荷（対処中の問題に関係ある）を操作した際の問題解決への影響を調べた研究論文が多数ある。以下も参照。J. Sweller, "Cognitive Load During Problem Solving: Effects on Learning," *Cognitive Science* 12(2) (1988):257-85; N. W. Mulligan, "The Role of Attention during Encoding in Implicit and Explicit Memory," *Journal of Experimental Psychology: Learning, Memory, & Cognition* 21(1) (1998):27-47; C. Stangor and D. McMillan, "Memory for Expectancy-Congruent and Expectancy-Incongruent Information," *Psychological Bulletin* 111(1) (1992):42-61. 態度や動機がこうした影響を解除し、一貫性のない情報を認知する仕組みの機微については、以下も参照。J. W. Sherman, F. R. Conrey, and C. J. Groom, "Encoding Flexibility Revisited: Evidence for Enhanced Encoding of Stereotype-Inconsistent Information under Cognitive Load," *Social Cognition* 22(2) (2004):214-32.

19 トップダウン型注意とボトムアップ型注意についてのより詳細な探究については、以下も参照。M. Corbetta and G. L. Shulman, "Control of Goal-Directed and Stimulus-Driven Attention in the Brain," *Nature Reviews Neuroscience* 3(3) (2002):201-15.

20 皮疹は無害なウイルス感染でもよくみられるが、種類によってはより重篤な病気のサインである可能性もある（麻疹・髄膜炎・重症な薬疹など）。

21 右前頭 - 頭頂ネットワークの構造と機能、右脳が左脳と異なる機能を持つことの重要性についての議論は、注 19 にも挙げた "Control of Goal-Directed and Stimulus-Driven Attention in the Brain" を参照。右脳半球と左脳半球の違いは大衆的な脳科学によって過度に単純化された形で流布している。現在の研究は左右の脳機能に相違よりも類似のほうが多いことを示唆しているが、機能不全によっては明らかにどちらかに限局したものもある。例えば、抑うつが右前頭前皮質の過活動と相関する、右脳梗塞の患者が神経症状に気づきにくい［訳注：半側空間無視］、などである。

22 C. Bereiter and M. Scardamalia, *Surpassing Ourselves: An Inquiry into the Nature and Implications of Expertise* (Chicago: Open Court, 1993).

23 重要なことすべてを意識することは、いつでも可能な訳ではなく、どの瞬間でも望ましいとは限らない（特に緊急な状況においては）。

24 画像に起きるゆっくりした（または予想外の）変化が見落とされる現象を、心理学では"変化盲"と呼ぶ。変化盲の例としては、以下の動画を参照。http://www.youtube.com/watch?v=1nL5ulsWMYc.

25 こうした薬の警告は、医師の典型的な勤務日 1 日に平均 63 回（8 ～ 10 分に 1 回）起きるという。以下も参照。A. L. Russ et al., "Prescribers' Interactions with Medication Alerts at the Point of Prescribing: A Multi-Method, In Situ Investigation of the Human-Computer Interaction," *International Journal of Medical Informatics* 81(4) (2012):232-43.

26 出典は K. Maue, *Water in the Lake: Real Events for the Imagination* (New York: Harper & Row, 1979). ケン・モウイは 1970 年代にウェズリアン大学で教えていたが、彼に示された日常の何気ないことに意識を向けるための鮮やかな方法は衝撃的だった。もとは音楽家であるが、彼の前衛的な作品は徐々に音そのものへの関心を離れ、どうすれば世界を"音楽"として経験できるかに移っていった。こうした作品は、正式な瞑想や行と類似した方法で私たちの内面を明らかにする（つまり、意識の持つ可能性を浮き彫りにする）。

27 純粋無垢の認識という概念は以前からあった。この概念は西洋哲学にも仏教哲学にも起源を持ち、後に経験的な研究によって検証された。仏教哲学は、認識を含むすべては空であることと、瞑想や行を通じて意味・価値判断・バイアスを捨て去ることで世界をあるがままに見ることができることを強調する。詳しくは以下も参照。F. J. Streng, *Emptiness: A Study in Religious Meaning* (Nashville, TN: Abingdon Press, 1967).

フランシス・ベーコンは 1605 年、純粋無垢の認識（目に映るものをありのままに受け止められるように、目を自然の事実にしっかりと固定すること）が世界をあるがままに見るために必要だと主張した［訳注：In Francis Bacon, James Spedding (ed.), Robert Leslie Ellis (ed.), 'The Plan of the Work: The Great Instauration', *The Works of Francis Bacon: Translations of the*

ることができる。重要なのは、専念すること・一貫性・根気・支え合う仲間がいることである。詳しくは第 11 章と付録も参照。

第2章　注意を向けること

1　この引用句は、今は亡き（偉大な）野球ヒーローにして哲人、ヨギ・ベラの言葉とされる。［訳注：彼はほかにも数多くの“迷言”に近い独特の言い回しで知られる］

2　残念ながら、エミルの予後は不良だった。ただ、彼の腫瘍内科医によれば、1 か月早く診断されていたとしても結果は変わらなかっただろうとのことであった。

3　この観察結果はチャブリスとシモンズにより *The Invisible Gorilla: How Our Intuitions Deceive Us* (New York: Crown, 2011) にまとめられ、ベストセラーとなった。同書ではこの現象が深く掘り下げ解説されている。動画にはいくつかのバージョンがあるが、その 1 つは http://youtube.com/watch?v=47LCLoidJh4.［*The Invisible Gorilla* の邦訳は『錯覚の科学』（木村博江訳、2014 年、文春文庫）］

4　ゴリラは肺野（黒い部分）の右上部分にいる。以下も参照。T. Drew, M. L. Vo, and J. M. Wolfe, "The Invisible Gorilla Strikes Again: Sustained Inattentional Blindness in Expert Observers," *Psychological Science* 24(9) (2013):1848-53.

5　第 1 章で触れたジェイクの手術でどうしてほかの者たちが声を上げなかったのか、私にはわからない。彼らも気づいていなかったのかもしれないし、外科医の反応を怖れたのかもしれない。

6　J. S. MacDonald and N. Lavie, "Visual Perceptual Load Induces Inattentional Deafness," *Attention, Perception, and Psychophysics* 73(6) (2011):1780-89.

7　D. Kahneman, *Thinking, Fast and Slow* (New York: Farrar, Straus and Giroux, 2013).［『ファスト＆スロー』（村井章子訳、2014 年、早川書房）］

8　医療におけるこうしたアリストテレス的概念とその根拠文献を紹介してくれた ACGME（米国卒後医学教育認定評議会）の元議長、デイヴィッド・リーチに感謝する。熟達することと単に経験を積むことがどう違うのかを深く理解するには、C. Bereiter and M. Scardamalia, *Surpassing Ourselves: An Inquiry into the Nature and Implications of Expertise* (Chicago: Open Court, 1993) を参照。

9　W. Levinson, R. Gorawara-Bhat, and J. Lamb, "A Study of Patient Clues and Physician Responses in Primary Care and Surgical Settings," *JAMA* 284(8) (2000):1021-27; A. L. Suchman et al., "A Model of Empathic Communication in the Medical Interview," *JAMA* 277(8) (1997):678-82.

10　D. S. Morse, E. A. Edwardsen, and H. S. Gordon, "Missed Opportunities for Interval Empathy in Lung Cancer Communication," *Archives of Internal Medicine* 168(17) (2008):1853-58.

11　感情がどれほど意思決定に関与しているかについては、第 6 章でさらに論じている。

12　医師は研究の説明を受け参加に同意し、その後 1 年間のうちに 2 人の“予告されない標準模擬患者”を診ることになっていた。以下も参照。R. M. Epstein et al., " 'Could This Be Something Serious?' Reassurance, Uncertainty, and Empathy in Response to Patients' Expressions of Worry," *Journal of General Internal Medicine* 22(12) (2007):1731-39; D. B. Seaburn et al., "Physician Responses to Ambiguous Patient Symptoms," *Journal of General Internal Medicine* 20(6) (2005):525-30.

13　R. M. Epstein et al., "Awkward Moments in Patient-Physician Communication about HIV Risk," *Annals of Internal Medicine* 128(6) (1998):435-42.

14　患者‐医療者間のコミュニケーションや関係性が診療に与える影響について書かれた近年の総説には以下がある。J. M. Kelly et al., "The Influence of the Patient-Clinician Relationship on Healthcare Outcomes: A Systematic Review and Meta-analysis of Randomized Controlled Trials," *PLoS ONE* 9(4) (2014).

15　R. J. Baron, "An Introduction to Medical Phenomonology: I Can't Hear You While I'm Listening," *Annals of Internal Medicine* 103(4) (1985): 606-11.

16　哲学者マイケル・ポランニーは、落ち着くべき状況だと悟るための前提となる“従属的意識”という用語を考案した。また、外科医キャロル＝アン・ムルトンと物理学者アニー・ルンは“自動性の中での気づき”について述べている。以下も参照。M. Polanyi, *The Tacit Dimension* (Gloucester, MA: Peter Smith, 1983); A. S. Leung, R. M. Epstein, and C.-A. Moulton, "The Competent Mind: Beyond Recognition," in *The Question of Competence*, eds B. D. Hodges and L. Lingard (Ithaca and London: Cornell University Press, 2012), chap. 7, 155-76.［訳注：“自動性の中

"Calibrating the Physician."

18 R. M. Epstein and E. M. Hundert, "Defining and Assessing Professional Competence," *JAMA* 287(2) (2002): 226-235.

19 こうして生まれた医学部の学生を対象とした包括的評価プログラムは、診断や治療のスキルだけでなく学生の省察・自己覚知も重視したものになった。それ以来、学生たちは医師になるうえでの成長にとても役立ったと評価しており、私は自己洞察の欲求を持つ彼らを頼もしく思っている。以下も参照。R. M. Epstein et al., "Comprehensive Assessment of Professional Competence: The Rochester Experiment," *Teaching and Learning in Medicine* 16(2) (2004):186-96.

20 R. M. Epstein, "Mindful Practice," *JAMA* 282(9) (1999): 833-39.

21 M. C. Beach et al., "A Multicenter Study of Physician Mindfulness and Health Care Quality," *Annals of Family Medicine* 11(5) (2013):421-28. ビーチ博士は、医師のマインドフルネス（の欠如）を「目的地まで足早に歩き、途中にあるものには注意を払わないことが多い」「人の話を片耳で聞きながら、同時にほかのことをしていることがある」「会ったばかりの人の名前を忘れがちである」などの質問を含む標準的なアンケートによって評価した。自分がマインドフルかどうかを自分で評価するというのもおかしな話であるが、アンケート結果は確かにマインドフルとされる行動を予測し、瞑想の経験値と相関していた。以下も参照。P. Grossman, "On Measuring Mindfulness in Psychosomatic and Psychological Research," *Journal of Psychosomatic Research* 64(4) (2008): 405-8.

22 同じ考えを持つミック・クラスナー医師がロチェスター大学にいるのを発見し、彼と私が先頭に立ってロチェスター大学の医師・研修医・学生・医学教育者たちを対象にマインドフル診療に関するワークショップやセミナーを開催した。こうした努力が、現在6つの大陸で開催されているプログラムとして結実した。コンセプトの具現化にあたってはいくつもの財団の援助があり、1999年にJAMA掲載された "Mindful Practice" は医学論文に1,000回以上引用されている。

23 私たちはこの結果を2009年にJAMAに、追跡調査の結果を2012年にアカデミック・メディシン誌に発表した。それぞれ、H. B. Beckman et al., "The Impact of a Program in Mindful Communication on Primary Care Physicians," *Academic Medicine* 87(6) (2012):1-5; M. S. Krasner et al., "Association of an Educational Program in Mindful Communication with Burnout, Empathy, and Attitudes among Primary Care Physicians," *JAMA* 302(12) (2009):1284-93.

24 彼らの人格評価には、最も汎用されているNEO-FFIスケールを用いた。以下も参照。P. T. Costa and R. R. McCrae, "NEO PI-R: Professional Manual, Revised Neo Personality Inventory (NEO PI-R), and Neo Fiver-Factor Inventory (NEO-FFI)" (Odessa, FL: Psychological Assessment Resouces, 1992); R. R. McCrae and P. T. Costa Jr., "Personality Trait Structure as a Human Universal," *American Psychologist* 52(5) (1997):509-16. ［訳注：NEO-FFIスケールはオープンさ・良心的さ・外向性・調和性・神経症傾向の5因子60項目からなる質問票］

25 医師が患者との関係に最も仕事上の意義とやりがいを感じていることは、2014年のペンシルベニア大学による研究でも確かめられている。研究では学生と研修医に人間性あふれるケアを体現する医師たちの名前を挙げてもらい、彼らに効果的な医療を提供し続けながら燃え尽きない秘訣を尋ねた。回答の中には、謙虚さなどの態度、自己省察やマインドフルネスの瞑想・行などの習慣などがあった。以下も参照。C. M. Chou, K. Kellom, and J. A. Shea, "Attitudes and Habits of Highly Humanistic Physicians," *Academic Medicine* 89(9) (2014): 1252-58.

26 A. Verghese, "Culture Shock—Patient as Icon, Icon as Patient," *New England Journal of Medicine* 359(26) (2008):2748-51. ［訳注：エイブラハム・バルギーズ医師は、問診や身体診察などを通して意味のある生身の患者-医師関係を復興させる試みで知られている］

27 初期の公衆衛生やエビデンスに基づいた医療（EBM）の概念は、患者ごとの視点やニーズを無視したり、定量的なモデルによって患者を治療アルゴリズムに入力する"数値"に置き換えたりしていた。幸い近年のEBM理論はこうした手法の限界に対処し、患者中心の考え方を取り入れたものになっている。以下も参照。D. Bassler et al., "Evidence-Based Medicine Targets the Individual Patient. Part 2: Guides and Tools for Individual Decision-Making," *ACP Journal Club* 149(1) (2008):2; V. M. Montori and G. H. Guyatt, "Progress in Evidence-Based Medicine," *JAMA* 300(15) (2008): 1814-16; G. Guyatt et al., "Patients at the Center: In Our Practice, and in Our Use of Language," *ACP Journal Club* 140(1) 82004); A11-A12.

28 私の場合は、伝統的な禅とヴィパッサナー瞑想であった。瞑想や行は、その宗派を問わず、瞬間ごとの経験に注意を向ける力・焦点を絞る力・受容的で価値判断をはさまない態度などを涵養する。人によっては、武道・ランニング・音楽演奏などによっても同様の目的を達すえない存在でもない」という四重の矛盾を提唱した。F. J. Streng, *Emptiness: A Study in Religious Meaning* (Nashville, TN: Abingdon Press, 1967) も参照。[訳注：この 4 つの立場は四句分別と呼ばれ、主著『中論』でよく用いられる概念]

10 G. L. Engel, "The Need for a New Medical Model: A Challenge for Biomedicine," *Science* 196(4286) (1977): 129-36.

11 G. L. Engel, "The Clinical Application of the Biopsychosocial Model," *American Journal of Psychiatry* 137(5) (1980): 535-44; G. L. Engel, "From Biomedical to Biopsychosocial: Being Scientific in the Human Domain," *Psychosomatics* 38(6) (1997): 521-28.

12 1950 年代に英国の精神科医マイケル・バリントが発案した、家庭医が集まって困難症例を議論するためのグループワークの方式。バリントは参加者への深い問いかけを通じて、患者に対して無自覚に抱いていた（良くも悪くも患者ケアに影響し得る）感情を明らかにした。医師の人としての在り方もまた処方する薬に劣らず重要な治療手段だというのが、彼の固い信念だった。以下も参照。M. Balint, *The Doctor, His Patient, and the Illness* (New York: International Universities Press, 1957); I. R. McWhinney, "Fifty Years On: The Legacy of Michael Balint," *British Journal of General Practice* 49 (1999): 418-19; L. Scheingold, "Balint Work in England: Lessons for American Family Medicine," *Journal of Family Practice* 26(3) (1998): 315-20.

13 原家族グループのワークでは、自分自身の家庭環境（生い立ち、価値観、信念、言葉の使い方、結びつきの程度など）が自分の日常診療における価値判断に暗に与えている影響を探究する。以下も参照。S. H. McDaniel, T. L. Campbell, and D. B. Seaburn, *Family-Oriented Primary Care: A Manual for Medical Providers* (New York: Springer-Verlag, 1990); R. M. Epstein, "Physician Know Thy Family: Looking at One's Family of Origin as a Method of Physician Self-Awareness," *Medical Encounter* 8(1) (1991): 9; S. H. McDaniel and J. Landau-Stanton, "Family-of-Origin Work and Family Therapy Skills Training: Both-And," *Family Process* 30(4) (1991): 459-71; M. Mengel, "Physician Ineffectiveness due to Family-of-Origin Issues," *Family Systems Medicine* 5(2) (1987): 176-90.

14 パーソナル・アウェアネス・グループは、米国心理学者カール・ロジャースの研究成果をもとに米国医療コミュニケーション学会により作成された、医師が集まって内面世界と関係性を探究するための形式のこと。以下も参照。D. H. Novack et al., "Calibrating the Physician: Personal Awareness and Effective Patient Care," *JAMA* 278(6) (1997):502-9; T. E. Quill and P. R. Williamson, "Healthy Approaches to Physician Stress," *Archives of Internal Medicine* 150(9) (1990): 1857-61; R. C. Smith et al., "Efficacy of a One-Month Training Block in Psychosocial Medicine for Residents: A Controlled Study," *Journal of General Internal Medicine* 6(6) (1991): 535-43.

15 30 年にわたり家庭医研修医を対象にパーソナル・アウェアネス・グループを先導してくれたデイヴィッド・スパーバー、私のフェローシップ期間中に原家族グループを主宰してくれたデイヴィッド・シーバーン、スーザン・マクダニエル、ピーター・ルルーらに感謝する。

16 参照した概念は、個人的知識 [訳注：マイケル・ポランニーの主著名]、手続き的知識 [訳注：何かをする際の段取りなど]、過程知識 [訳注：物事をどう身に付けるかを知ること]、暗黙知 [訳注：マイケル・ポランニーによる概念]、自己省察、省察的実践家 [訳注：哲学者ドナルド・ショーンの主著名]、行為の中の省察 [訳注：ドナルド・ショーンが提唱した、行為後の省察と対になる概念]、行動中の知識 [訳注：コンピュータ科学者・理論学者のレイモンド・ライターの主著名]、間主観性 [訳注：現象学者エトムント・フッサールも用いた心理学・哲学・社会学の概念で、二人以上の主観が共通して同意・認識していること]、エナクション [訳注：認知とは環境から受け取るものではなく、身体行為によって自ら採択するものだという考え] など。これらの文献はいずれも私の論文 "Mindful Practice" に引用した。

17 1990 年代後半から、医師の内面世界とそれを自覚することが診療に与える影響に注目する文献が増えてきた。以下も参照。S. L. Shapiro, G. E. Schwartz, and G. Bonner, "Effects of Mindfulness-Based Stress Reduction on Medical and Premedical Students," *Journal of Behavioral Medicine* 21(6) (1998):581-99; S. L. Shapiro and G. E. Schwartz, "Mindfulness in Medical Education: Fostering the Health of Physicians and Medical Practice," *Integrative Medicine* 1(3) (1998):93-94; R. C. Smith et al., "Teaching Self-Awareness Enhances Learning about Patient-Centered Interviewing," *Academic Medicine* 74(11) (1999):1242-48; D. H. Novack, R. M. Epstein, and R. H. Paulsen, "Toward Creating Physician-Healers: Fostering Medical Students' Self-Awareness, Personal Growth, and Well-Being," *Academic Medicine* 74(5) (1999):516-20; D. H. Novack et al., "Personal Awareness and Professional Growth: A Proposed Curriculum," *Medical Encounter* 13(3) (1997):2-7; Novack et al.,

原注

以下は原著者による注釈である。ただし翻訳にあたり、訳注を付記するとともに、紹介されている文献のうち邦訳のあるものについてはその書誌情報を追記した。

第1章　マインドフルであること

1 たとえ1つの腎臓が不可逆的な障害を受けても、ジェイクの年齢を考えれば、もう1つの腎臓の機能が時間とともに代償的に増え、腎機能は正常化していただろう（腎移植ドナーと同じように）。

2 こうした認知の罠についての記述は、救急医で意思決定科学者でもあるパトリック・クロスケリーの論文を参照。P. Croskerry, “The Importance of Cognitive Errors in Diagnosis and Strategies to Minimize Them,” *Academic Medicine* 78(8) (2003): 775-780; P. Croskerry and G. Norman, “Overconfidence in Clinical Decision Making,” *American Journal of Medicine* 121(5) (2008): S24-S29; P. Croskerry, “A Universal Model of Diagnostic Reasoning,” *Academic Medicine* 84(8) (2009): 1022-28; P. Croskerry, “Context Is Everything or How Could I Have Been That Stupid?,” *Health Care Quarterly* 12 (2009): e171-e176; P. Croskerry, “From Mindless to Mindful Practice—Cognitive Bias and Clinical Decision Making,” *New England Journal of Medicine* 368(26) (2013): 2445-48. また、以下に述べられたクロスケリーの診療の様子も参照。J. E. Groopman, *How Doctors Think* (New York: Houghton Mifflin, 2007).［『医者は現場でどう考えるか』（美沢惠子訳、2011年、石風社）］

3 医療者の専門的能力が多面的で全人的であることに関する詳しい議論については、R. M. Epstein and E. M. Hundert, “Defining and Assessing Professional Competence,” *JAMA* 287(2) (2002): 226-235; R. M. Epstein, “Mindful Practice,” *JAMA* 282(9) (1999): 833-39 を参照。

4 哲学者マイケル・ポランニーは従属的意識という言葉で、意識表面の直下にあるため意識が届き得るところにあるが、意識しすぎると却ってつまずくため暗黙にされているものに言及した。例えば、ピアニストに演奏中ずっと指の動きを意識するよう指示すると、意識せずにいるときよりもミスが増えるだろう。以下も参照のこと。M. Polanyi, *Personal Knowledge: Towards a Post-critical Philosophy* (Chicago: University of Chicago Press, 1974); M. Polanyi, *The Tacit Dimension* (Gloucester, MA: Peter Smith, 1983).［前者は『個人的知識：脱批判哲学をめざして』（長尾史郎訳、1985年、ハーベスト社）、後者は『暗黙知の次元』（高橋勇夫訳、2003年、ちくま学芸文庫）］

　関連する概念に、脳は多くの情報の中からアクセスする情報を事前に選ぶという“前注意的処理”がある。この概念については、J. H. Austin, *Zen and the Brain: Toward an Understanding of Meditation and Consciousness* (Cambridge, MA: MIT Press, 1998) を参照のこと。もう1つの関連する概念として“過程知識”（物事をどう身に付けるかを知ること）がある。例えば、外科医の結紮・自転車に乗ること・ピアニストの音階練習などは、それを修得していくうちに暗黙的なものとなる。これらは教育において有用な概念である。M. Eraut, *Developing Professional Knowledge and Competence* (London: Falmer Press, 1994) も参照。

5 C.-A. Moulton, R. M. Epstein, “Self-Monitoring in Surgical Practice: Slowing Down When You Should,” in *Surgical Education: Theorising an Emerging Domain*, ed. H. Fry and R. Kneebone (New York: Springer, 2011), chap. 10, 169-82; C.-A. Moulton et al., “Slowing Down When You Should: A New Model of Expert Judgment,” *Academic Medicine RIME: Proceedings of the Forty-Sixth Annual Conference* 82(10) (2007): S109-S116.

6 公正を期して言えば、メータ医師に好奇心があったかどうか私にはわからない。もしかすると、好奇心はあったが内に秘めて人には見せなかったのかもしれない。ライヒ医師の好奇心は、私からもはっきりと見てとれた。

7 この科目など（私は彼のほかの科目も選択した）を担当していたウェズリアン大学のランディ・ハンツベリー教授に感謝する。彼は私を含む多くの学生たちに強く前向きな感化をもたらした。

8 J. Kabat-Zinn, *Wherever You Go, There You Are: Mindfulness Meditation in Everyday Life* (New York: Hyperion, 1994).［『マインドフルネスを始めたいあなたへ：毎日の生活でできる瞑想』（田中麻里監訳、松丸さとみ訳、2012年、星和書店）］

9 より正確には、2世紀の仏教思想家である龍樹は「自分は間違う存在だ」「自分は間違う存在ではない」「自分は間違う存在でも間違えない存在でもある」「自分は間違う存在でも間違

†3　心理学用語で、コントロールできないものをコントロールできると錯覚すること。
†4　無力と自分を同一化するのではなく、客観的に無力さを感じる自分を見つめるということ。第 5 章にある「動じない心の実践」も参照。
†5　ゆっくりと床を歩き身体の感覚、筋肉の動き、床と接する足の裏の感覚など、その瞬間の自己・他者・状況に意識を向ける修練。

第 8 章　思いやりの心が揺らぐとき

†1　compassion の com は“ともに”、passion は“苦しみ（特に、キリストの受難）”を意味する。
†2　40 歳で末期がんと診断されたボストンの病院顧問弁護士、ケン・シュワルツの遺志を継ぐ団体。詳しくは第 11 章を参照。
†3　ルカ書 10 章にある、愛すべき隣人とは誰かを問う律法学者に対するイエスの答え。ユダヤ人の祭司とレビ人は怪我人を見ただけで通り過ぎたが、当時差別されていたサマリア人は気の毒に思って介抱し、宿屋に連れてゆき世話代を置いていったという。なおキリスト教圏で“善きサマリア人”は仁愛の象徴であり、病院名などにも冠されている。
†4　実験は真冬の米国東部で行われ、日中の気温はマイナス 15℃以下であった。
†5　部派仏教の『倶舎論』でいう、親友・処中・怨讐に通じる概念。同仏典では、さらに親しき者と怨ある者を上・中・下に分け、上の親しい者から順に慈悲を施すよう説いている。
†6　上座部仏教の経典などに用いられる言語。
†7　慈（相手の幸せを望む心）・悲（相手の苦しみを除きたいと思う心）・喜（相手の幸せをともに喜ぶ心）・捨（偏見のない平静な心）など。これらを持った状態を“四無量心（しむりょうしん）”と呼ぶ。

第 9 章　悪いことが起きたとき

†1　もとは軍事用語で、任務後の兵士に状況を報告させること。状況を聞き取る機会であると同時に、当事者が体験を自ら語ることは心理的な支援につながると考えられている。
†2　PTSD（心的外傷後ストレス障害）の〝侵入症状〟を意識した表現。フラッシュバックや悪夢などが、頭の中に侵入してくるように繰り返し現われること。
†3　米国でよく用いられ、A4 に近い大きさ。
†4　原語の confession には、告解・懺悔などのニュアンスがある。
†5　医師の監督下に診察・処方・手術補助などを行うことのできる資格。フィジシャン・アシスタントとも。
†6　原語の rapid response team（RRT）は本来、患者急変時に招集される多職種チームのこと。

第 10 章　癒し手を癒す

†1　原語の imposter は本来、ペテン師や詐称者のこと。ここでは、能力の過小評価から自分を成功や評価に値しないと考える“インポスター症候群（現象）”を踏まえて用いられている。原注 18 も参照。
†2　原語は growing edge．骨や植物の根などで、成長が起きる辺縁の領域。
†3　良心的さと、神経症傾向のなさ。原注 29 も参照。
†4　『無門関』第七則の「趙州洗鉢」より。

第 11 章　マインドフルになる

†1　過去に囚われて現状を非難する自分と、潜在能力を秘めたもう 1 人の自分との相克。テニスコーチのティモシー・ガルウェイが『インナーゲーム』（後藤新弥訳、2000 年、日刊スポーツ出版社）で提唱し、以後広くスポーツ以外の分野にも応用されている。

第 12 章　マインドフルな医療を思い描く

†1　*Managing the Unexpected: Sustained Performance in a Complex World*, 3rd ed. (San Francisco: Jossey-Bass, 2015) では、“専門知を重んじる（deference to expertise）”に改められている。

訳注

以下は監訳者・訳者による注釈である。

原著序文

†1 原語の imperative は、エマヌエル・カントによる定言命法（categorical imperative）、“無条件にそうしなければならない”という厳然たる規則を想起させる言葉。

日本の皆様へ

†1 米国の精神科医（1892～1949）。個人の持つ性質よりも、個人同士の関わりを重視する、先駆的な概念を提唱した。『精神医学は対人関係論である』（中井久夫訳、2022年、みすず書房）、『個性という幻想』（阿部大樹編訳、2022年、講談社）など著作多数。引用された言葉（We are all much more human than otherwise.）は、彼の常套句として知られる。

第3章　好奇心

†1 文化・宗教・行為・心理などを死の不可避性（と予測不可能性）に対する恐怖と関連付ける理論。もとは米国の文化人類学者アーネスト・ベッカー著『死の拒絶』（今防人訳、1989年、平凡社）に由来する。

†2 愛着スタイルはそれぞれ、恐れ型は他者に恐れと不信を抱き親密な行動を起こさないこと。不安型は離れるのが不安で過度に相手の機嫌をとること。愛着型は他者との関係を避けることを指す。小児では愛着パターンともいう。

第4章　ビギナーズ・マインド――禅の心で実践する医療

†1 クラウディオ・モンテヴェルディは16～17世紀のイタリアの作曲家で、最初期のオペラ『オルフェオ』などの作品で音楽様式に変革をもたらした。アルノルト・シェーンベルクは19世紀末から20世紀に活躍したオーストリアの作曲家で、調性音楽を脱し12音技法を創始した。ジョン・ケージは20世紀の米国の作曲家で、『4分33秒』などの実験的な作品で音楽の定義を広げた。

†2 『無門関』第二九則の「非風非幡」より。

†3 B－A－2C、つまり水瓶Bの1杯分を注ぎ、水瓶Aの1杯分を戻し、水瓶Cの2杯分を戻すというような式のこと。続いての“もっと単純なアプローチ”とは、A+Cのような簡潔な式のこと。

第5章　“いま・ここ”への意識の集中

†1 もとは実存主義哲学者カール・ヤスパースの用語で、死・苦しみ・争い・罪の意識・偶然などを原型とする。限界状況とも。

†2 仏教用語。感情や思考が馬や猿のように暴れまわり心乱れた状態、またそうした心を落ち着かせることの困難さを表す言葉。

†3 愛着が生存に不可欠なことを示した重要な実験だが、動物愛護の観点からは批判もあった。

†4 認識や価値判断の枠組みを意味する心理学用語。

†5 社会も生物のように文化・政治・経済など各部の機能が調和して発達できるとする、社会学用語。

第6章　地図のない舵取り

†1 米国ホロコースト研究者ローレンス・ランガーが初めて用いたとされる用語。

†2 セリ科の二年草、香辛料として用いられる。和名は阿魏（あぎ）。

†3 幸福と利益を重視する倫理思想。ここでは、意思決定において、患者の生活にもたらされ得る利益とリスクのバランスを重視すること。

†4 問題解決や意思決定の際に用いられる心理的過程や思考回路のこと。

第7章　苦悩に応える

†1 初転法輪のこと。悟りを得たブッダが以前の苦行仲間たちに四諦（苦諦・集諦・滅諦・道諦）や八正道などの教義を説き、初期仏教教団の始まりとなった。

†2 『ロミオとジュリエット』中の台詞、「薔薇はどんな名前で呼ばれても甘く香る」を意識したタイトル。

The Doctor Who Makes the Mistake Needs Help Too." *Western Journal of Medicine* 172(6) (2000): 358.

Wu, G., A. Feder, H. Cohen, J. J. Kim, S. Calderon, D. S. Charney, and A. A. Mathé. "Understanding Resilience." *Frontiers in Behavioral Neuroscience* 7(10) (2013).

Yamada, K. *The Gateless Gate: The Classic Book of Zen Koans*. New York: Simon & Schuster, 2005.

Zlatev, J., T. P. Racine, C. Sinha, and E. Itkonen. "Intersubjectivity: What Makes Us Human?" In *The Shared Mind: Perspectives on Intersubjectivity*, edited by J. Zlatev, T. P. Racine, C. Sinha, and E. Itkonen, chap. 1, 1–14. Amsterdam and Philadelphia: John Benjamins, 2008.

——. *The Shared Mind: Perspectives on Intersubjectivity*. Amsterdam and Philadelphia: John Benjamins, 2008.

Zoppi, K. "Communication about Concerns in Well-Child Visits." Ann Arbor: University of Michigan, 1994.

——. "Organizational Resilience: Towards a Theory and Research Agenda." Paper presented at the 2007 IEEE International Conference on Systems, Man, and Cybernetics, Montreal, Quebec, 2007.

——. "The Safety Organizing Scale: Development and Validation of a Behavioral Measure of Safety Culture in Hospital Nursing Units." *Medical Care* 45(1) (2007): 46–54.

Volz, K. G., and G. Gigerenzer. "Cognitive Processes in Decisions under Risk Are Not the Same as in Decisions under Uncertainty." *Frontiers in Decision Neuroscience* 6(105) (2012): 1–6.

Waitzkin, H., and H. Magana. "The Black Box in Somatization: Unexplained Physical Symptoms, Culture, and Narratives of Trauma." *Social Science & Medicine* 45(6) (1997): 811–25.

Waldman, J. D., F. Kelly, S. Aurora, and H. L. Smith. "The Shocking Cost of Turnover in Health Care." *Health Care Management Review* 29(1) (2004): 2–7.

Walker, E. A., W. J. Katon, D. Keegan, G. Gardner, and M. Sullivan. "Predictors of Physician Frustration in the Care of Patients with Rheumatological Complaints." *General Hospital Psychiatry* 19(5) (1997): 315–23.

Wallace, B. A. *The Attention Revolution: Unlocking the Power of the Focused Mind.* Somerville, MA: Wisdom Publications, 2006.

Waterman, A. D., J. Garbutt, E. Hazel, W. C. Dunagan, W. Levinson, V. J. Fraser, and T. H. Gallagher. "The Emotional Impact of Medical Errors on Practicing Physicians in the United States and Canada." *Joint Commission Journal on Quality and Patient Safety* 33(8) (2007): 467–76.

Weick, K. E., and T. Putnam. "Organizing for Mindfulness: Eastern Wisdom and Western Knowledge." *Journal of Management Inquiry* 15(3) (2006): 275–87.

Weick, K. E., and K. H. Roberts. "Collective Mind in Organizations—Heedful Interrelating on Flight Decks." *Administrative Science Quarterly* 38(3)(1993): 357–81.

Weick, K. E., and K. M. Sutcliffe. "Mindfulness and the Quality of Organizational Attention." *Organization Science* 17(4) (2006): 514–24.

——. *Managing the Unexpected: Assuring High Performance in an Age of Complexity.* San Francisco: Jossey-Bass, 2001.

Weiner, S., and A. Schwartz. "Contextual Errors in Medical Decision Making: Overlooked and Understudied." *Academic Medicine: Journal of the Association of American Medical Colleges* 91(5) (2016): 657–62.

Weinstein, N., and R. M. Ryan. "When Helping Helps: Autonomous Motivation for Prosocial Behavior and Its Influence on Well-Being for the Helper and Recipient." *Journal of Personality and Social Psychology* 98(2) (2010): 222–44.

Welie, J. V. "Towards an Ethics of Immediacy. A Defense of a Noncontractual Foundation of the Care Giver–Patient Relationship." *Medicine, Health Care, and Philosophy* 2(1) (1999): 11–19.

Weng, H. Y., A. S. Fox, A. J. Shackman, D. E. Stodola, J. Z. K. Caldwell, M. C. Olson, G. M. Rogers, and R. J. Davidson. "Compassion Training Alters Altruism and Neural Responses to Suffering." *Psychological Science* 24(7) (2013): 1171–80.

West, C. P., M. M. Huschka, P. J. Novotny, J. A. Sloan, J. C. Kolars, and T. M. Habermann. "Association of Perceived Medical Errors with Resident Distress and Empathy: A Prospective Longitudinal Study." *JAMA* 296(9) (2006): 1071–78.

West, C. P., A. D. Tan, T. M. Habermann, J. A. Sloan, and T. D. Shanafelt. "Association of Resident Fatigue and Distress with Perceived Medical Errors." *JAMA* 302(12) (2009): 1294–300.

Williams, E., L. Manwell, T. Konrad, and M. Linzer. "The Relationship of Organizational Culture, Stress, Satisfaction, and Burnout with Physician-Reported Error and Suboptimal Patient Care: Results from the Memo Study." *Health Care Management Review* 32(3) (2007): 203–12.

Williams, E. S., T. R. Konrad, W. E. Scheckler, D. E. Pathman, M. Linzer, J. E. McMurray, M. Gerrity, and M. Schwartz. "Understanding Physicians' Intentions to Withdraw from Practice: The Role of Job Satisfaction, Job Stress, Mental and Physical Health." *Health Care Management Review* 26(1) (2001): 7–19.

Wilson, T. D. "Strangers to Ourselves: Discovering the Adaptive Unconscious." Cambridge, MA: Belknap Press of Harvard University Press, 2002.

Winnicott, D. W. *The Maturational Processes and the Facilitating Environment.* Madison, CT: International Universities Press, 1965.

Woollett, K., and E. A. Maguire. "Acquiring 'the Knowledge' of London's Layout Drives Structural Brain Changes." *Current Biology* 21(24) (2011): 2109–14.

Wu, A. W. "Medical Error: The Second Victim.

Makes the Patient-Doctor Relationship Therapeutic? Exploring the Connexional Dimension of Medical Care." *Annals of Internal Medicine* 108(1) (1988): 125–30.

Suchman, A. L., D. J. Sluyter, and P. R. Williamson. *Leading Change in Healthcare: Transforming Organizations Using Complexity, Positive Psychology, and Relationship-Centered Care*. Abingdon, UK: Radcliffe Publishing, 2011.

Suchman, A. L., and P. R. Williamson. "Principles and Practices of RelationshipCentered Meetings." Rochester, NY: Relationship Centered Health Care, 2006.

Suzuki, S. *Zen Mind, Beginner's Mind*. New York: Weatherhill, 1980.

Swayden, K. J., K. K. Anderson, L. M. Connelly, J. S. Moran, J. K. McMahon, and P. M. Arnold. "Effect of Sitting vs. Standing on Perception of Provider Time at Bedside: A Pilot Study." *Patient Education and Counseling* 86(2) (2012): 166–71.

Sweller, J. "Cognitive Load During Problem Solving: Effects on Learning." *Cognitive Science* 12(2) (1988): 257–85.

Taleb, N. N. *Antifragile: Things That Gain from Disorder*. New York: Random House, 2014.

Tan, C. M. *Search Inside Yourself*. New York: HarperCollins, 2012.

Tang, Y.-Y., B. K. Hölzel, and M. I. Posner. "The Neuroscience of Mindfulness Meditation." *Nature Reviews Neuroscience* 16(4) (2015): 213–25.

Tang, Y.-Y., Y. Ma, Y. Fan, H. Feng, J. Wang, S. Feng, Q. Lu, et al. "Central and Autonomic Nervous System Interaction Is Altered by Short-Term Meditation." *Proceedings of the National Academy of Sciences* 106(22) (2009): 8865–70.

Tang, Y.-Y., Y. Ma, J. Wang, Y. Fan, S. Feng, Q. Lu, Q. Yu, et al. "Short-Term Meditation Training Improves Attention and Self-Regulation." *Proceedings of the National Academy of Sciences* 104(43) (2007): 17152–56.

Thomas, J. T. "Intrapsychic Predictors of Professional Quality of Life: Mindfulness, Empathy, and Emotional Separation." Lexington: University of Kentucky, 2011.

Thompson, E. *Mind in Life: Biology, Phenomenology, and the Sciences of Mind*. Cambridge, MA: Belknap Press of Harvard University Press, 2007.

Thompson, E., and M. Stapleton. "Making Sense of Sense-Making: Reflections on Enactive and Extended Mind Theories." *Topoi* 28(1) (2009): 23–30.

Thorne, S. E., M. Kuo, E. A. Armstrong, G. McPherson, S. R. Harris, And T. G. Hislop. "'Being Known': Patients' Perspectives of the Dynamics of Human Connection in Cancer Care." *Psycho-Oncology* 14(10) (2005): 887–98.

Tinetti, M. E., T. R. Fried, and C. M. Boyd. "Designing Health Care for the Most Common Chronic Condition—Multimorbidity." *JAMA* 307(23) (2012): 2493–94.

Todd, K. H., N. Samaroo, and J. R. Hoffman. "Ethnicity as a Risk Factor for Inadequate Emergency Department Analgesia." *JAMA* 269(12) (1993): 1537–39.

Tversky, A., and D. Kahneman. "The Framing of Decisions and the Psychology of Choice." *Science* 211(4481) (1981): 453–58.

Vago, D., and D. Silbersweig. "Self-Awareness, Self-Regulation, and Self--Transcendence (S-Art): A Framework for Understanding the Neurobiological Mechanisms of Mindfulness." *Frontiers in Human Neuroscience* 6(296) (2012): 1–6.

Vaillant, G. E., N. C. Sobowale, and C. McArthur. "Some Psychologic Vulnerabilities of Physicians." *New England Journal of Medicine* 287 (1972): 372–75.

van Ryn, M. "Research on the Provider Contribution to Race/Ethnicity Disparities in Medical Care." *MedCare* 40(1) (2002): I140–I151.

Varcoe, C., B. Pauly, J. Storch, L. Newton, and K. Makaroff. "Nurses' Perceptions of and Responses to Morally Distressing Situations." *Nursing Ethics* 19(4) (2012): 488–500.

Varela, F. J., E. Thompson, and E. Rosch. *The Embodied Mind: Cognitive Science and Human Experience*. Cambridge, MA: MIT Press, 1991.

Ventres, W. B., and R. M. Frankel. "Shared Presence in Physician-Patient Communication: A Graphic Representation." *Families, Systems, & Health* 33(3) (2015): 270–79.

Verghese, A. "Culture Shock—Patient as Icon, Icon as Patient." *New England Journal of Medicine* 359(26) (2008): 2748–51.

Vogus, T. J., and K. M. Sutcliffe. "The Impact of Safety Organizing, Trusted Leadership, and Care Pathways on Reported Medication Errors in Hospital Nursing Units." *Medical Care* 45(10) (2007): 997–1002.

——. "Organizational Mindfulness and Mindful Organizing: A Reconciliation and Path Forward." *Academy of Management Learning & Education* 11(4) (2012): 722–35.

Journal of Behavioral Medicine 21(6) (1998): 581–99.

Shatz, C. J. "The Developing Brain." *Scientific American* 267(3) (1992): 60–67.

Shaughnessy, A. F., D. C. Slawson, and L. Becker. "Clinical Jazz: Harmonizing Clinical Experience and Evidence-Based Medicine." *Journal of Family Practice* 47(6) (1998): 425–28.

Shavers, V. L., and M. L. Brown. "Racial and Ethnic Disparities in the Receipt of Cancer Treatment." *Journal of the National Cancer Institute* 94(5) (2002): 334–57.

Shayne, M., and T. E. Quill. "Oncologists Responding to Grief." *Archives of Internal Medicine* 172(12) (2012): 966–67.

Sherman, J. W., F. R. Conrey, and C. J. Groom. "Encoding Flexibility Revisited: Evidence for Enhanced Encoding of Stereotype-Inconsistent Information under Cognitive Load." *Social Cognition* 22(2) (2004): 214–32.

Sherwin, S. *No Longer Patient: Feminist Ethics & Health Care*. Philadelphia: Temple University Press, 1992.

Shields, C. G., M. A. Finley, C. M. Elias, C. J. Coker, J. J. Griggs, K. Fiscella, and R. M. Epstein. "Pain Assessment: The Roles of Physician Certainty and Curiosity." *Health Communication* 28(7) (2013): 740–46.

Simon, G. E., and O. Gureje. "Stability of Somatization Disorder and Somatization Symptoms among Primary Care Patients." *Archives of General Psychiatry* 56(1) (1999): 90–95.

Singer, T., and M. Bolz, *Compassion: Bridging Practice and Science*. Munich, Germany: Max Planck Society, 2013.

Singer, T., H. D. Critchley, and K. Preuschoff. "A Common Role of Insula in Feelings, Empathy and Uncertainty." *Trends in Cognitive Sciences* 13(8) (2009): 334–40.

Sirovich, B. E., S. Woloshin, and L. M. Schwartz. "Too Little? Too Much? Primary Care Physicians' Views on US Health Care: A Brief Report." *Archives of Internal Medicine* 171(17) (2011): 1582–85.

Smith, A. K., D. B. White, and R. M. Arnold. "Uncertainty—the Other Side of Prognosis." *New England Journal of Medicine* 368(26) (2013): 2448–50.

Smith, R. C., A. M. Dorsey, J. S. Lyles, and R. M. Frankel. "Teaching Self-Awareness Enhances Learning about Patient-Centered Interviewing." *Academic Medicine* 74(11) (1999): 1242–48.

Smith, R. C., G. Osborn, R. B. Hoppe, J. S. Lyles, L. Van Egeren, R. Henry, D. Sego, et al. "Efficacy of a One-Month Training Block in Psychosocial Medicine for Residents: A Controlled Study." *Journal of General Internal Medicine* 6(6) (1991): 535–43.

Southwick, S. M., and D. S. Charney. *Resilience: The Science of Mastering Life's Greatest Challenges*. Cambridge: Cambridge University Press, 2012.

Spickard, A. Jr., S. G. Gabbe, and J. F. Christensen. "Mid-Career Burnout in Generalist and Specialist Physicians." *JAMA* 288(12) (2002): 1447–50.

Spivak, G. C., L. E. Lyons, and C. G. Franklin. " 'On the Cusp of the Personal and the Impersonal': An Interview with Gayatri Chakravorty Spivak." *Biography* 27(1) (2004): 203–21.

Srivastava, R. "Speaking up—When Doctors Navigate Medical Hierarchy." *New England Journal of Medicine* 368(4) (2013): 302–5.

Stangor, C., and D. McMillan. "Memory for Expectancy-Congruent and Expectancy-Incongruent Information." *Psychological Bulletin* 111(1) (1992): 42–61.

Stanley, E. A. "Mindfulness-Based Mind Fitness Training (MMFT): An Approach for Enhancing Performance and Building Resilience in High Stress Contexts." In *The Wiley Blackwell Handbook of Mindfulness*, edited by A. Ie, C. T. Ngnoumen, and E. J. Langer, 964–85. Hoboken, NJ: Wiley, 2014.

Stanley, E. A., J. M. Schaldach, A. Kiyonaga, and A. P. Jha. "Mindfulness-Based Mind Fitness Training: A Case Study of a High Stress Pre-deployment Military Cohort." *Cognitive and Behavioral Practice* 18(4) (2011): 566–76.

Steig, W. *Doctor De Soto*. New York: Square Fish, 2010.

Stiegler, M. P. "A Piece of My Mind. What I Learned about Adverse Events from Captain Sully: It's Not What You Think." *JAMA* 313(4) (2015): 361–62.

Streng, F. J. *Emptiness: A Study in Religious Meaning*. Nashville, TN: Abingdon Press, 1967.

Suchman, A. L. "The Influence of Health Care Organizations on Well-Being." *Western Journal of Medicine* 174(1) (2001): 43.

——. "Organizations as Machines, Organizations as Conversations: Two Core Metaphors and Their Consequences." *Medical Care* 49 (2011): S43–S48.

Suchman, A. L., K. Markakis, H. B. Beckman, and R. Frankel. "A Model of Empathic Communication in the Medical Interview." *JAMA* 277(8) (1997): 678–82.

Suchman, A. L., and D. A. Matthews. "What

International Journal of Medical Informatics 81(4) (2012): 232–43.

Russo, S. J., J. W. Murrough, M.-H. Han, D. S. Charney, and E. J. Nestler. "Neurobiology of Resilience." *Nature Neuroscience* 15(11) (2012): 1475–84.

Sabin, J., B. A. Nosek, A. Greenwald, and F. P. Rivara. "Physicians' Implicit and Explicit Attitudes about Race by MD Race, Ethnicity, and Gender." *Journal of Health Care for the Poor and Underserved* 20(3) (2009): 896–913.

Sabin, J. A., F. P. Rivara, and A. G. Greenwald. "Physician Implicit Attitudes and Stereotypes about Race and Quality of Medical Care." *Medical Care* 46(7) (2008): 678–85.

Sackett, D. L., R. B. Haynes, G. H. Guyatt, and P. Tugwell. *Clinical Epidemiology: A Basic Science for Clinical Medicine*. 2nd ed. Boston: Little Brown, 1991.

Saitta, N., and S. D. Hodge. "Efficacy of a Physician's Words of Empathy: An Overview of State Apology Laws." *Journal of the American Osteopathic Association* 112(5) (2012): 302–6.

."Physician Apologies." *Practical Lawyer*, December 2011, 35–43.

——."Is It Unrealistic to Expect a Doctor to Apologize for an Unforeseen Medical Complication?—a Primer on Apologies Laws." *Pennsylvania Bar Association Quarterly*, July 2011, 93–110.

Salmon P. "Patients Who Present Physical Symptoms in the Absence of Physical Pathology: A Challenge to Existing Models of Doctor-Patient Interaction." *Patient Education & Counseling* 39(1) (2000): 105–13.

Salmon P., L. Wissow, J. Carroll, A. Ring, G. M. Humphris, J. C. Davies, and C. F. Dowrick. "Doctors' Responses to Patients with Medically Unexplained Symptoms Who Seek Emotional Support: Criticism or Confrontation?" *General Hospital Psychiatry* 29(5) (2007): 454–60.

Salvucci, D. D., N. A. Taatgen, and J. P. Borst. "Toward a Unified Theory of the Multitasking Continuum: From Concurrent Performance to Task Switching, Interruption, and Resumption." *Proceedings of ACM CHI 2009 Conference on Human Factors in Computing Systems—Understanding UI 2* (2009), 1819–28.

Salzberg, S. *Lovingkindness: The Revolutionary Art of Happiness*. Boston: Shambhala, 1997.

Schattner, A. "My Most Informative Error." *JAMA Internal Medicine* 175(5) (2015): 681.

Scheingold, L. "Balint Work in England: Lessons for American Family Medicine." *Journal of Family Practice* 26(3) (1988): 315–20.

Schon, D. A. *Educating the Reflective Practitioner*. San Francisco: Jossey-Bass, 1987.

——. *The Reflective Practitioner*. New York: Basic Books, 1983.

Schroeder, D. A., E. Stephens, D. Colgan, M. Hunsinger, D. Rubin, and M. S. Christopher. "A Brief Mindfulness-Based Intervention for Primary Care Physicians: A Pilot Randomized Controlled Trial." *American Journal of Lifestyle Medicine* (2016): 1–9.

Schulman, K. A., J. A. Berlin, W. Harless, J. F. Kerner, S. Sistrunk, B. J. Gersh, R. Dube, et al. "The Effect of Race and Sex on Physicians' Recommendations for Cardiac Catheterization." *New England Journal of Medicine* 340(8) (1999): 618–26.

Schwartz, K. B. "A Patient's Story." *Boston Globe Magazine*, 1995, 16.

Schwartz Center for Compassionate Healthcare. http://www.theschwartzcenter.org.

Scott, S. D., L. E. Hirschinger, K. R. Cox, M. McCoig, J. Brandt, and L. W. Hall. "The Natural History of Recovery for the Healthcare Provider 'Second Victim' after Adverse Patient Events." *Quality and Safety in Health Care* 18(5) (2009): 325–30.

Seaburn, D. B., D. Morse, S. H. McDaniel, H. Beckman, J. Silberman, and R. M. Epstein. "Physician Responses to Ambiguous Patient Symptoms." *Journal of General Internal Medicine* 20(6) (2005): 525–30.

Shanafelt, T. D., O. Hasan, L. N. Dyrbye, C. Sinsky, D. Satele, J. Sloan, and C. P. West. "Changes in Burnout and Satisfaction with Work-Life Balance in Physicians and the General US Working Population between 2011 and 2014." *Mayo Clinic Proceedings* 90(12) (2015): 1600–13.

Shanafelt, T. D., C. P. West, J. A. Sloan, P. J. Novotny, G. A. Poland, R. Menaker,

T. A. Rummans, et al. "Career Fit and Burnout among Academic Faculty." *Archives of Internal Medicine* 169(10) (2009): 990–95.

Shapiro, J. "Walking a Mile in Their Patients' Shoes: Empathy and Othering in Medical Students' Education." *Philosophy, Ethics, and Humanities in Medicine* 3(1) (2008): 1.

Shapiro, S. L., and G. E. Schwartz. "Mindfulness in Medical Education: Fostering the Health of Physicians and Medical Practice." *Integrative Medicine* 1(3) (1998): 93–94.

Shapiro, S. L., G. E. Schwartz, and G. Bonner. "Effects of Mindfulness-Based Stress Reduction on Medical and Premedical Students."

O'Rourke, M. "Doctors Tell All—and It's Bad." *Atlanic*, November 2014. http:// www.theatlantic.com/magazine/archive/2014/11/doctors-tell-all-and-its- bad/380785.

Pembroke, N. "Human Dimension in Medical Care: Insights from Buber and Marcel." *Southern Medical Journal* 103(12) (2010): 1210–13.

Pence, G. E. "Can Compassion Be Taught?" *Journal of Medical Ethics* 9(4) (1983): 189–91.

"Physician Wellness Services and Cejka Search. 2011 Physician Stress and Burnout Survey." 2011. http://www.cejkasearch.com/wp-content/uploads/physician-stress-burnout-survey.pdf.

Physicians Foundation. "A Survey of America's Physicians: Practice Patterns and Perspectives, an Examination of the Professional Morale, Practice Patterns, Career Plans, and Healthcare Perspectives of Today's Physicians, Aggregated by Age, Gender, Primary Care/Specialists, and Practice Owners/ Employees." 2012. http://www.physiciansfoundation.org/uploads/default/Physicians_Foundation_2012_Biennial_Survey.pdf.

Polanyi, M. "Knowing and Being, the Logic of Tacit Inference." In *Knowing and Being: Essays by Michael Polanyi*, edited by M. Grene, chaps. 9 and 10, 123–58. Chicago: University of Chicago Press, 1969.

——. *Personal Knowledge: Towards a Post-critical Philosophy*. Chicago: University of Chicago Press, 1974.

——. *The Tacit Dimension*. Gloucester, MA: Peter Smith, 1983.

Pollak, S. M., T. Pedulla, and R. D. Siegel. *Sitting Together: Essential Skills for Mindfulness-Based Psychotherapy*. New York: Guilford Press, 2014.

Pololi, L. H., E. Krupat, J. T. Civian, A. S. Ash, and R. T. Brennan. "Why Are a Quarter of Faculty Considering Leaving Academic Medicine? A Study of Their Perceptions of Institutional Culture and Intentions to Leave at 26 Representative US Medical Schools." *Academic Medicine* 87(7) (2012):859–69.

Price, M. C. "Intuitive Decisions on the Fringes of Consciousness: Are They Conscious and Does It Matter?" *Judgment and Decision Making* 3(1) (2008): 28–41.

Prose, N. "Paying Attention." *JAMA* 283(21) (2000): 2763.

Quill, T. E., and H. Brody. "Physician Recommendations and Patient Autonomy: Finding a Balance between Physician Power and Patient Choice." *Annals of Internal Medicine* 125(9) (1996): 763–69.

Quill, T. E., and P. R. Williamson. "Healthy Approaches to Physician Stress." *Archives of Internal Medicine* 150(9) (1990): 1857–61.

Reniers, R. L., B. A. Vollm, R. Elliott, and R. Corcoran. "Empathy, ToM, and Self-Other Differentiation: An fMRI Study of Internal States." *Social Neuroscience* 9(1) (2014): 50–62.

Reps, P., and N. Senzaki. *Zen Flesh, Zen Bones: A Collection of Zen and Pre-Zen Writings*. Clarendon, VT: Tuttle Publishing, 1998.

Reyna, V. F. "A Theory of Medical Decision Making and Health: Fuzzy Trace Theory." *Medical Decision Making* 28(6) (2008): 850–65.

Reyna, V. F., and F. J. Lloyd. "Physician Decision Making and Cardiac Risk: Effects of Knowledge, Risk Perception, Risk Tolerance, and Fuzzy Processing." *Journal of Experimental Psychology: Applied* 12(3) (2006): 179.

Riva, G., J. A. Waterworth, E. L. Waterworth, and F. Mantovani. "From Intention to Action: The Role of Presence." *New Ideas in Psychology* 29(1) (2011): 24–37.

Rochlin, G. I., T. R. La Porte, and K. H. Roberts. "The Self-Designing High-Reliability Organization: Aircraft Carrier Flight Operations at Sea." *Naval War College Review* 51(3) (1998): 97.

Rodenbach, R. A., K. E. Rodenbach, M. A. Tejani, and R. M. Epstein. "Relationships between Personal Attitudes about Death and Communication with Terminally Ill Patients: How Oncology Clinicians Grapple with Mortality." *Patient Education & Counseling* 99(3) (2015): 356–63.

Roman, B., and J. Kay. "Fostering Curiosity: Using the Educator-Learner Relationship to Promote a Facilitative Learning Environment." *Psychiatry: Interpersonal and Biological Processes* 70(3) (2007): 205–8.

Rushton, C. H., A. W. Kaszniak, and J. S. Halifax. "Addressing Moral Distress: Application of a Framework to Palliative Care Practice." *Journal of Palliative Medicine* 16(9) (2013): 1080–88.

——. "A Framework for Understanding Moral Distress among Palliative Care Clinicians." *Journal of Palliative Medicine* 16(9) (2013): 1074–79.

Russ, A. L., A. J. Zillich, M. S. McManus, B. N. Doebbeling, and J. J. Saleem. "Prescribers' Interactions with Medication Alerts at the Point of Prescribing: A Multi-method, In Situ Investigation of the Human-Computer Interaction."

Milgram, S. "Behavioral Study of Obedience." *Journal of Abnormal Psychology* (1963): 67371–78.

Mohanty, A., T. Egner, J. M. Monti, and M. M. Mesulam. "Search for a Threatening Target Triggers Limbic Guidance of Spatial Attention." *Journal of Neuroscience* 29(34) (2009): 10563–72.

Mohanty, A., and T. J. Sussman. "Top-Down Modulation of Attention by Emotion." *Frontiers in Human Neuroscience* 7 (2013): 102.

Montgomery, K. "Thinking about Thinking: Implications for Patient Safety." *Healthcare Quarterly* (Toronto, Canada) 12 (2008): e191–e194.

Montori, V. M., and G. H. Guyatt. "Progress in Evidence-Based Medicine." *JAMA* 300(15) (2008): 1814–16.

Morse, D. S., E. A. Edwardsen, and H. S. Gordon. "Missed Opportunities for Interval Empathy in Lung Cancer Communication." *Archives of Internal Medicine* 168(17) (2008): 1853–58.

Moulton, C. A., and R. M. Epstein. "Self-Monitoring in Surgical Practice: Slowing Down When You Should." In *Surgical Education: Theorising an Emerging Domain*, edited by H. Fry and R. Kneebone, chap. 10, 169–82. New York: Springer, 2011.

Moulton, C. A., G. Regehr, M. Mylopoulos, and H. M. MacRae. "Slowing Down When You Should: A New Model of Expert Judgment." *Academic Medicine RIME: Proceedings of the Forty-Sixth Annual Conference* 82(10) (2007): S109–S116.

Mujica-Parodi, L. R., H. H. Strey, B. Frederick, R. Savoy, D. Cox, Y. Botanov, D. Tolkunov, et al. "Chemosensory Cues to Conspecific Emotional Stress Activate Amygdala in Humans." *PLoS ONE* 4(7) (2009): e6415.

Mulligan, N. W. "The Role of Attention during Encoding in Implicit and Explicit Memory." *Journal of Experimental Psychology: Learning, Memory, & Cognition* 21(1) (1998): 27–47.

Murray, K. "How Doctors Die—It's Not Like the Rest of Us, but It Should Be." *Zócalo Public Square*, November 30, 2011, 1775–77.

Naef, R. "Bearing Witness: A Moral Way of Engaging in the Nurse-Person Relationship." *Nursing Philosophy* 7(3) (2006): 146–56.

Nedrow, A., N. A. Steckler, and J. Hardman. "Physician Resilience and Burnout: Can You Make the Switch?" *Family Practice Management* 20(1) (2013): 25–30.

Neff, K. D., and C. K. Germer. "A Pilot Study and Randomized Controlled Trial of the Mindful Self-Compassion Program." *Journal of Clinical Psychology* 69(1) (2013): 28–44.

Neff, K. D., Y.-P. Hsieh, and K. Dejitterat. "Self-Compassion, Achievement Goals, and Coping with Academic Failure." *Self and Identity* 4(3) (2005): 263–87.

Niedenthal, P. M. "Embodying Emotion." *Science* 316(5827) (2007): 1002–5.

Niemiec, C. P., K. W. Brown, T. B. Kashdan, P. J. Cozzolino, W. E. Breen, C. Levesque-Bristol, and R. M. Ryan. "Being Present in the Face of Existential Threat: The Role of Trait Mindfulness in Reducing Defensive Responses to Mortality Salience." *Journal of Personality and Social Psychology* 99(2) (2010): 344–65.

Nin, A. *The Diary of Anaïs Nin, 1939–1944*. New York: Harcourt, Brace & World, 1969.

Norman, G., M. Young, and L. Brooks. "Non-analytical Models of Clinical Reasoning: The Role of Experience." *Medical Education* 41(12) (2007): 1140–45.

Novack, D. H., R. M. Epstein, and R. H. Paulsen. "Toward Creating PhysicianHealers: Fostering Medical Students' Self-Awareness, Personal Growth, and Well-Being." *Academic Medicine* 74(5) (1999): 516–20.

Novack, D. H., C. Kaplan, R. M. Epstein, W. Clark, A. L. Suchman, M. O'Brien, E. Najberg, et al. "Personal Awareness and Professional Growth: A Proposed Curriculum." *Medical Encounter* 13(3) (1997): 2–7.

Novack, D. H., A. L. Suchman, W. Clark, R. M. Epstein, E. Najberg, and C. Kaplan. "Calibrating the Physician. Personal Awareness and Effective Patient Care." *JAMA* 278(6) (1997): 502–9.

Ofri, D. "The Epidemic of Disillusioned Doctors." *Time*, 2013. Published electronically July 2, 2013. http://ideas.time.com/2013/07/02/the-epidemic-of-disillusioned-doctors.

Ogden, J., K. Fuks, M. Gardner, S. Johnson, M. McLean, P. Martin, and R. Shah. "Doctors' Expressions of Uncertainty and Patient Confidence." *Patient Education & Counseling* 48(2) (2002): 171–76.

Olson, K., K. J. Kemper, and J. D. Mahan. "What Factors Promote Resilience and Protect against Burnout in First-Year Pediatric and Medicine-Pediatric Residents?" *Journal of Evidence-Based Complementary & Alternative Medicine* 20(3) (2015): 192–98.

Oord, T. J. *Defining Love: A Philosophical, Scientific, and Theological Engagement*. Ada, MI: Brazos Press, 2010.

Linzer, M., M. R. Visser, F. J. Oort, E. M. Smets, J. E. McMurray, and H. C. de Haes. "Predicting and Preventing Physician Burnout: Results from the United States and the Netherlands." *American Journal of Medicine* 111(2) (2001): 170–75.

Lown, B. A., and C. F. Manning. "The Schwartz Center Rounds: Evaluation of an Interdisciplinary Approach to Enhancing Patient-Centered Communication, Teamwork, and Provider Support." *Academic Medicine* 85(6) (2010): 1073–81.

Lown, B. A., J. Rosen, and J. Marttila. "An Agenda for Improving Compassionate Care: A Survey Shows About Half of Patients Say Such Care Is Missing." *Health Affairs* 30(9) (2011): 1772–78.

Lueke, A., and B. Gibson. "Mindfulness Meditation Reduces Implicit Age and Race Bias: The Role of Reduced Automaticity of Responding." *Social Psychological and Personality Science* (2014): 1–8.

Lutz, A., L. L. Greischar, D. M. Perlman, and R. J. Davidson. "Bold Signal in Insula Is Differentially Related to Cardiac Function during Compassion Meditation in Experts vs. Novices." *NeuroImage* 47(3) (2009): 1038–46.

Macdonald, J. S., and N. Lavie. "Visual Perceptual Load Induces Inattentional Deafness." *Attention, Perception, and Psychophysics* 73(6) (2011): 1780–89.

Maguire, E. A., K. Woollett, and H. J. Spiers. "London Taxi Drivers and Bus Drivers: A Structural MRI and Neuropsychological Analysis." *Hippocampus* 16(12) (2006): 1091–101.

Mancini, A. D., and G. A. Bonanno. "Predictors and Parameters of Resilience to Loss: Toward an Individual Differences Model." *Journal of Personality* 77(6) (2009): 1805–32.

Marvel, K., A. Bailey, C. Pfaffly, W. Gunn, and H. Beckman. "Relationship-Centered Administration: Transferring Effective Communication Skills from the Exam Room to the Conference Room." *Journal of Healthcare Management/American College of Healthcare Executives* 48(2) (2002): 112–23; discussion, 23–24.

Marvel, M. K., R. M. Epstein, K. Flowers, and H. B. Beckman. "Soliciting the Patient's Agenda: Have We Improved?" *JAMA* 281(3) (1999): 283–87.

Maslach, C. "Job Burnout." *Current Directions in Psychological Science* 12(5) (2003): 189–92.

Maslach, C., S. Jackson, and M. Leiter. "Maslach Burnout Inventory: Third Edition." In *Evaluating Stress: A Book of Resources*, edited by C. P. Zalaquett and R. J. Wood, 191–218. Lanham, MD: Scarecrow Press, 1998.

Maslach, C., W. B. Schaufeli, and M. P. Leiter. "Job Burnout." *Annual Review of Psychology* (2001): 52397–422.

Maue, K. *Water in the Lake: Real Events for the Imagination*. New York: Harper & Row, 1979.

McCrae, R. R., and P. T. Costa Jr. "Personality Trait Structure as a Human Universal." *American Psychologist* 52(5) (1997): 509–16.

McCrae, R. R., P. T. Costa Jr., F. Ostendorf, A. Angleitner, M. Hrebickova, M. D. Avia, J. Sanz, et al. "Nature over Nurture: Temperament, Personality, and Life Span Development." *Journal of Personality and Social Psychology* 78(1) (2000): 173–86.

McDaniel, S. H., H. B. Beckman, D. S. Morse, J. Silberman, D. B. Seaburn, and R. M. Epstein. "'Enough about Me, Let's Get Back to You': Physician Self-Disclosure during Primary Care Encounters." *Annals of Internal Medicine* 149(11) (2008): 835–37.

McDaniel, S. H., T. L. Campbell, and D. B. Seaburn. *Family-Oriented Primary Care: A Manual for Medical Providers*. New York: Springer-Verlag, 1990.

McDaniel, S. H., and J. Landau-Stanton. "Family-of-Origin Work and Family Therapy Skills Training: Both-And." *Family Process* 30(4) (1991): 459–71.

McHugh, M. D., A. Kutney-Lee, J. P. Cimiotti, D. M. Sloane, and L. H. Aiken. "Nurses' Widespread Job Dissatisfaction, Burnout, and Frustration with Health Benefits Signal Problems for Patient Care." *Health Affairs* 30(2) (2011): 202–10.

McMurray, J. E., M. Linzer, T. R. Konrad, J. Douglas, R. Shugerman, and K. Nelson. "The Work Lives of Women Physicians: Results from the Physician Work Life Study. The SGIM Career Satisfaction Study Group." *Journal of General Internal Medicine* 15(6) (2000): 372–80.

McWhinney, I. R. "Fifty Years On: The Legacy of Michael Balint." *British Journal of General Practice* 49 (1999): 418–19.

McWhinney, I. R., R. M. Epstein, and T. R. Freeman. "Rethinking Somatization." *Advances in Mind-Body Medicine* 17(4) (2001): 232–39.

Mengel, M. "Physician Ineffectiveness due to Family-of-Origin Issues." *Family Systems Medicine* 5(2) (1987): 176–90.

Michaelson, L. K., A. B. Knight, and D. Flink. *Team-Based Learning: A Transformative Use of Small Groups*. New York: Praeger, 2002.

Kleinman, A. M. *The Illness Narratives: Suffering, Healing, and the Human Condition*. New York: Basic Books, 1988.

Klimecki, O. M., S. Leiberg, M. Ricard, and T. Singer. "Differential Pattern of Functional Brain Plasticity after Compassion and Empathy Training." *Social Cognitive and Affective Neuroscience* 9(6) (2014): 873–79.

Klitzman, R. *When Doctors Become Patients*. New York: Oxford University Press, 2008.

Kohn, L. T., J. M. Corrigan, and M. S. Donaldson. *To Err Is Human: Building a Safer Health System*. Washington, DC: National Academy Press, 2000.

Komesaroff, P. "The Many Faces of the Clinic: A Levinasian View." In *Handbook of Phenomenology and Medicine*, edited by S. K. Toombs, 317–30. Dordrecht, Netherlands: Kluwer Academic Publishers, 2001.

Kramer, G. *Insight Dialogue: The Interpersonal Path to Freedom*. Boulder, CO: Shambhala Publications, 2007.

Krasner, M. S., R. M. Epstein, H. Beckman, A. L. Suchman, B. Chapman, C. J. Mooney, and T. E. Quill. "Association of an Educational Program in Mindful Communication with Burnout, Empathy, and Attitudes among Primary Care Physicians." *JAMA* 302(12) (2009): 1284–93.

Kübler-Ross, E., S. Wessler, and L. V. Avioli. "On Death and Dying." *JAMA* 221 (1972): 174–79.

Kushnir, T., D. Greenberg, N. Madjar, I. Hadari, Y. Yermiahu, and Y. G. Bachner. "Is Burnout Associated with Referral Rates among Primary Care Physicians in Community Clinics?" *Family Practice* 31(1) (2014): 44–50.

Lamm, C., C. D. Batson, and J. Decety. "The Neural Substrate of Human Empathy: Effects of Perspective-Taking and Cognitive Appraisal." *Journal of Cognitive Neuroscience* 19(1) (2007): 42–58.

Lamm, C., A. N. Meltzoff, and J. Decety. "How Do We Empathize with Someone Who Is Not Like Us? A Functional Magnetic Resonance Imaging Study." *Journal of Cognitive Neuroscience* 22(2) (2010): 362–76.

Langer, E. J. *Mindfulness*. Reading, MA: Addison-Wesley, 1989.

——. *The Power of Mindful Learning*. Reading, MA: Perseus Books, 1997. Larson, E. B., and X. Yao. "Clinical Empathy as Emotional Labor in the Patient-Physician Relationship." *JAMA* 293(9) (2005): 1100–106.

Leary, M. R., E. B. Tate, C. E. Adams, A. Batts Allen, and J. Hancock. "SelfCompassion and Reactions to Unpleasant Self-Relevant Events: The Implications of Treating Oneself Kindly." *Journal of Personality and Social Psychology* 92(5) (2007): 887.

Lee, T. H. "The Word That Shall Not Be Spoken." *New England Journal of Medicine* 369(19) (2013): 1777–79.

Leff, J., G. Williams, M. A. Huckvale, M. Arbuthnot, and A. P. Leff. "Computer-Assisted Therapy for Medication-Resistant Auditory Hallucinations: Proof-of-Concept Study." *British Journal of Psychiatry* 202(6) (2013): 428–33.

Legassie, J., E. M. Zibrowski, and M. A. Goldszmidt. "Measuring Resident Well-Being: Impostorism and Burnout Syndrome in Residency." *Journal of General Internal Medicine* 23(7) (2008): 1090–94.

Leonard, N. H., and M. Harvey. "Curiosity, Mindfulness and Learning Style in the Acquisition of Knowledge by Individuals/Organisations. *International Journal of Learning and Intellectual Capital* 4(3) (2007): 294–314.

Lesser, M. *Know Yourself, Forget Yourself: Five Truths to Transform Your Work, Relationships, and Everyday Life*. Novato, CA: New World Library, 2013. Leung, A. S. O., R. M. Epstein, and C. A. Moulton. "The Competent Mind: Beyond Cognition." In *The Question of Competence: Reconsidering Medical Education in the Twenty-First Century*, edited by B. D. Hodges and L. Lingard, chap. 7, 155–76. Ithaca and London: Cornell University Press, 2012.

Levinson, W., R. Gorawara-Bhat, and J. Lamb. "A Study of Patient Clues and Physician Responses in Primary Care and Surgical Settings." *JAMA* 284(8) (2000): 1021–27.

Levitin, D. J. *The Organized Mind: Thinking Straight in the Age of Information Overload*. New York: Dutton Adult, 2014.

Levy, D. M., J. O. Wobbrock, A. W. Kaszniak, and M. Ostergren. "The Effects of Mindfulness Meditation Training on Multitasking in a High-Stress Information Environment." In *Proceedings of Graphics Interface 2012*, 45–52. Toronto: Canadian Information Processing Society, 2012.

Lichtenstein, R. L. "Review Article: The Job Satisfaction and Retention of Physicians in Organized Settings: A Literature Review." *Medical Care Research and Review* 41(3) (1984): 139–79.

Lindblom, C. E. "The Science of 'Muddling Through.'" *Public Administration Review* 19(2) (1959): 79–88.

——. *The Varieties of Religious Experience: A Study in Human Nature.* New York: W. W. Norton, 1902; repr., 1961.

——. *William James: The Essential Writings.* Albany: State University of New York Press, 1986.

James, W. M. "Brute and Human Intellect." *Journal of Speculative Philosophy* 12(3) (1878): 236–76.

Jha, A. P., A. B. Morrison, J. Dainer-Best, S. Parker, N. Rostrup, and E. A. Stanley. "Minds 'at Attention': Mindfulness Training Curbs Attentional Lapses in Military Cohorts." *PLoS ONE* 10(2) (2015): e0116889.

Jha, A. P., E. A. Stanley, A. Kiyonaga, L. Wong, and L. Gelfand. "Examining the Protective Effects of Mindfulness Training on Working Memory Capacity and Affective Experience." *Emotion* 10(1) (2010): 54–64.

Johansen, M. L., K. A. Holtedahl, A. S. Davidsen, and C. E. Rudebeck. "'I Deal with the Small Things': The Doctor-Patient Relationship and Professional Identity in GPs' Stories of Cancer Care." *Health* 16(6) (2012): 569–84.

Johnson, C. G., J. C. Levenkron, A. L. Suchman, and R. Manchester. "Does Physician Uncertainty Affect Patient Satisfaction?" *Journal of General Internal Medicine* 3(2) (1988): 144–49.

Johnson, D. C., N. J. Thom, E. A. Stanley, L. Haase, A. N. Simmons, P.-A. B. Shih, W. K. Thompson, et al. "Modifying Resilience Mechanisms in At-Risk Individuals: A Controlled Study of Mindfulness Training in Marines Preparing for Deployment." *American Journal of Psychiatry* 171(8) (2014): 844–53.

Kabat-Zinn, J. *Full Catastrophe Living: Using the Wisdom of Your Body and Mind to Face Stress, Pain, and Illness.* New York: Bantam Dell, 1990.

——. *Wherever You Go, There You Are: Mindfulness Meditation in Everyday Life.* New York: Hyperion, 1994.

Kahneman, D. "A Perspective on Judgment and Choice: Mapping Bounded Rationality." *American Psychologist* 58(9) (2003): 697–720.

——. *Thinking, Fast and Slow.* New York: Farrar, Straus and Giroux, 2013.

Kahneman, D., and G. Klein. "Conditions for Intuitive Expertise: A Failure to Disagree." *American Psychologist* 64(6) (2009): 515–26.

Kandel, E. R. "A New Intellectual Framework for Psychiatry." *American Journal of Psychiatry* 155(4) (1998): 457–69.

Kang, Y., J. R. Gray, and J. F. Dovidio. "The Nondiscriminating Heart: Loving-kindness Meditation Training Decreases Implicit Intergroup Bias." *Journal of Experimental Psychology: General* 143(3) (2014): 1306.

Kang, Y., J. Gruber, and J. R. Gray. "Mindfulness and De-automatization." *Emotion Review* 5(2) (2013): 192–201.

Kaptchuk, T. J. *The Web That Has No Weaver: Understanding Chinese Medicine.* New York: Congdon & Weed, 1983.

Karan, S. B., J. S. Berger, and M. Wajda. "Confessions of Physicians: What Systemic Reporting Does Not Uncover." *Journal of Graduate Medical Education* 7(4) (2015): 528–30.

Kashdan, T. B., A. Afram, K. W. Brown, M. Birnbeck, and M. Drvoshanov. "Curiosity Enhances the Role of Mindfulness in Reducing Defensive Responses to Existential Threat." *Personality and Individual Differences* 50(8) (2011): 1227–32.

Kassirer, J. P. "Our Stubborn Quest for Diagnostic Certainty. A Cause of Excessive Testing." *New England Journal of Medicine* 320(22) (1989): 1489–91.

Kaszniak, A. W. "Meditation, Mindfulness, Cognition, and Emotion: Implications for Community-Based Older Adult Programs." In *Enhancing Cognitive Fitness in Adults*, edited by Paula E. Hartman-Stein and Asenath LaRue, chap. 5, 85–104. New York: Springer, 2011.

Katon, W., M. Sullivan, and E. Walker. "Medical Symptoms without Identified Pathology: Relationship to Psychiatric Disorders, Childhood and Adult Trauma, and Personality Traits." *Annals of Internal Medicine* 134(9, pt. 2) (2001): 917–25.

Kearney, M. K., R. B. Weininger, M. L. Vachon, R. L. Harrison, and B. M. Mount. "Self-Care of Physicians Caring for Patients at the End of Life: 'Being Connected . . . a Key to My Survival.'" *JAMA* 301(11) (2009): 1155–64.

Kelley, J. M., G. Kraft-Todd, L. Schapira, J. Kossowsky, and H. Riess. "The Influence of the Patient-Clinician Relationship on Healthcare Outcomes: A Systematic Review and Meta-analysis of Randomized Controlled Trials." *PLoS ONE* 9(4) (2014).

Kemper, K. J., and M. Khirallah. "Acute Effects of Online Mind-Body Skills Training on Resilience, Mindfulness, and Empathy." *Journal of Evidence-Based Complementary & Alternative Medicine* 20(4) (2015): 247–53.

Kidd, C., and B. Y. Hayden. "The Psychology and Neuroscience of Curiosity." *Neuron* 88(3) (2015): 449–60.

Schunemann, and M. Bhandari. "Patients at the Center: In Our Practice, and in Our Use of Language." *ACP Journal Club* 140(1) (2004): A11–A12.

Haas, J. S., E. F. Cook, A. L. Puopolo, H. R. Burstin, P. D. Cleary, and T. A. Brennan. "Is the Professional Satisfaction of General Internists Associated with Patient Satisfaction?" *Journal of General Internal Medicine* 15(2) (2000): 122–28.

Hafenbrack, A. C., Z. Kinias, and S. G. Barsade. "Debiasing the Mind through Meditation Mindfulness and the Sunk-Cost Bias." *Psychological Science* 25(2) (2014): 369–76.

Haidet, P. "Jazz and the 'Art' of Medicine: Improvisation in the Medical Encounter." *Annals of Family Medicine* 5(2) (2007): 164–69.

Halifax, J. *Being with Dying*. Boulder, CO: Shambhala Publications, 2008.

——. "A Heuristic Model of Enactive Compassion." *Current Opinion in Supportive and Palliative Care* 6(2) (2012): 228–35.

Hall, W. J., M. V. Chapman, K. M. Lee, Y. M. Merino, T. W. Thomas, B. K. Payne, E. Eng, et al. "Implicit Racial/Ethnic Bias among Health Care Professionals and Its Influence on Health Care Outcomes: A Systematic Review." *American Journal of Public Health* 105(12) (2015): e60–e76.

Halpern, J. *From Detached Concern to Empathy: Humanizing Medical Practice*. Oxford: Oxford University Press, 2001.

——. "What Is Clinical Empathy?" *Journal of General Internal Medicine* 18(8) (2003): 670–74.

Harlow, J. M. "Recovery after Severe Injury to the Head." *History of Psychiatry* (1993): 274–81. (Originally published 1868 in the *Bulletin of the Massachusetts Medical Society*).

Harper, R. *On Presence: Variations and Reflections*. Philadelphia: Trinity Press International, 1991.

Harris, S. *Waking Up: A Guide to Spirituality without Religion*. New York: Simon & Schuster, 2015.

Hatano, G., and K. Inagaki. "Child Development and Education in Japan." In *Two Courses of Expertise*, edited by H. Stevenson, H. Azuma, and K. Hakuta, 262–72. New York: Freeman, 1986.

Haynes, R. B., D. L. Sackett, D. W. Taylor, E. S. Gibson, and A. L. Johnson. "Increased Absenteeism from Work after Detection and Labeling of Hypertensive Patients." *New England Journal of Medicine* 299(14) (1978): 741–44.

Hebb, D. *The Organization of Behavior*. New York: Wiley, 1949.

Hill, R. G. Jr., L. M. Sears, and S. W. Melanson. "4,000 Clicks: A Productivity Analysis of Electronic Medical Records in a Community Hospital ED." *American Journal of Emergency Medicine* 31(11) (2013): 1591–94.

Ho, B., and E. Liu. "Does Sorry Work? The Impact of Apology Laws on Medical Malpractice." *Journal of Risk and Uncertainty* 43(2) (2011): 141–67.

Hojat, M., D. Z. Louis, F. W. Markham, R. Wender, C. Rabinowitz, and J. S. Gonnella. "Physicians' Empathy and Clinical Outcomes for Diabetic Patients." *Academic Medicine* 86(3) (2011): 359–64.

Hojat, M., M. J. Vergare, K. Maxwell, G. Brainard, S. K. Herrine, G. A. Isenberg, J. Veloski, et al. "The Devil Is in the Third Year: A Longitudinal Study of Erosion of Empathy in Medical School." *Academic Medicine* 84(9) (2009): 1182–91.

Hölzel, B. K., S. W. Lazar, T. Gard, Z. Schuman-Olivier, D. R. Vago, and U. Ott. "How Does Mindfulness Meditation Work? Proposing Mechanisms of Action from a Conceptual and Neural Perspective." *Perspectives on Psychological Science* 6(6) (2011): 537–59.

Horowitz, C. R., A. L. Suchman, W. T. Branch Jr., and R. M. Frankel. "What Do Doctors Find Meaningful about Their Work?" *Annals of Internal Medicine* 138(9) (2003): 772–75.

Howard, S. K., D. M. Gaba, K. J. Fish, G. Yang, and F. H. Sarnquist. "Anesthesia Crisis Resource Management Training: Teaching Anesthesiologists to Handle Critical Incidents." *Aviation, Space, and Environmental Medicine* 63(9) (1992): 763–70.

Institute of Medicine. *Crossing the Quality Chasm: A New Health System for the 21st Century*. Washington, DC: National Academies Press, 2001.

Ismail-Beigi, F., E. Moghissi, M. Tiktin, I. B. Hirsch, S. E. Inzucchi, and S. Genuth. "Individualizing Glycemic Targets in Type 2 Diabetes Mellitus: Implications of Recent Clinical Trials." *Annals of Internal Medicine* 154(8) (2011): 554–59.

James, W. "Brute and Human Intellect." *In William James: Writings 1878–1899*. New York: Library of America, 1992.

——. *Pragmatism*. Cambridge, MA: Harvard University Press, 1975.

——. *The Principles of Psychology*. Cambridge, MA: Harvard University Press, 1981.

not-knowing.

Fry, J. P. "Interactive Relationship between Inquisitiveness and Student Control of Instruction." *Journal of Educational Psychology* 68(5) (1972): 459–65.

Fukushima, H., Y. Terasawa, and S. Umeda. "Association between Interoception and Empathy: Evidence from Heartbeat-Evoked Brain Potential." *International Journal of Psychophysiology* 79(2) (2011): 259–65.

Gabbard, G. O. "The Role of Compulsiveness in the Normal Physician." *JAMA* 254(20) (1985): 2926–29.

Gabel, S. "Demoralization: A Precursor to Physician Burnout?" *American Family Physician* 86(9) (2012): 861–62.

Gallagher, T. H., A. D. Waterman, A. G. Ebers, V. J. Fraser, and W. Levinson. "Patients' and Physicians' Attitudes regarding the Disclosure of Medical Errors." *JAMA* 289(8) (2003): 1001–7.

Germer, C. K. *The Mindful Path to Self-Compassion: Freeing Yourself from Destructive Thoughts and Emotions*. New York: Guilford Press, 2009.

Gerrity, M. S., R. F. DeVellis, and J. A. Earp. "Physicians' Reactions to Uncertainty in Patient Care. A New Measure and New Insights." *Medical Care* 28(8) (1990): 724–36.

Gillett, G. "Clinical Medicine and the Quest for Certainty." *Social Science & Medicine* 58(4) (2004): 727–38.

Glenberg, A. M., D. Havas, R. Becker, and M. Rinck. "Grounding Language in Bodily States: The Case for Emotion." In *Grounding Cognition: The Role of Perception and Action in Memory, Language, and Thinking*, edited by Diane Pecher and Rolf A. Zwaan. Cambridge: Cambridge University Press, 2005.

Glouberman, S., and B. Zimmerman. "Complicated and Complex Systems: What Would Successful Reform of Medicare Look Like?" In *Romanow Papers: Changing Health Care in Canada*, edited by Pierre-Gerlier Forest, Gregory P. Marchildon, and Tom McIntosh. Toronto: University of Toronto Press, 2002.

Goldberg, P. *The Intuitive Edge: Understanding and Developing Intuition*. Los Angeles: J. P. Tarcher, 1983.

Goldberg, S. B., A. C. Del Re, W. T. Hoyt, and J. M. Davis. "The Secret Ingredient in Mindfulness Interventions? A Case for Practice Quality over Quantity." *Journal of Counseling Psychology* 61(3) (2014): 491–97.

Good, D. J., C. J. Lyddy, T. M. Glomb, J. E. Bono, K. W. Brown, M. K. Duffy, R. A. Baer, et al. "Contemplating Mindfulness at Work: An Integrative Review." *Journal of Management* 42(1) (2015): 1–29.

Gordon, G. H., S. K. Joos, and J. Byrne. "Physician Expressions of Uncertainty during Patient Encounters." *Patient Education & Counseling* 40(1) (2000): 59–65.

Gorenstein, D. "How Doctors Die: Showing Others the Way." *New York Times*, November 19, 2013. http://www.nytimes.com/2013/11/20/your-money/how-doctors-die.html?_r=2.

Gottlieb, J., P.-Y. Oudeyer, M. Lopes, and A. Baranes. "Information-Seeking, Curiosity, and Attention: Computational and Neural Mechanisms." *Trends in Cognitive Sciences* 17(11) (2013): 585–93.

Granek, L. "When Doctors Grieve." *New York Times*, May 27, 2012.

Granek, L., P. Mazzotta, R. Tozer, and M. K. Krzyzanowska. "What Do Oncologists Want?" *Supportive Care in Cancer* 20(10) (2012): 2627–32.

Granek, L., R. Tozer, P. Mazzotta, A. Ramjaun, and M. Krzyzanowska. "Nature and Impact of Grief over Patient Loss on Oncologists' Personal and Professional Lives." *Archives of Internal Medicine* 172(12) (2012): 964–66.

Green, A. R., D. R. Carney, D. J. Pallin, L. H. Ngo, K. L. Raymond, L. I. Iezzoni, and M. R. Banaji. "Implicit Bias among Physicians and Its Prediction of Thrombolysis Decisions for Black and White Patients." *Journal of General Internal Medicine* 22(9) (2007): 1231–38.

Greenberg, J., and N. Meiran. "Is Mindfulness Meditation Associated with 'Feeling Less'?" *Mindfulness* 5(5) (2014): 471–76.

Greenberg, J., K. Reiner, and N. Meiran. "'Mind the Trap': Mindfulness Practice Reduces Cognitive Rigidity." *PLoS ONE* 7(5) (2012): e36206.

Greene, J. *Moral Tribes: Emotion, Reason, and the Gap between Us and Them*. New York: Penguin Press, 2013.

Greenwald, A. G., D. E. McGhee, and J. L. K. Schwartz. "Measuring Individual Differences in Implicit Cognition: The Implicit Association Test." *Journal of Personality and Social Psychology* 74(6) (1998): 1464–80.

Groopman, J. E. *How Doctors Think*. New York: Houghton Mifflin, 2007. Grossman, P. "On Measuring Mindfulness in Psychosomatic and Psychological Research." *Journal of Psychosomatic Research* 64(4) (2008): 405–8.

Guyatt, G., V. Montori, P. J. Devereaux, H.

Epstein, R. M., B. S. Alper, and T. E. Quill. "Communicating Evidence for Participatory Decision Making." *JAMA* 291(19) (2004): 2359–66.

Epstein, R. M., and A. L. Back. "Responding to Suffering." *JAMA* 314(24) (2015): 2623–24.

Epstein, R. M., M. Christie, R. Frankel, S. Rousseau, C. Shields, and A. L. Suchman. "Understanding Fear of Contagion among Physicians Who Care for HIV Patients." *Family Medicine* 25(4) (1993): 264–68.

Epstein, R. M., E. F. Dannefer, A. C. Nofziger, J. T. Hansen, S. H. Schultz, N. Jospe, L. W. Connard, et al. "Comprehensive Assessment of Professional Competence: The Rochester Experiment." *Teaching and Learning in Medicine* 16(2) (2004): 186–96.

Epstein, R. M., P. Franks, K. Fiscella, C. G. Shields, S. C. Meldrum, R. L. Kravitz, and P. R. Duberstein. "Measuring Patient-Centered Communication in Patient-Physician Consultations: Theoretical and Practical Issues." *Social Science & Medicine* 61(7) (2005): 1516–28.

Epstein, R. M., and R. E. Gramling. "What Is Shared in Shared Decision Making? Complex Decisions When the Evidence Is Unclear." *Medical Care Research and Review* 70(1S) (2012): 94–112.

Epstein, R. M., T. Hadee, J. Carroll, S. C. Meldrum, J. Lardner, and C. G. Shields. "'Could This Be Something Serious?' Reassurance, Uncertainty, and Empathy in Response to Patients' Expressions of Worry." *Journal of General Internal Medicine* 22(12) (2007): 1731–39.

Epstein, R. M., and E. M. Hundert. "Defining and Assessing Professional Competence." *JAMA* 287(2) (2002): 226–35.

Epstein, R. M., D. S. Morse, R. M. Frankel, L. Frarey, K. Anderson, and H. B. Beckman. "Awkward Moments in Patient-Physician Communication about HIV Risk." *Annals of Internal Medicine* 128(6) (1998): 435–42.

Epstein, R. M., T. E. Quill, and I. R. McWhinney. "Somatization Reconsidered: Incorporating the Patient's Experience of Illness." *Archives of Internal Medicine* 159(3) (1999): 215–22.

Epstein, R. M., C. G. Shields, S. C. Meldrum, K. Fiscella, J. Carroll, P. A. Carney, and P. R. Duberstein. "Physicians' Responses to Patients' Medically Unexplained Symptoms." *Psychosomatic Medicine* 68(2) (2006): 269–76.

Epstein, R. M., D. J. Siegel, and J. Silberman. "Self-Monitoring in Clinical Practice: A Challenge for Medical Educators." *Journal of Continuing Education in the Health Professions* 28(1) (2008): 5–13.

Epstein, R. M., and R. L. Street Jr. "Shared Mind: Communication, Decision Making, and Autonomy in Serious Illness." *Annals of Family Medicine* 9(5) (2011): 454–61.

Eraut, M. *Developing Professional Knowledge and Competence*. London: Falmer Press, 1994.

Ericsson, K. A. "An Expert-Performance Perspective of Research on Medical Expertise: The Study of Clinical Performance." *Medical Education* 41(12) (2007): 1124–30.

Fahrenkopf, A. M., T. C. Sectish, L. K. Barger, P. J. Sharek, D. Lewin, V. W. Chiang, S. Edwards, et al. "Rates of Medication Errors among Depressed and Burnt-Out Residents: Prospective Cohort Study." *BMJ* 1(7642) (2008): 488–91.

Farber, S. "Living Every Minute." *Journal of Pain and Symptom Management* 49(4) (2015): 796–800.

Feder, A., E. J. Nestler, and D. S. Charney. "Psychobiology and Molecular Genetics of Resilience." *Nature Reviews Neuroscience* 10(6) (2009): 446–57.

Festinger, L. "Cognitive Dissonance." *Scientific American* 207(4) (1962): 93–107.

Fitzgerald, F. S. "The Crack Up." In *The Crack Up*, edited by E. Wilson. New York: New Directions, 1945.

Fitzgerald, F. T. "Curiosity." *Annals of Internal Medicine* 130(1) (1999): 70–72.

Fonagy, P., G. Gergely, E. Jurist, and M. Target. *Affect Regulation, Mentalization, and the Development of Self*. New York: Other Press, 2002.

Foucault, M. *The Birth of the Clinic: An Archaeology of Medical Perception*. New York: Random House, 1994.

Fox, R. *Experiment Perilous: Physicians and Patients Facing the Unknown*. Glencoe, IL: Free Press, 1959.

Frank, A. W. "Can We Research Suffering?" *Qualitative Health Research* 11(3) (2001): 353–62.

Friedberg, M. W., P. G. Chen, K. R. Van Busum, F. M. Aunon, C. Pham, J. P. Caloyeras, S. Mattke, et al. "Factors Affecting Physician Professional Satisfaction and Their Implications for Patient Care, Health Systems, and Health Policy." 2013. http://www.rand.org/content/dam/rand/pubs/research_ reports/RR400/RR439/RAND_RR439.pdf.

Fronsdal, G. "Not-Knowing." http://www.insightmeditationcenter.org/books-articles/articles/

"Sources of Cognitive Exploration: Genetic Variation in the Prefrontal Dopamine System Predicts Openness/Intellect." *Journal of Research in Personality* 45(4) (2011): 364–71.

Dimsdale, J. E. "Reflections on the Impact of Antihypertensive Medications on Mood, Sedation, and Neuropsychologic Functioning." *Archives of Internal Medicine* 152(1) (1992): 35–39.

Dixon, C. A. J., C. N. E. Tompkins, V. L. Allgar, and N. M. J. Wright. "Abusive Behaviour Experienced by Primary Care Receptionists: A Cross-Sectional Survey." *Family Practice* 21(2) (2004): 137–39.

Dobkin, P. L., and T. A. Hutchinson. "Teaching Mindfulness in Medical School: Where Are We Now and Where Are We Going." *Medical Education* 47(8) (2013): 768–79.

Dovidio, J. F., K. Kawakami, C. Johnson, B. Johnson, and A. Howard. "On the Nature of Prejudice: Automatic and Controlled Processes." *Journal of Experimental Social Psychology* 33(5) (1997): 510–40.

Drew, T., M. L. Vo, and J. M. Wolfe. "The Invisible Gorilla Strikes Again: Sustained Inattentional Blindness in Expert Observers." *Psychological Science* 24(9) (2013): 1848–53.

Dreyfus, H. L. *On the Internet (Thinking in Action)*. New York: Routledge, 2001. Dyche, L., and R. M. Epstein. "Curiosity and Medical Education." *Medical Education* 45(7) (2011): 663–68.

Dyrbye, L. N., F. S. Massie, A. Eacker, W. Harper, D. Power, S. J. Durning, M. R. Thomas, et al. "Relationship between Burnout and Professional Conduct and Attitudes among US Medical Students." *JAMA* 304(11) (2010): 1173–80.

Dyrbye, L. N., M. R. Thomas, F. S. Massie, D. V. Power, A. Eacker, W. Harper, S. Durning, et al. "Burnout and Suicidal Ideation among US Medical Students." *Annals of Internal Medicine* 149(5) (2008): 334–41.

Dyrbye, L. N., P. Varkey, S. L. Boone, D. V. Satele, J. A. Sloan, and T. D. Shanafelt. "Physician Satisfaction and Burnout at Different Career Stages." *Mayo Clinic Proceedings* 88(12) (2013): 1358–67.

Dyrbye, L. N., C. P. West, D. Satele, S. Boone, L. Tan, J. Sloan, and T. D. Shanafelt. "Burnout among US Medical Students, Residents, and Early Career Physicians Relative to the General US Population." *Academic Medicine* 89(3) (2014): 443–51.

Ebstein, R. P., O. Novick, R. Umansky, B. Priel, Y. Osher, D. Blaine, E. R. Bennett, et al. "Dopamine D4 Receptor (D4DR) Exon III Polymorphism Associated with the Human Personality Trait of Novelty Seeking." *Nature Genetics* 12(1) (1996): 78–80.

Eisenberg, N., and N. D. Eggum. "Empathic Responding: Sympathy and Personal Distress." In *The Social Neuroscience of Empathy*, edited by J. Decety and W. Ickes, chap. 6, 71–83. Denver, CO: Bradford, 2009.

Elliot, A. J., and H. T. Reis. "Attachment and Exploration in Adulthood." *Journal of Personality and Social Psychology* 85(2) (2003): 317–31.

Elwyn, G., A. O'Connor, D. Stacey, R. Volk, A. Edwards, A. Coulter, R. Thomson, et al. "Developing a Quality Criteria Framework for Patient Decision Aids: Online International Delphi Consensus Process." *British Medical Journal* 333(7565) (2006): 417.

Engel, G. L. "The Clinical Application of the Biopsychosocial Model." *American Journal of Psychiatry* 137(5) (1980): 535–44.

———. "From Biomedical to Biopsychosocial: Being Scientific in the Human Domain." *Psychosomatics* 38(6) (1997): 521–28.

———. "The Need for a New Medical Model: A Challenge for Biomedicine." *Science* 196(4286) (1977): 129–36.

———. "What If Music Students Were Taught to Play Their Instruments as Medical Students Are Taught to Interview?" *Pharos of Alpha Omega Alpha Honor Medical Society* (1982), 4512–13.

Engen, H. G., and T. Singer. "Compassion-Based Emotion Regulation Up-Regulates Experienced Positive Affect and Associated Neural Networks." *Social Cognitive and Affective Neuroscience* 10(9) (2015): 1291–301.

Epstein, M. *Thoughts without a Thinker: Psychotherapy from a Buddhist Perspective*. New York: Basic Books, 1995.

Epstein, R. M. "Making the Ineffable Visible." *Families Systems and Health* 33(3) (2015): 280–82.

———. "Mindful Practice." *JAMA* 282(9) (1999): 833–39.

———. "Physician Know Thy Family: Looking at One's Family-of-Origin as a Method of Physician Self-Awareness." *Medical Encounter* 8(1) (1991): 9.

———. "Realizing Engel's Biopsychosocial Vision: Resilience, Compassion, and Quality of Care." *International Journal of Psychiatry in Medicine* 47(4) (2014): 275–87.

———. "Whole Mind and Shared Mind in Clinical Decision-Making." *Patient Education & Counseling* 90(2) (2013): 200–206.

Success Makes You Feel Like a Fake. New York: Bantam Books, 1986.

Connelly, J. "Being in the Present Moment: Developing the Capacity for Mindfulness in Medicine." *Academic Medicine* 74(4) (1999): 420–24.

Connelly, J. E. "The Guest House (Commentary)." *Academic Medicine* 83(6) (2008): 588–89.

——. "Narrative Possibilities: Using Mindfulness in Clinical Practice." *Perspectives in Biology and Medicine* 48(1) (2005): 84–94.

Cooperrider, D. L., and D. Whitney. *Appreciative Inquiry: A Positive Revolution in Change*. San Francisco: Berrett-Koehler, 2005.

Corbetta, M., and G. L. Shulman. "Control of Goal-Directed and Stimulus-Driven Attention in the Brain." *Nature Reviews Neuroscience* 3(3) (2002): 201–15. Costa, P. T., and R. R. McCrae. "NEO PI-R: Professional Manual, Revised Neo Personality Inventory (NEO PI-R), and Neo Five-Factor Inventory (NEO-FFI)." Odessa, FL: Psychological Assessment Resources, 1992.

Coulehan, J. "Compassionate Solidarity: Suffering, Poetry, and Medicine." *Perspectives in Biology and Medicine* 52(4) (2009): 585–603.

Coulehan, J. L. "Tenderness and Steadiness: Emotions in Medical Practice." *Literature and Medicine* 14(2) (1995): 222–36.

Croskerry, P. "Clinical Cognition and Diagnostic Error: Applications of a Dual Process Model of Reasoning." *Advances in Health Sciences Education* 14(1) (2009): 27–35.

——. "Context Is Everything or How Could I Have Been That Stupid?"
Healthcare Quarterly 12 (2009): e171–e76.

——. "From Mindless to Mindful Practice—Cognitive Bias and Clinical Decision Making." *New England Journal of Medicine* 368(26) (2013): 2445–48.

——. "The Importance of Cognitive Errors in Diagnosis and Strategies to Minimize Them." *Academic Medicine* 78(8) (2003): 775–80.

——. "A Universal Model of Diagnostic Reasoning." *Academic Medicine* 84(8) (2009): 1022–28.

Croskerry, P., A. A. Abbass, and A. W. Wu. "How Doctors Feel: Affective Issues in Patients' Safety." *Lancet* 372(9645) (2008): 1205–6.

Croskerry, P., and G. R. Nimmo. "Better Clinical Decision Making and Reducing Diagnostic Error." *Journal of the Royal College of Physicians of Edinburgh* 41(2) (2011): 155–62.

Croskerry, P., and G. Norman. "Overconfidence in Clinical Decision Making." *American Journal of Medicine* 121(5) (2008): S24–S29.

Damasio, A. R. *Descartes' Error: Emotion, Reason, and the Human Brain*. New York: G. P. Putnam's Sons, 1994.

——. *The Feeling of What Happens: Body and Emotion in the Making of Consciousness*. New York: Harcourt Brace, 1999.

Darley, J. M., and C. D. Batson. "'From Jerusalem to Jericho': A Study of Situation and Dispositional Variables in Helping Behavior." *Journal of Personality and Social Psychology* 27(1) (1973): 100–108.

Davidson, R. J. "Anterior Cerebral Asymmetry and the Nature of Emotion."
Brain and Cognition 20(1) (1992): 125–51.

Davidson, R. J., J. Kabat-Zinn, J. Schumacher, M. Rosenkranz, D. Muller, S. F. Santorelli, F. Urbanowski, et al. "Alterations in Brain and Immune Function Produced by Mindfulness Meditation." *Psychosomatic Medicine* 65(4) (2003): 564–70.

Davidson, R. J., and A. W. Kaszniak. "Conceptual and Methodological Issues in Research on Mindfulness and Meditation." *American Psychologist* 70(7) (2015): 581–92.

Decety, J., and C. Lamm. "Empathy Versus Personal Distress: Recent Evidence from Social Neuroscience." In *The Social Neuroscience of Empathy*, edited by J. Decety and W. Ickes, chap. 15, 199–213. Denver, CO: Bradford, 2009.

Decety, J., C. Y. Yang, and Y. Cheng. "Physicians Down-Regulate Their Pain Empathy Response: An Event-Related Brain Potential Study." *NeuroImage* 50(4) (2010): 1676–82.

Deci, E. L., and R. M. Ryan. *Intrinsic Motivation and Self-Determination in Human Behavior*. New York: Plenum Press, 1985.

De Dreu, C. K. "Oxytocin Modulates Cooperation within and Competition between Groups: An Integrative Review and Research Agenda." *Hormones and Behavior* 61(3) (2012): 419–28.

De Jaegher, H., and E. Di Paolo. "Participatory Sense-Making: An Enactive Approach to Social Cognition." *Phenomenology and the Cognitive Sciences* 6(4) (2007): 485–507.

de Vignemont, F., and T. Singer. "The Empathic Brain: How, When and Why?" *Trends in Cognitive Sciences* 10(10) (2006): 435–41. Dewey, J. *Experience and Nature*. New York: Dover, 1958.

DeYoung, C. G., D. Cicchetti, F. A. Rogosch, J. R. Gray, M. Eastman, and E. L. Grigorenko.

80–82.

Berlyne, D. E. "Novelty and Curiosity as Determinants of Exploratory Behaviour." *British Journal of Psychiatry* 41(1–2) (1950): 68–80.

Berry, D. L., D. J. Wilkie, C. R. J. Thomas, and P. Fortner. "Clinicians Communicating with Patients Experiencing Cancer Pain." *Cancer Investigation* 21(3) (2003): 374–81.

Berwick, D. M., T. W. Nolan, and J. Whittington. "The Triple Aim: Care, Health, and Cost." *Health Affairs* 27(3) (2008): 759–69.

Bilek, E., M. Ruf, A. Schafer, C. Akdeniz, V. D. Calhoun, C. Schmahl, C. Demanuele, et al. "Information Flow between Interacting Human Brains: Identification, Validation, and Relationship to Social Expertise." *Proceedings of the National Academy of Sciences* 112(16) (2015): 5207–12.

Bodenheimer, T., and C. Sinsky. "From Triple to Quadruple Aim: Care of the Patient Requires Care of the Provider." *Annals of Family Medicine* 12(6) (2014): 573–76.

Borrell-Carrió, F. "The Depth of a Smile." *Medical Encounter* 15(2) (2000): 13–14. Borrell-Carrió, F., and R. M. Epstein. "Preventing Errors in Clinical Practice: A Call for Self-Awareness." *Annals of Family Medicine* 2(4) (2004): 310–16.

Brewer, A., and K. Garrison. "The Posterior Cingulate Cortex as a Plausible Mechanistic Target of Meditation: Findings from Neuroimaging." *Annals of the New York Academy of Sciences* 1307(1) (2014): 19–27.

Brown, K. W., and R. M. Ryan. "The Benefits of Being Present: Mindfulness and Its Role in Psychological Well-Being." *Journal of Personality and Social Psychology* 84(4) (2003): 822–48.

Buber, M. *I and Thou*. New York: Scribner, 1970.

Buchbinder, S. B., M. Wilson, C. F. Melick, and N. R. Powe. "Estimates of Costs of Primary Care Physician Turnover." *American Journal of Managed Care* 5(11) (1999): 1431–38.

Burgess, D. J. "Are Providers More Likely to Contribute to Healthcare Disparities under High Levels of Cognitive Load? How Features of the Healthcare Setting May Lead to Biases in Medical Decision Making." *Medical Decision Making* 30(2) (2010): 246–57.

Burgess, D. J., S. S. Fu, and M. van Ryn. "Why Do Providers Contribute to Disparities and What Can Be Done about It?" *Journal of General Internal Medicine* 19(11) (2004): 1154–59.

Candib, L. M. "Working with Suffering." *Patient Education & Counseling* 48(1) (2002): 43–50.

Caspi, A., and B. W. Roberts. "Personality Development across the Life Course: The Argument for Change and Continuity." *Psychological Inquiry* 12(2) (2001): 49–66.

Cassell, E. J. "Diagnosing Suffering: A Perspective." *Annals of Internal Medicine*
131(7) (1999): 531–34.

——. "The Nature of Suffering and the Goals of Medicine." *New England Journal of Medicine* 306(11) (1982): 639–45.

——. "The Phenomenon of Suffering and Its Relationship to Pain." In *Handbook of Phenomenology and Medicine*, edited by S. K. Toombs, 371–90. Dordrecht, Netherlands: Kluewer Academic Publishers, 2001.

Catlin, A., C. Armigo, D. Volat, E. Vale, M. A. Hadley, W. Gong, R. Bassir, and K. Anderson. "Conscientious Objection: A Potential Neonatal Nursing Response to Care Orders That Cause Suffering at the End of Life? Study of a Concept." *Neonatal Network—Journal of Neonatal Nursing* 27(2) (2008): 101–8.

Chabris, C., and D. Simons. *The Invisible Gorilla: How Our Intuitions Deceive Us*. New York: Crown, 2011.

Charlin, B., H. P. Boshuizen, E. J. Custers, and P. J. Feltovich. "Scripts and Clinical Reasoning." *Medical Education* 41(12) (2007): 1178–84.

Charon, R. "Narrative Medicine: Form, Function, and Ethics." *Annals of Internal Medicine* 134(1) (2001): 83–87.

——. *Narrative Medicine: Honoring the Stories of Illness*. London: Oxford University Press, 2006.

Chatel-Goldman J., J. L. Schwartz, C. Jutten, and M. Congedo. "Non-Local Mind from the Perspective of Social Cognition." *Frontiers in Human Neuroscience* 7 (2013): 107.

Cheng, Y., C.-Y. Yang, C.-P. Lin, P.-L. Lee, and J. Decety. "The Perception of Pain in Others Suppresses Somatosensory Oscillations: A Magnetoencephalography Study." *NeuroImage* 40(4) (2008): 1833–40.

Chou, C. M., K. Kellom, and J. A. Shea. "Attitudes and Habits of Highly Humanistic Physicians." *Academic Medicine* 89(9) (2014): 1252–58.

Cicchetti, D., and F. A. Rogosch. "Gene × Environment Interaction and Resilience: Effects of Child Maltreatment and Serotonin, Corticotropin Releasing Hormone, Dopamine, and Oxytocin Genes." *Development and Psychopathology* 24(2) (2012): 411–27.

Clance, P. R. *The Impostor Phenomenon: When*

参考文献

Abramson, L. Y., M. E. Seligman, and J. D. Teasdale. "Learned Helplessness in Humans: Critique and Reformulation." *Journal of Abnormal Psychology* 87(1) (1978): 49–74.

Adams, J. R., G. Elwyn, F. Legare, and D. L. Frosch. "Communicating with Physicians about Medical Decisions: A Reluctance to Disagree." *Archives of Internal Medicine* 172(15) (2012): 1184–86.

Allen, T. J., J. W. Sherman, F. R. Conrey, and S. J. Stroessner. "Stereotype Strength and Attentional Bias: Preference for Confirming versus Disconfirming Information Depends on Processing Capacity." *Journal of Experimental Social Psychology* 45(5) (2009): 1081–87.

Aristotle. *The Nicomachean Ethics*, trans. David Ross. Revised with an introduction and notes by Lesley Brown. New York: Oxford University Press, 2009.

Austin, J. H. *Zen and the Brain: Toward an Understanding of Meditation and Consciousness*. Cambridge, MA: MIT Press, 1998.

Baars, B. J., T. Z. Ramsoy, and S. Laureys. "Brain, Conscious Experience and the Observing Self." *Trends in Neurosciences* 26(12) (2003): 671–75.

Babbott, S., L. B. Manwell, R. Brown, E. Montague, E. Williams, M. Schwartz, E. Hess, and M. Linzer. "Electronic Medical Records and Physician Stress in Primary Care: Results from the Memo Study." *Journal of the American Medical Informatics Association* 21(e1) (2014): e100–e106.

Bachman, K. H., and D. K. Freeborn. "HMO Physicians' Use of Referrals." *Social Science & Medicine* 48(4) (1999): 547–57.

Back, A. L., S. M. Bauer-Wu, C. H. Rushton, and J. Halifax. "Compassionate Silence in the Patient-Clinician Encounter: A Contemplative Approach." *Journal of Palliative Medicine* 12(12) (2009): 1113–17.

Back, A. L., C. H. Rushton, A. W. Kaszniak, and J. S. Halifax. "'Why Are We Doing This?': Clinician Helplessness in the Face of Suffering." *Journal of Palliative Medicine* 18(1) (2015): 26–30.

Baker, D. B., R. Day, and E. Salas. "Teamwork as an Essential Component of High-Reliability Organizations." *Health Services Research* 41(4, pt. 2) (2006): 1576–98. Balint, M. *The Doctor, His Patient, and the Illness*. New York: International Universities Press, 1957.

Banaji, M., and A. Greenwald. *Blindspot: Hidden Biases of Good People*. New York: Delacorte Press, 2013.

Barks, C. *The Essential Rumi*. London: Castle Books, 1997.

Baron, R. J. "An Introduction to Medical Phenomenology: I Can't Hear You While I'm Listening." *Annals of Internal Medicine* 103(4) (1985): 606–11.

Bartels, J. "Eloquent Silences: A Musical and Lexical Analysis of Conversation between Oncologists and Their Patients." *Patient Education & Counseling* (forthcoming, 2016).

Bartz, J. A., J. Zaki, N. Bolger, E. Hollander, N. N. Ludwig, A. Kolevzon, and K. N. Ochsner. "Oxytocin Selectively Improves Empathic Accuracy." *Psychological Science* 21(10) (2010): 1426–28.

Bassler, D., J. W. Busse, P. J. Karanicolas, and G. H. Guyatt. "Evidence-Based Medicine Targets the Individual Patient. Part 2: Guides and Tools for Individual Decision-Making." *ACP Journal Club* 149(1) (2008): 2.

Batchelor, S. *Buddhism without Beliefs: A Contemporary Guide to Awakening*. New York: Riverhead Books, 1997.

Batson, D. C. "These Things Called Empathy. Eight Related but Distinct Phenomena." In *The Social Neuroscience of Empathy*, edited by J. Decety and W. Ickes, chap. 1, 3–15. Denver, CO: Bradford, 2009.

Baumgarten, E. "Curiosity as a Moral Virtue." *International Journal of Applied Philosophy* 15(2) (2001): 23–42.

Beach, M. C., D. Roter, P. T. Korthuis, R. M. Epstein, V. Sharp, N. Ratanawongsa, J. Cohn, et al. "A Multicenter Study of Physician Mindfulness and Health Care Quality." *Annals of Family Medicine* 11(5) (2013): 421–28.

Beckman, H. B., K. M. Markakis, A. L. Suchman, and R. M. Frankel. "The Doctor-Patient Relationship and Malpractice: Lessons from Plaintiff Depositions." *Archives of Internal Medicine* 154(12) (1994): 1365–70.

Beckman, H. B., M. Wendland, C. Mooney, M. S. Krasner, T. E. Quill, A. L. Suchman, and R. M. Epstein. "The Impact of a Program in Mindful Communication Primary Care Physicians." *Academic Medicine* 87(6) (2012): 1–5.

Bereiter, C., and M. Scardamalia. *Surpassing Ourselves: An Inquiry into the Nature and Implications of Expertise*. Chicago: Open Court Publishing, 1993.

Berger, J. E., and R. L. Boyle Jr. "How to Avoid the High Costs of Physician Turnover." *Medical Group Management Journal* 39(6) (1991):

索引

［著者］**Ronald Epstein, M.D.**（ロナルド・エプステイン）

家庭医・緩和医療医。1984年ハーバード大学医学部卒業後、“生物心理社会的アプローチ”を提唱するロチェスター大学のジョージ・エンゲル博士の診療・研究チームに加わり、“患者および医療者の内面世界の探究”を診療に活かすための実践研究を続ける。そして、1999年に米国医師会雑誌（JAMA）に画期的な論文『マインドフル・プラクティス（Mindful Practice）』を発表し、世界の多くの医療者や研究者に影響を与えた。以来、マインドフルネス診療の第一人者として活躍。ロチェスター大学では家庭医学・精神科・腫瘍内科・内科の教授として教育・研究に携わり、同大学のマインドフルネス・プラクティス・プログラムのディレクターを務めている。ヒューマニズム関連の賞を多数受賞しているほか、COVID-19パンデミック下の医療者への提言なども積極的に発信している。チェンバロ・カヤック・料理など多趣味。

［監訳者］**土屋 静馬**

昭和大学医学部 医学教育学講座 准教授。2002年、同大学医学部卒業、昭和大学横浜市北部病院・総合内科（腫瘍）に入局。2011～2012年に英国オックスフォード・ブルックス大学大学院緩和ケア修士課程、2015～2017年にカナダマギル大学医療者教育学修士課程に留学。現地では、マギル大学医学部の必修科目である医学生向けのマインドフルネス・プログラム（Whole Person Care Program）を中心に学ぶ。また、同時期に著者のエプステイン教授が主催するマインドフル・プラクティス・ワークショップでも研修。2017年より現職。昭和大学医学部でプロフェッショナリズム教育（全人的医療、レジリエンス育成教育）を中心に講義を展開、また医学部の臨床実習・OSCE実施責任者。著書に『いのちと向き合うあなたへ セルフケアできていますか？　マインドフルネスを活かして』（南山堂）、訳書に『Whole Person Care 教育編――マインドフルネスにある深い気づきと臨床的調和』（三輪書店）など。

［訳者］**塚原 知樹**

2005年、慶応義塾大学医学部卒。2011年、アリゲニー総合病院で内科レジデンシーを修了。2013年、アイオワ大学病院で腎臓内科フェローシップを修了。『蘭学事始』の影響もあり、強い感動を覚えた英語本の出版に関心を抱き、2019年に『医のアート ヒーラーへのアドバイス』（中外医学社）を刊行。同年、今井直彦医師と『腎臓診療の考具箱』（メディカル・サイエンス・インターナショナル）を共著。2020年より川崎幸病院腎臓内科。

マインドフル・プラクティス
医療を支えるマインドフルネス
——ある臨床家の実践　　定価：本体 3,200 円＋税

2023 年 4 月 14 日発行　第 1 版第 1 刷 ©

著　者　ロナルド・エプスタイン
監訳者　土屋《つちや》 静馬《しずま》
訳　者　塚原《つかはら》 知樹《ともき》

発行者　株式会社　メディカル・サイエンス・インターナショナル
代表取締役　金子 浩平
東京都文京区本郷 1 - 28 - 36
郵便番号 113 - 0033　電話(03)5804 - 6050

表紙装丁：宮川和夫／印刷：双文社印刷

ISBN 978-4-8157-3075-8 C3047
本書の複製権・翻訳権・上映権・譲渡権・貸与権・公衆送信権(送信可能化権を含む)は(株)メディカル・サイエンス・インターナショナルが保有します。
本書を無断で複製する行為(複写，スキャン，デジタルデータ化など)は，「私的使用のための複製」など著作権法上の限られた例外を除き禁じられています。大学，病院，診療所，企業などにおいて，業務上使用する目的(診療，研究活動を含む)で上記の行為を行うことは，その使用範囲が内部的であっても，私的使用には該当せず，違法です。また私的使用に該当する場合であっても，代行業者等の第三者に依頼して上記の行為を行うことは違法となります。

JCOPY 〈出版者著作権管理機構 委託出版物〉
本書の無断複製は著作権法上での例外を除き禁じられています。複製される場合は，そのつど事前に，出版者著作権管理機構（電話 03-5244-5088，FAX 03-5244-5089，info@jcopy.or.jp）の許諾を得てください。